Imponiendo Su Gracia

*"El reino de los cielos sufre violencia
y los violentos lo arrebatan"*
(Mateo 11:12)

Rev. Juliana Taylor Ph.D.

La venta de este libro sin una portada podría no estar autorizada. Si este libro no tiene portada, puede haber sido reportado a la editorial como "no vendido o destruido", y puede ser que ni el autor ni la editorial hayan recibido el pago correspondiente por él.

ISBN-13: 978-1-4276-2932-6

Derechos Reservados 2007 © por Juliana Taylor

Todos los derechos reservados.

Exceptuando su uso en cualquier reseña, la reproducción de esta obra en su totalidad o en parte en cualquier forma por cualquier medio electrónico, mecánico o de otro tipo conocido ahora o inventado después, incluyendo la xerografía, las fotocopias y la grabación, o en cualquier sistema de almacenamiento o recuperación de información, está prohibida sin el consentimiento escrito de la autora.

Impreso en los Estados Unidos de América

Primera edición

Este libro está dedicado a toda alma buscando curación, a todo corazón buscando una conexión más profunda con Dios y al derecho de todo espíritu humano a la salud divina en la Tierra, en este mismo lugar y en este mismo instante. Que la gracia esté contigo.

AGRADECIMIENTOS

Este testimonio no hubiera sido posible sin el pastor Henry Wright de los Ministerios de la Restauración, quien tuvo el valor y la integridad necesarios para ser guiado por el espíritu y llevar a cabo la voluntad del Señor. Quiero agradecer a todos los vehículos de Dios que estaban a Su servicio y que fueron elegidos para participar en mi curación, incluyendo a las hermanas Rachel, Lynn, Donna y Nellie. Estas maravillosas mujeres se mantuvieron firmes conmigo, oraron por mí y se alegraron de mis victorias conmigo.

Gracias en especial a mi hermana en el Señor Nellie, quien me impartió su fe, sabiduría y comprensión de los caminos profundos del Señor. *"La oración fervorosa del justo siervo tiene un gran poder"*. *(Santiago 5:16)*

Ella, siendo un vehículo consagrado a Dios, estaba de acuerdo con un hecho inmutable: *"La entrada a Su Mundo da luz…"*. *(Salmos 119:130)*

PREFACIO

El mensaje de este libro es sencillo. Ya tienes la gracia de Dios. No hay manera de ganársela y no se puede obtener a través de las obras de la religión. ¡La gracia de Dios es suficiente! (2 Corintios 12:9)

Esta gracia que abarca todo incluye la curación de cualquier enfermedad; ya sea espiritual, mental o emocional.

Nosotros, los hijos amados del Gran Yo Soy, tenemos el derecho divino de apropiarnos de la gracia de Dios y de hacerla cumplir a través de la fe de represalia. Recuperamos lo que Dios nos ha dado libremente y nos convertimos en quienes somos realmente... ¡la rectitud de Dios en Cristo!

CONTENIDO

Introducción xi

Capítulo 1
Ni un día más impotente 1

Capítulo 2
Desintoxicación desastrosa 9

Capítulo 3
La vida post-"latas" 19

Capítulo 4
Caminar con Dios 22

Capítulo 5
Guerra espiritual 26

Capítulo 6
La oposición torcerá al propósito predestinado 34

Capítulo 7
Debió haber sido el momento equivocado 43

Capítulo 8
Mi definición de la toxicidad 48

Capítulo 9
Una falsificación no auténtica 54

Capítulo 10
Llegó la comida 61

Capítulo 11
Una semilla había sido soltada 66

Capítulo 12
Batallas espirituales 71

Capítulo 13
  Algunas pruebas y tribulaciones 77
Capítulo 14
  Una vez más sin sentir 83
Capítulo 15
  La verdadera batalla 89
Capítulo 16
  Después de la emoción de comer mediante la fe 98
Capítulo 17
  Resistir en Su victoria (Haciendo que se cumpla la gracia) .. 104
Capítulo 18
  Pon a prueba al diablo 113
Capítulo 19
  Tercer asalto 120
Capítulo 20
  Jesús está vivo 125
Capítulo 21
  La espada no es religión 133
Capítulo 22
  Tu poder está en el nuevo momento 139
Capítulo 23
  Gloria a Dios en las alturas 143
Capítulo 24
  Por mi propia cuenta de nuevo 148
Capítulo 25
  La estafa de la religión 155
Capítulo 26
  La inspiración llena de fe 162
Capítulo 27
  El siguiente día 169

Capítulo 28
Siento la presencia del Señor 177
Capítulo 29
Toma más terreno 190
Capítulo 30
Lo que realmente había ocurrido 197
Capítulo 31
La perspectiva natural (conciencia material)
(Cómo se manifestó en mi mundo y en mi cuerpo) 202
Capítulo 32
La mañana siguiente 206
Capítulo 33
La siguiente jugada 210
Capítulo 34
Ídolos de "miedo a" 216
Capítulo 35
Tuve los dulces sueños que me habían sido prometidos 225
Capítulo 36
Más cuentos sobre la Represalia Divina 230
Capítulo 37
Un baile de represalia 249
Capítulo 38
Represalias adicionales 264
Capítulo 39
Astucia espiritual 269
Capítulo 40
Mi último ídolo revelado: ídolos de la impostora (obras) 280

INTRODUCCIÓN

En su enésima hora...

La reverenda doctora Juliana Taylor fue resucitada de su lecho de muerte después de haberle sido diagnosticados lupus y enfermedad ambiental. Se había vuelto alérgica a toda comida y todo químico y pasó años viviendo en un aislamiento completo.

Era imposible para ella usar ropa o dormir sobre ropa de cama normal.

Pesaba sesenta libras, estaba abatida y se sentía al borde del suicidio cuando le dijeron que jamás se recuperaría. Al verse confrontados con estos hechos, hasta los doctores (especialistas en el sistema inmunológico) de clínicas mundialmente famosas sabían que no tenían poder alguno y que sus tratamientos no habían surtido efecto.

En este lugar de persecución y desesperación totales fue donde Juliana tuvo una experiencia Damasco con el Señor. ¡El "Gran Médico" llegó con una revelación sobre Su propósito e intención para su vida!

Sola en su cuarto, Juliana recibió la revelación sobre curación que comenzaría su nuevo andar en la fe. Le fue dicho que aprendería a apropiarse de su curación milagrosa a través de su autoridad en Cristo.

Pronto descubrió que el tipo de fe que agilizaría la curación milagrosa era la fe de "Represalia Divina".

Ahora se nos invita a su viaje conforme se desarrolla esta historia motivadora y energizante y la reverenda Juliana se vuelve la persona de espíritu que Dios quería que fuera: la nueva criatura en Cristo, el eterno e inmortal espíritu completo en Él y con autoridad sobre el cuerpo, los pensamientos y las emociones de ella. *"El hombre que está en Cristo es una criatura nueva. Lo viejo ha quedado detrás, todas las cosas se han vuelto nuevas". (Corintios 6:17)*

Tomando la "Espada del Espíritu", ella mata a ídolo tras ídolo, atacando violentamente a sus opresiones y engaños. *"Toma también el yelmo de la salvación y la espada del Espíritu, que es la palabra de Dios". (Efesios 6:17)*

Los milagros sobre los cuales leeremos en este testimonio han sido evocados a través de la acción espiritual fundamental y sencilla de la Represalia Divina.

Este testimonio revela cómo una mujer enferma y agonizante se libra de la impotencia, del abandono y del aislamiento absolutos y es curada en una rendición a Dios absoluta y extraordinaria, sólo para darse cuenta de que su rendición es un pequeño paso y que es insuficiente para mantener su curación. ¡No podía aferrarse a su milagro dado por Dios! Entonces se desenvuelve una batalla.

Esta batalla es llamada la batalla entre la carne y el espíritu. *"Porque la carne lucha contra el espíritu y el espíritu contra la carne". (Gálatas 5:17)* ¡Ésta es la batalla en la que todos sobre la Tierra participamos, sin excepción alguna! *"Porque la circuncisión somos nosotros, los que damos culto a Dios en el Espíritu, y nos gloriamos de Cristo Jesús, no poniendo nuestra confianza en la carne". (Filipenses 3:3)*

Seguimos a Juliana mientras recupera su verdadera identidad en Cristo. Nos sentimos inspirados a la vez que somos partícipes de una demostración de regeneración espiritual que cura al cuerpo, a la mente y al alma. *"No por las obras justas, sino por Su misericordia nos salvó mediante el lavatorio de regeneración y renovación del Espíritu Santo". (Tito 3:5)*

Comenzamos a percibir claramente que como cristianos no debemos ya esperar pasivamente y suplicar por nuestra curación. El Señor Jesucristo ha conquistado la ley del pecado y de la muerte. *"Y despojando a los principados y a las potestades los expuso a pública irrisión, triunfando abiertamente sobre ellos en ella". (Colosenses 2:15)*

¡Ésta es una demostración de un dominio espiritual completo! ¡Se le está dando todo el poder en el cielo y en la Tierra!

En la página 275, la Dra. Taylor nos instruye diciendo que "la maldición de la ley ha sido rota. ¡La ley no tiene poder alguno sobre ti! La Cruz de Cristo no fue sufrida en vano". *Ella explica que la antigua naturaleza está fingiendo su autoridad sobre ti, ¡y que la puedes poner en entredicho!*

Tus enfermedades, dolores y penas son la estafa de la antigua naturaleza. Sencillamente, ¡no te pertenece! Tu curación te fue dada en la Cruz del Calvario. *"Y a vosotros también os vivificó junto con él, habiéndoos perdonado todas vuestras ofensas". (Efesios 2:1)*

La Dra. Taylor cree que la autoridad y el poder en Cristo están disponibles para todos: están aquí para ser tomados. ¡Ésa podría ser la única manera de obtenerlos! *"El reino de los cielos sufre violencia y los violentos lo arrebatan". (Mateo 11:12)*

Nosotros, como "vehículos de represalia en Cristo", nos estamos separando de los engaños que de otra manera socavarían nuestra herencia e identidad dados por Dios y nuestro dominio, el cual ya ha sido completamente establecido para nosotros en esta Tierra. *"Mas si sois guiados por el Espíritu, no estáis bajo la ley". (Gálatas 6:18)*

Si estás leyendo este libro y eres una persona de fe, no hay ninguna razón sobre esta Tierra que impida que seas curado. La curación está disponible para ti hoy y ahora mismo. Por Sus llagas fuisteis curados.

¡Un "vehículo de represalia" es simplemente alguien que hace cumplirse la gracia de Dios!

Muchos han sido curados con sólo leer estas revelaciones y testimonios. Muchos han sido curados al aplicar el poder de hacer milagros de la Represalia Divina en sus propias vidas.

Ahora, la Dra. Taylor predica mundialmente con servicios de curación milagrosa. Ha sido encargada de librar a la gente de Dios de la ley del pecado y de la muerte (conciencia del pecado, condenación y culpabilidad) y de guiarla hacia un movimiento profético del fin de los tiempos que incluye libertad y autoridad en el espíritu de la vida en Cristo Jesús.

Fuera de la religión y hacia la plenitud, profundidad y autenticidad de la vida en el Espíritu. ¡Esto incluye la salud divina!

La reverenda ha notado que los términos que utilizamos para hacer cumplir Su gracia son irrelevantes para Dios. Mientras "pongamos en entredicho" la estafa que está presentando evidencias contrarias a nuestra salud divina, a nuestra autoridad y a nuestra paz sobre esta Tierra, tendremos la victoria. Ya sea que creas que esta "estafa" es de la mente carnal, del ego, de un impostor, de la mente mortal, de la maldad o de principados generacionales o demonios, realmente no importa mientras no permitamos que la manera en que la vemos (o llamamos) nos impida tomar la acción correcta.

Solamente no seremos curados cuando se nos seduce a estar de acuerdo con nuestro "opresor" y se nos engaña a acoger a nuestro niño interno, a amar nuestro ego o a arreglar nuestro yo interno.

La Dra. Taylor continúa manteniéndose firme y haciendo que se cumpla Su palabra en su vida personal y predicación, además de creer que vivir ricamente y estar radicalmente viva en el espíritu de Cristo y en Su libertad y autoridad es una gran adoración del Señor.

"La ley del espíritu de la vida en Cristo Jesús me libró
de la ley del pecado y de la muerte". (Romanos 8:2)

CAPÍTULO 1

Ni un día más impotente

Me había convertido en una criatura atormentada y torturada, viviendo en aislamiento total en una cabaña de madera pequeña, desnuda y natural en las montañas de San Diego. No tenía ropa presentable ni muebles, exceptuando una mesa de vidrio sobre la que dormía y una vieja mecedora de madera en la que me sentaba.

Cuando vi al espejo me sentí avergonzada ante mi imagen. ¡No me reconocía a mí misma! ¿Quién era esta criatura que me estaba mirando de regreso? ¡No podía ser yo! ¿Cómo podía haber pasado esto?

Hace tiempo había sido una mujer atractiva, una modelo, una bailarina y una actriz. Me había vuelto una psicóloga gracias al dinero que había ganado durante una exitosa carrera de actuación.

Quien fuera que esta impostora era, era imposible de identificar. No tenía yo interés en su futuro. Todo se había terminado. Había perdido demasiadas batallas y no había esperanza alguna de recuperar cualquier fuerza. La guerra había sido por mi identidad y mi identidad había sido derrotada.

No le iba a dar el último asalto a esta impostora. Ya no me sujetaría a este amo. ¡No había ninguna razón para hacerlo! Había llegado a lo más bajo; había llegado a lo más bajo a lo que un ser humano podía llegar aún estando vivo.

¡No siempre había estado tan perseguida!

Una vez había estado en un plano superior. Había caminado con Dios, el creador del cielo y de la Tierra. Esa pérdida era mucho más perturbadora que la de mi apariencia, o aún que la de mi salud perdida. Había perdido mi conexión con Dios y ¡ése era el verdadero problema! No podía oír a mi creador. El Espíritu no me podía guiar. Estaba en la oscuridad. Me estaba muriendo en tierra salvaje.

No me iba a marchitar y a morir una muerte lenta y atormentada. No iba a esperar hasta estar completamente reducida. Decidí actuar mientras todavía podía hacerlo.

Miré directamente a los ojos de la impostora, ojos cuya expresión ya no me pertenecía; ojos que estaban desconectados de mi corazón.

Me oí decir "Puedo estar decaída, pero no lo voy a aguantar más. Estoy harta. ¡Me rehúso a vivir impotente un día más! ¡Ni un día más impotente!".

¡No me matarás!

Al oír mis propias palabras desafiantes, una ira se alzó desde dentro de mí. Mi voz se profundizó y ¡hablé de un lugar extremadamente fundamental! "No me matarás. ¡No lo harás! ¡Yo te mataré!".

Ella me estaba mirando todavía con su cabello blanco, salvaje y quebradizo. Un día mi cabello había sido encantador, largo, rubio y lleno de cuerpo. Toqué su melena. Era áspera y seca. La mano que tocó su cabello me era extraña. De sus brazos colgaba piel sin vida y caída. Vi costillas puntiagudas y huesudas tan pronunciadas que se podían ver aún a través de su ropa holgada de harapos no tóxicos.

Mis piernas estaban débiles y temblorosas como palitos pequeños y quebradizos. Ya no podían sostenerme. Pesaba sesenta libras. ¡Había subsistido exclusivamente con papas white rose orgánicas por más de dos años! Había alternado entre aguas purificadas que me eran mandadas de todas partes del país. Sin embargo, ninguna de ellas era lo suficientemente pura como para que yo no tuviera una reacción.

Mi casa estaba desnuda. El piso era de madera natural y sin pintar. Las ventanas se encontraban selladas fuertemente por miedo a que pudiera entrar cualquier rastro de toxinas o gases. No podía aventurarme a salir de mi casa y nadie podía entrar.

Tenía treinta y cinco años. Mi doctor me había dicho que no llegaría a los treinta y seis. Siete años atrás me habían diagnosticado con lupus y enfermedad ambiental, ambas disfunciones mortales del sistema inmune. Comencé a experimentar el "síndrome de reactor universal", el cual era uno de los varios síntomas de la enfermedad. Un reactor universal es alguien que es alérgico a toda comida, químico y gas, es decir, una persona alérgica a la vida misma.

La parte más devastadora para mí de todo esto era que era alérgica a la gente. ¡Era imposible para mí el estar alrededor de otros seres humanos! Todos usaban algo que era tóxico para mí. Algunos usaban perfume, desodorante, jabón con fragancia o fijador para el cabello. Otros usaban fluidos de lavado en seco y suavizantes de tela. Hasta las pastas dentales y enjuagues bucales eran intolerables. El menor aroma de cualquiera de estas cosas me dejaba violentamente enferma.

Me había vuelto tan sensible después de mi último tratamiento médico que no podía aguantar estar cerca de cualquier persona o de cualquier cosa que contuviera el menor rastro de químicos o aditivos.

Mi problema con los químicos con fragancia sobre cuerpos humanos y ropa era tan sólo el comienzo de mi distanciamiento de la raza humana. Mi aislamiento era mucho más personal que simplemente ropa, con un origen mucho más profundo y de una naturaleza mucho más compleja. ¡Reaccionaba a la energía de la gente! Podía sentir su dolor, su pena, sus cargas, sus días malos y sus preocupaciones. No me podía sentar junto a la gente sin recoger sus penas o sus conflictos personales más profundos. Sentía y reaccionaba a todas sus emociones, espíritus y pensamientos. Básicamente, a cualquier tipo de estímulo, me perteneciera o no.

Ya no podía lidiar con esta interferencia psíquica. Era demasiado extraña. Esta sensibilidad áspera me estaba desconectando de la humanidad. Ya no quería vivir un día más sin conexión, compañía o esperanza.

Esa ya me la sabía

Había sido muy emprendedora en mis intentos por recuperar mi salud. Probé todas las clínicas locales e internacionales, todos los doctores, dentistas y jefes indios (literalmente), incluyendo acupunturistas, curanderos, homeópatas, psiquiatras, psicólogos, hipnotizadores y ministros de new age. Había examinado mis sentimientos, dejado ir mi ira en el sillón Gestalt y compartido anónimamente en juntas de doce pasos. Ya no tenía problemas de codependencia, pero porque ya no tenía relaciones. No tenía ni una fuente de consolación humana.

Estaba dispuesta a morir sólo por la probabilidad de formar parte de una vida después de la muerte. Todavía tenía fe en la vida eterna, pero ya no tenía la fe necesaria para perpetuar la pesadilla en la que mi existencia diaria se había convertido.

No era anoréxica. No dejé de comer porque no me gustaba la comida. Simplemente tenía miedo de las reacciones físicas y mentales que la comida traería consigo. Las reacciones eran tremendamente horrorosas y debilitantes. Simplemente ya no podía recuperarme de ellas. No había nada que me podía ayudar, nada que aliviara el dolor y ninguna medicina que pudiera parar las reacciones. Pasaba de choque anafiláctico a espasmos musculares tortuosos, seguidos de escalofríos, migrañas, comezón, inflamación de la cabeza y ataques de vómito. Después de los debilitantes ataques de vómito seguían días de depresión. Era imposible para mí seguir lidiando con las reacciones. Me habían traumatizado por completo. Eran tan potentes que me intimidaron al punto de no tomar comida alguna, dejándome sin cualquier fuerza vital de nutrición. Realmente me estaba muriendo de hambre. Una por una había dejado las comidas a las que había reaccionado, de acuerdo a la "dieta de eliminación" de alergias que me habían recetado, hasta que al final no quedaba nada de comida más que mis papas orgánicas...

Las reacciones alérgicas no eran solamente ataques de día. También me despertaban durante la noche, haciéndome temblar desde la médula hasta mis extremidades.

Comenzaba mis intentos de dormir sobre mi mesa de vidrio sin ropa de cama, es decir, sin sábanas o almohadas. Estas comodidades usualmente estaban hechas con materiales sintéticos. Siempre había algo en las telas a lo que era alérgica: el pegamento, las costuras, los tintes. Durante la noche mi sueño se veía perturbado por asaltos de tormento. La primera interrupción de mi sueño ocurría en la mesa de vidrio antigua y libre de químicos que se había vuelto mi cama. Después de un par de horas, me despertaría una sensación temblorosa muy dentro de mí, ¡como si estuviera vibrando! Entonces me movía a mi nueva localización y con suerte dormía cuarenta y cinco minutos sin interrupción en un catre viejo del Ejército de Salvación que había cumplido su función con la diligencia debida. Había sido aireado apropiadamente por meses y era un invaluable catre de segunda mano de otra persona con insomnio y enfermedad ambiental.

El tercer asalto me llevaba a mi fiel mecedora vieja de madera, la cual era mi única otra pieza de mueblería. No era buena para mi cuello, pero cuarenta y cinco minutos de sueño bien valían el dolor de cuello. Cada acción que tomaba tenía su propio castigo hostil. Estaba esperando ansiosamente la paz sin interrupción.

Mi decisión era terminante. Todo se había terminado. No tenía a dónde ir. No tenía a quién o a dónde acudir. ¡Quería escapar! Mi única preocupación era no sufrir al morir. Entonces diseñé un plan.

Junté cada píldora que había guardado a través de los años. Tenía suficientes acumuladas como para matar a una persona de sesenta libras. Me imaginé que le tomaría a las píldoras aproximadamente quince minutos para dejarme inconsciente.

Algo elemental

Me sentía confiada y absolutamente en paz con mi decisión de morir, con el tipo de paz que uno siente cuando va en la dirección correcta. Entonces, curiosamente ¡comencé a sentir hambre! Mi estómago estaba vacío y ¡quería comida! Usualmente mi hambre estaba reprimida debido al terror, pero como sabía que la amenaza de una reacción alérgica pronto desaparecería me tomé el lujo de abrirme a algo natural y físico: ¡comida! ¡Durante años había olvidado que me estaba muriendo de hambre! Pero ahora no importaba. Mi reacción a esta comida sería la última.

Nada después de quince minutos

Recuerdo haberme decidido a comer. ¿Por qué no? ¿Qué sería lo peor que me pudiera pasar? ¿Otros quince minutos malos? Nada después de quince minutos me debilitaría de nuevo.

Justifiqué mi miedo al Infierno creyendo que estaba en él.

La Última Cena

Jesucristo mismo tuvo una última cena cuando decidió sacrificar su vida. Fue Su decisión. Estaba preparado proféticamente. Me agradaba la idea de una última cena. Sentí que estaba en buena compañía.

Procedí a ordenar mi última cena. Me puse guantes para hacer la llamada telefónica. Todo tenía químicos y todo era tóxico a cierto nivel. Podía sentir cómo los químicos penetraban mi piel.

Usaba guantes para tocar todo: para abrir un sobre o para pagar una cuenta. Sin guantes, el pegamento y los químicos en el papel y en los materiales se hubieran filtrado a través de mi piel hasta mi flujo sanguíneo, así generando más dolor. Entonces tendría más días de sensibilidades aumentadas a los químicos y de depresión química insoportable.

Me puse mis guantes de cien por ciento de algodón con cuidado para usar el teléfono. Marqué en mi teléfono de rueda de los cincuentas. Era el tipo de teléfono que uno marca manualmente con hoyos grandes y circulares para los dedos. Había una larga lista de espera para este tipo de teléfono y muchos en la comunidad de personas con enfermedad ambiental agradecerían la oportunidad de tener uno. Era sencillo, plano, grande y negro: un viejo modelo de mesa sin la electrónica de tonos que es molesta para algunos.

Ordené mi última comida. Aunque hacer una llamada telefónica conllevaba el peligro de reacciones dañinas, sabía que ésta sería mi última llamada y eso me alentó. Hablé con el empleado del restaurante con la intención de que entendiera mi situación. Me sentía avergonzada al tener que explicar con gran detalle cómo tenían que dejar la comida que estaba ordenando. Estaba consciente de que el empleado probablemente pensaba que estaba loca.

Me oí a mí misma decir órdenes ridículas: "Voy a dejar el dinero en un fólder pegado con cinta adhesiva a la puerta trasera. Estoy en la casa, pero no puedo abrir la puerta. Sólo dejen la comida afuera sobre el escalón de la puerta trasera al lado de la cochera. No estacionen el camión enfrente de mi casa o en la entrada para carros. No puedo tolerar ningún gas de automóvil cerca de mi puerta cuando la abro. Por favor envuelvan la comida en una bolsa doble para que no entren los gases en la comida. Soy alérgica al petróleo".

"¿Quién es esta criatura ordenando comida de esta manera?", me pregunté a mí misma. ¿Quién era?

¡Ya no quería vivir la vida de esta "impostora"!

Terminada esta experiencia traumática, había sido capaz de sobrevivir a la energía de la voz de otro ser humano y seguir funcionando. Mi progreso no había sido frustrado. Todo lo que tenía que hacer era esperar a que llegara la comida. Cuando llegara, no abriría la puerta por otros quince minutos. Tenía miedo de arriesgar una reacción al contacto con otro ser humano. Todos los riesgos asociados con abrir mi puerta podrían arruinar mi plan.

La única comida que había podido comer hasta este "festín de la Última Cena" había sido papas orgánicas, las cuales siempre eran dejadas frente a la puerta trasera por mi ex-prometido Mark. Yo las recogía cuando no había nadie alrededor. Obviamente esperaba al aire nocturno, usando tres máscaras, para agarrar la bolsa rápidamente y luego correr de regreso y cerrar la puerta de golpe.

Iba a recoger comida en la puerta trasera sólo una vez más. Consolé mi propio corazón con esta seguridad.

¡Ésta sería la primera comida verdadera que tendría en cinco años! El mero pensa-miento de comer una cena completa de manera normal y sin cuidado me tenía completamente atenta.

Tuve que esperar aproximadamente cuarenta minutos para que llegara la comida.

La cinta del adiós

No tenía a nadie a quién decirle adiós. Estaba completamente desconectada del mundo y sólo tenía a Mark, quien dejaba mis papas orgánicas white rose de la manera aceptable y no tóxica. Ya no podíamos interactuar, ya que era demasiado doloroso para mí. Aún estaba disponible como un amigo y como alguien que dejaba papas. Estaba viviendo con otra mujer y a veces dejaban las papas los dos juntos. Cuando no recogí mis papas ese día, los dos supieron que yo iba a acelerar mi propia muerte. No intentaron detenerme.

Mark no aguantaba ver la tortura por la que yo estaba pasando. Más tarde me diría que sabía exactamente lo que yo estaba a punto de hacer y que no me culpaba de ello. De hecho, estaba de acuerdo con mi decisión. Después de todo, no había ninguna otra manera. Todos mis amigos cercanos me habían sugerido en algún momento que acabara con mi propia vida. Era un consenso general, es decir, lo que ellos harían estando en mi situación. "Después de todo", pensaban, "¿cuál es el caso de vivir de esa manera?".

Presintieron mi decisión

Mark entendió completamente. Antes podíamos hablar a través del mosquitero, hasta que me volví demasiado sensible hasta como para hacer eso. Él entendió lo que estaba pasando cuando no recogí su último envío de papas. Fue a su casa y lloro toda la noche en los brazos de Terri, su nueva novia.

Mientras esperaba mi última cena, grabé una cinta de audio de adiós para él, en la que le dije adiós a mi último y único amigo. Planeé dejar la cinta del adiós en nuestra caja de correo secreta, la cual estaba escondida fuera de la casa y cerca de la cochera.

CAPÍTULO 2

Desintoxicación desastrosa

Cuando conocí a Mark por primera vez, yo era una persona completamente diferente: diferente de una manera nueva y de hecho no muy familiar con mi nueva yo. Mi nueva yo acababa de salir de una experiencia en la que casi había muerto y que por sí misma había producido un cambio de planes que interrumpió mi vida.

Cuando dejé Los Angeles para pasar el verano con una buena amiga en San Diego, no tenía ninguna inclinación espiritual. Fui a pasármela bien, a descansar, a relajarme y a disfrutar unas vacaciones de verano encantadoras. Era una persona saludable, generalmente hablando, aunque últimamente había desarrollado reacciones alérgicas a algunas cosas: ciertos perfumes fuertes y algunos mohos.

Decidí comenzar un régimen de salud para aliviar estas irritaciones alérgicas. Un conocido me recomendó un programa de desintoxicación que los cientólogos estaban ofreciendo.

Los cientólogos

No estaba inclinada a unirme a organizaciones espirituales raras. Había crecido en la Ciudad de Nueva York, en un barrio del sur del Bronx. Quería lograr algo: llegar a algún lugar más gentil y amable. No recuerdo haber visto a algún cientólogo de proselitista en el Bronx, o siquiera algún edificio de Cientología en los barrios de la Ciudad de Nueva York.

Mis padres no eran gente creyente. Mi madre era una judía rusa y mi papá un católico italiano no practicante. No hubo mucha orientación espiritual en mi hogar, aunque sí tuve una dicotomía religiosa privilegiada: tenía el derecho de tomarme todos los días festivos religiosos en mi escuela. Podía faltar en todos los días festivos católicos y judíos. Mis padres creyeron que sería bueno exponerme a todas las religiones, de manera que entonces podría tomar mi propia decisión...así que experimenté.

Oy Vay

Hubo un tiempo después del divorcio de mis padres durante el cual mi madre y yo vivimos con mi abuela en el oeste del Bronx, que era un barrio principalmente judío en el que fui a una escuela de hebreo. Mi abuela se "kvell" (una palabra judía en Yidish que significa "alegrarse") cuando le leía el periódico escrito en hebreo. No había Dios en ello, ni fe, ni ningún tipo de espiritualidad.

En los barrios religiosos judíos hay un acuerdo cultural. Uno no tiene que "creer", pero hay que seguir el protocolo. La señora Weisel, nuestra vecina, siempre sabía lo que estábamos haciendo, al igual que todos los otros vecinos. ¡Todos estaban al tanto de cualquier movimiento de cualquier otra persona!

Todos los días regresaba de la escuela como a las tres y media. Mientras subía los tres tramos de escalera podía oír cómo las puertas de todos los apartamentos se iban abriendo lo suficiente como para que cada inquilino pudiera echar un vistazo.

Todas las mujeres y algunos de los hombres se sentaban frente al edificio en pequeñas sillas plegables. Cada quién traía su propia silla. Era una manera de pasar el tiempo; un evento social en el que la gente se sentaba todo el día y la mayor parte de la noche para ver la gente que entraba y salía del edificio. .Hacían comentarios sobre todos los transeúntes. En el Bronx, el chisme era una forma gratis de entretenimiento. Con esto no me refiero a los programas de "vigilancia del vecindario", sino a algo más íntimo, algo así como "la Asociación del Inquirer del vecindario". Sabían de cada fecha en la que cada persona había tenido un visitante específico y sabían de cada compra que cada persona había hecho. Los asuntos personales de todos tenían que pasar frente a las "sillas" enfrente de cada edificio. Nunca sentí que era algo hostil, sino solamente la manera en que las cosas funcionaban. Esta gente era mucha gente cálida y cariñosa para quien establecer barreras personales no era un asunto de importancia. Simplemente no había tales barreras.

Encendíamos velas todo el tiempo. Cada día festivo judío incluía velas. Nunca quería uno que un vecino se diera la vuelta y se diera cuenta de que no se habían prendido "las velas", así que mi familia fingía seguir todos los comportamientos apropiados de los rituales religiosos. Jamás se mencionó algún tipo de relación con Dios.

La vida en Queens, NY

Mi madre se volvió a casar eventualmente con otro católico italiano no practicante y nos mudamos a Kew Gardens en Queens (una cierta mejora). Para ese entonces ya tenía ocho años y me mandaron a estudiar con una monja en una iglesia católica del nuevo vecindario. Experimenté una conexión maravillosa con una mujer encantadora que compartió conmigo varios cuadernos de ejercicios y que enseñaba estudios religiosos. Me agradaba mucho, pero aún así no desarrollé una conexión espiritual a Dios. La posibilidad desapareció rápidamente después de Cuaresma.

La Cuaresma es cuando los católicos sacrifican algo a Dios. Yo decidí cortarme el cabello y las uñas. No sé qué estaba esperando exactamente, pero el sacrificio fue demasiado grande para una niña que sufrió las repercusiones de verse horrible con cabello corto y feo. Me tomó años crecer mi cabello de regreso y eso me quitó todo interés en el catolicismo.

Mi madre era una atea dedicada y no me animó a tomar más enseñanzas religiosas. Mi desesperación de Cuaresma fue mi último intento por recibir alguna información espiritual. ¡No había visto luz alguna! Ya no tenía ningún interés en encontrar a Dios o en la religión, exceptuando el tomarme todos los días festivos religiosos.

Después de un tiempo, a mi madre le dejó de importar en qué religión me involucraba o a cuál escuela iba. Ella había empezado a tomar excesivamente con mi nuevo padrastro y la mayoría de las noches salían fuera hasta las cinco o seis de la mañana.

Nunca veía a nadie durante el desayuno o durante la comida. Mi madre usualmente se veía con mi padrastro en el centro de la ciudad para cenar y sólo en contadas ocasiones cenaban conmigo (la única comida para la cual estaban despiertos era la cena). Estas cenas se servían en un estado de ebriedad como a las diez u once de la noche. Mi preocupación más grande era que no quemaran la cocina, lo cual no carecía de fundamento, ya que la cocina se había incendiado varias veces.

El negocio de mi padrastro estaba afiliado a la mafia de Nueva York. Era un hombre muy hostil e intimidante, y nunca tuvimos conexión alguna. Sentía placer al decirme todo el tiempo que yo era la hija de otro hombre. Había una canción con la que le gustaba burlarse de mí cada vez que me topaba con él. Iba algo así: "Del vino vino la uva y de la uva vino el vino". Para él era un asunto de semilla. Creo que ésta es la mejor manera de resumir su mentalidad siciliana anticuada.

La manera de tener paz en mi hogar era mantenerse fuera del camino de todos. La segunda regla importante de la familia era irse a la escuela muy silenciosamente en la mañana para no despertarlos de su sueño en estado de ebriedad. La tercera regla era nunca decirle a nadie lo que estaba pasando dentro de la casa. Este código de silencio era imperativo. *Omerta.*

Purificación

Comparto esta información de manera que el lector entienda mejor por qué la "Cura de la Cientología" de juntar dos latas para rastrear dilemas de vidas pasadas dejaba bastante qué desear y qué explicar en mi opinión. No me interesaba ninguna de sus modalidades. Sin embargo, tenían un nuevo programa para alergias; un programa de desintoxicación llevado a cabo en saunas de alto calor. Este programa de desintoxicación se estaba llevando a cabo en muchos consultorios de doctores, así como en la organización cientóloga. Ellos lo llamaban su "Programa de Purificación".

La purificación

Para un cientólogo la toxicidad es la raíz de todo mal. Los cientólogos se acababan de subir al carro de la desintoxicación médica y había un centro de desintoxicación cientólogo justo en el centro de San Diego. Usualmente usaban este tratamiento en sus programas de rehabilitación de drogas y de alcohol. Podría escribir un libro entero sobre las ilusiones de la desintoxicación en sí; y quizá eso es lo que he hecho.

Me dijeron que una persona se podía desentoxicar dentro de una semana a treinta días, y que estaría "libre" cuando acabara. Me dijeron que el tratamiento se habría completado cuando ya no tuviera síntomas de toxicidad. Además podría esperar tener una salud vibrante y una estado de bienestar emocional. Todas mis alergias desaparecerían y dejarían atrás a una yo nueva, más limpia, más saludable y purificada. No sabía lo que estaba haciendo. No investigué nada. Si lo hubiera hecho hubiera descubierto un sinfín de demandas y de gente dañada. No sabía que me estaba arriesgando.

¿Síntomas de toxicidad?

Después de todo, estaba viviendo en California del Sur. Si no vives ahí, por favor no me juzgues demasiado fuertemente. Me inscribí al programa y seguí las instrucciones al pie de la letra.

Me senté en el sauna de alto calor por cinco horas al día durante treinta y cuatro días, esperando la gran liberación, el gran momento no tóxico. Desde entonces me han informado de que sentarse en un calor tan alto por un tiempo extendido es como estar en un incendio y que puede destruir varios órganos del cuerpo. Hoy en día sé que el hipotálamo y la tiroides son los controles de temperatura del cuerpo humano. El hipotálamo controla el cerebro y es el primero al mando, seguido por las glándulas pituitaria y tiroidea. Durante mi búsqueda de curación médica post-cientóloga me preguntaron frecuentemente si había sufrido heridas durante un incendio. ¿Estaban hablando en sentido figurado? Me lo he preguntado a menudo.

Todo mi ser quería escapar. Era la mitad del verano en la hermosa ciudad de San Diego y yo mientras tanto me estaba sentando en un sauna caliente e incómodo, pero estaba resuelta a terminar el programa y ver cómo se cumplían las promesas de los cientólogos. Creía que tenía integridad en mi enfoque sobre el régimen de desintoxicación y que lo dejaría ya que hubiera terminado en verdad – a pesar de que mi cuerpo, mi mente y mi alma me estaban gritando "¡Sácame de aquí!", pero puse la habilidad de los cientólogos antes que mis propios sentimientos.

Los creyentes de la Cientología me estaban guiando. ¡Creyentes! ¿Creyentes en qué? Ésa era la pregunta de siempre que nadie respondía. No había ningún Dios en la Cientología. Su creador, fundador y líder L. Ron Hubbard murió misteriosamente y su cuerpo jamás fue encontrado. Había fallecido en algún lugar del océano. Había muchos viajes misteriosos en yates elaborados sobre los cuales los cientólogos de niveles superiores estaban al tanto. Nunca se discutía sobre lo que pasaba en tales viajes. Nunca averigüé en qué creían los cientólogos exactamente: otra promesa sin cumplir. ¿Qué tenía eso de espiritual? Aún no había entendido que el espíritu puede ser otro que el Espíritu de Dios.

Añadiendo toxinas

Todos los días estaba sujeta a una promoción exagerada y se me daban dosis tóxicas y mortales de multivitaminas. Estaba consumiendo cerca de cien suplementos cada día y mi "toxicidad" estaba siendo incrementada con sustancias no monitoreadas. No estaba prestando atención a mi voz interna. En vez, estaba escuchando las voces de gente loca que se juntaba conmigo todos los días y me decía lo bien que estaba y lo bien que me veía. Me aseguraban que todas las susodichas toxinas estaban saliendo y que todo estaba bien. Debía de estar agradecida por esta bendición. Estos venenos mortales por fin estaban siendo extraídos.

Había terminado

Esperé pacientemente los sentimientos esperados de que el programa se había "terminado en verdad"... pero la señal de "sentirse bien" jamás llegó. Recuerdo el día en que el programa había terminado para mí. Ya no tenía ni la fuerza física para regresar al Centro de Cientología. Estaba totalmente agotada y aún así quería forzarme a mí misma a regresar. ¡Sabía que tenía que sacar de mí las últimas toxinas! Me habían dicho que si me sentía enferma no estaría enferma en verdad, sino que estaría teniendo una crisis de curación debido al flujo de salida de las toxinas. ¡Solamente puedo imaginarme lo enferma que las toxinas me estaban dejando por adentro si su salida era tan debilitante! Ésa había sido la historia que me habían dado la última semana cuando aún seguía siendo móvil y todos mis amigos ya me habían advertido, ¡cuando era claro para todos que estaba teniendo una crisis de salud y no una crisis de curación!

Estaba sufriendo una falta de conciencia, una crisis mental, al estar siendo engañada por un culto. Hasta mis amigos no espirituales lo podían notar. Era claro para todos que mi salud estaba siendo destruida por un régimen de desintoxicación demente bajo el disfraz constituido por lo que los cientólogos llamaban su "Programa de Purificación".

Mi último día

Me dijeron que siguiera con el programa. Me dieron una explicación de por qué me sentía tan enferma, diciéndome que las toxinas reprimidas estaban batallando al salir. Este alegato de "no te quedes atorada a la mitad" fue amenaza suficiente como para hacerme continuar con el sauna. Ese último día, a pesar de que me sentía tan enferma, quería seguir adelante y regresar al Centro.

Quizá esta vez sería la decisiva - una líberación final, la conclusión seguida por mi recompensa. Me estaba aferrando a esa esperanza de recibir mi milagro. ¡Quizá la promesa de la libertad sería revelada en ese último día!

Una herida psíquica andante

Gateé hasta mi baño para tomar una regadera y regresar al Centro. Prendí la luz y reaccioné a ella. ¡Reaccioné a un foco! ¿Cómo era posible?

De pronto estaba en otro dominio y mi diagnóstico había cambiado. ¡Ya no era sólo un caso de unas cuantas alergias! Me encontraba físicamente poseída.

Tenía una amiga de vacaciones en Hawai. Oí y sentí sus pensamientos. Le hablé para confirmar mis experiencias y ella fue testigo de mis sospechas. ¡Yo sabía cuáles eran sus pensamientos, sus sentimientos y su situación presente! Estaba completamente sensibilizada y abierta a todo. Era una herida psíquica andante. Nunca había sido sensible mental o psíquicamente. Nunca había creído en psíquicos o hablado con ellos. No me interesaban. Ahora sabía por qué nunca lo habían hecho: ¡esto era el infierno en la Tierra!

Estaba en otro mundo

Sólo sabía que mi realidad presente había cambiado. Me había convertido en la persona más sensible del planeta, sin excepción alguna. Nadie estaba en el mismo plano que yo. Annie, mi compañera de cuarto, regresó a casa ese día y me vio acostada y exhausta. Nunca había sido muy partidaria de la Cientología para empezar, pero quedó atónita al verme tan debilitada.

"¿Qué te pasó?", preguntó Annie. "Hoy te ves peor de lo que jamás te has visto. Juliana, ya no regreses más ahí. Aléjate de ellos. ¡Son malvados!".

Cuando le dije a Annie que había reaccionado a la luz de nuestro baño quedó horrorizada. ¡Lo que no le dije fue que también estaba reaccionando a ella! Estaba reaccionando a sus sentimientos, a sus palabras, a sus miedos y a sus pensamientos. Estaba tan abierta, tan sensibilizada, que estaba reaccionando a todo.

Pido ayuda

Ese mismo día le hablé a los cientólogos y les expliqué mi situación. Les dejé saber que "no iba a regresar". Me había vuelto alérgica a todo sobre la Tierra. Algo extraño me había ocurrido durante el programa de purificación: ¡me había purificado de más! No podía digerir la comida, estaba reaccionando a mi cama, no me podía acostar sobre mi colchón. Estaba reaccionando a las formas de pensamiento de mi compañera de cuarto. Era tan pura que todo era tóxico para mí. Había perdido mi tolerancia a la vida.

No tienen la más mínima idea

Los cientólogos no tienen la más mínima idea de nada. Según ellos, nunca habían visto este tipo de reacción. Después de estar a la defensiva y negarlo todo, los cientólogos llegaron con una réplica. Inventaron una nueva teoría y querían "enlatarme".

La varita mágica de los cientólogos

Las "latas" son el método de curación de los cientólogos: sus cristales, su varita mágica. De acuerdo a los cientólogos, todo lo que uno necesita son estas "latas", ¡las cuales resolverían mi problema!

Sin embargo, habría un retraso, ya que el barómetro de "lata" indicaba que mi sistema estaba demasiado desgastado como para continuar. ¡No tenía suficiente vitamina B en mi sistema como para que comenzara la curación de lata! Los cilindros requerían ciertos estándares de salud. ¡Rechazaron mi necesidad!

Los cientólogos estaban esperando que las "latas" les dieran la luz verde, ya que, según esto, las "latas" tenían la habilidad de distinguir los niveles de vitaminas en el cuerpo humano y especialmente los de la vitamina B. ¿Dónde estaba mi vitamina B? ¿Que no había estado ingiriendo más de 2000 miligramos de esta vitamina diariamente para su programa de purificación?

Aparentemente, los cientólogos sabían exactamente cuál era mi problema. De acuerdo a la jerga de las "latas", no era más que esto: Había sido apartada de mi destino y me había quedado atorada entre distintas vidas. ¡Estaba en un conflicto de lapsos de vida! Estos conflictos de vidas pasadas, no tanto karma como un "gancho" o un "gatillo" de un momento previo de otro tiempo, otra vida y otra situación estaban esparciendo el caos en mi vida presente. Mi desintoxicación perfecta y la liberación de todas las toxinas no naturales habían sido interrumpidas por un contratiempo de una vida pasada. Afortunadamente, las "latas" tenían el conocimiento necesario para corregir este tipo de interferencia y podían intervenir a mi favor.

"¿Qué hay dentro de las latas", debes estar pensando, "que pueda tener tanto poder?". Estaban vacías. No eran más que latas de sopa de aluminio sin ninguna fabricación especial y aún no he obtenido respuesta alguna en cuanto a la causa de su poder sobrenatural.

Un hilo juntaba a los dos cilindros de aluminio. No era nada especial... sólo dos latas unidas a un hilo simple y sencillo que supuestamente serían mi curandero y rastrearían mi verdadero problema, el cual no tenía nada que ver con el abuso de alto calor que acababa de experimentar. Al menos de acuerdo a los cientólogos.

¡Eso es todo lo que los cientólogos me podían ofrecer! Estaba reaccionando a pensamientos, luces, amigos y a mi cama (que de pronto había cambiado por un futón de cien por ciento de algodón) y no me ofrecieron nada más que dos latas unidas por un hilo, diciendo que tenían la habilidad de cambiar vidas.

Pero no la mía. Al menos no aún. Estaba sola, confundida y desesperada.

Tuve que buscar otras fuentes de ayuda. Dejé atrás a los cientólogos con sus latas. Estaban agradecidos de no tener que lidiar conmigo e hicieron todo lo posible para alejarse de mí y que no los demandara. Pero yo estaba demasiado enferma como para demandarlos. Le recé a Dios.

CAPÍTULO 3

La vida post-"latas"

Una de mis vecinas que había notado mi nueva sensibilidad me invitó a participar en una meditación. Ella había interpretado mi problema como uno por el que ella ya habías pasado: síndrome de fatiga crónica y Candida (al menos era una impresión en el tiempo *presente* y en *esta* vida). Mi vecina se había compadecido de mi extraña desventura y decidí ir a la meditación. Me separé por completo de la mentalidad relacionada a las "latas" y seguí adelante, con la esperanza de que este sería el nuevo plan de Dios.

Velad y orad

> Mateo 26:41: "Velad y orad para que no caigáis en tentación. El espíritu está dispuesto, pero la carne es débil".

La pastora era una encantadora mujer cristiana y joven que celebraba meditaciones en su casa. Eran muy íntimas y abrigadoras. No estaban vendiendo nada, ni programas ni desintoxicaciones. Creían en Dios. No había misterio alguno. Lo decían abiertamente. Estaba muy agradecida de poder estar ahí.

Todos eran amables y encantadores. Seguí su ejemplo y participé en la meditación y en las oraciones. Al siguiente día me sentí de maravilla y decidí meditar y orar por mí misma en mi casa. Me di cuenta de que fácilmente podía "tranquilizar" mi mente y de que mi cuerpo se estaba curando rápidamente. Había hecho una conexión dentro de mí misma y estaba siendo guiada a una meditación más personal y guiada por un espíritu – el Espíritu de Dios. ¡Después de unos cuantos ensayos cortos tenía la habilidad de tranquilizar mi mente entera!

Aún no podía ni siquiera mirar cualquier tipo de píldora. La sobredosis de vitaminas que había sufrido durante la desintoxicación de los cientólogos se había extendido a través de mi sistema y mi sistema digestivo se encontraba destrozado. Sin embargo, comencé a tener una mejora increíble. Continué con mi meditación de quince minutos al día y mi mente se empezó a tranquilizar tanto que era como si estuviera con el piloto automático. Pronto estaba llevando a cabo dos meditaciones diarias de quince minutos y mi vida estaba cambiando. ¡Estaba dejando atrás la zona de tiempo psíquica y entrando a la paz de Dios!

Mi meditación era bastante sencilla. De uno en uno iba renunciando a todos mis pensamientos y entonces me sentía conectada a Dios. Al completar la meditación, mi momento era recuperado. Regresaba a mi propio flujo: mis pensamientos se habían detenido y mi paz había sido restaurada.

Dios estaba disminuyendo mi propia velocidad. Lo único que tenía que hacer si quería conectarme a Dios y sentir Su Presencia era disminuir la velocidad de mis pensamientos. Cuando mi mente había disminuido su velocidad sentía la paz y podía ser guiada por el Espíritu Santo. ¡Dios tenía Su propio tiempo! Hoy en día llamaría a tal intervalo de tiempo la Dispensa de la Gracia.

Todos conocemos el fenómeno del carro azul. Cuando tienes uno comienzas a notar los otros. De pronto el mundo entero tenía a Cristo; a la paz y amor perfectos. Mi vida había cambiado.

> Mateo 5:9: "Bienaventurados sean los pacificadores, porque ellos serán llamados hijos de Dios".

Percepciones de la Gracia

Tenía la paz perfecta y el amor perfecto. Estaba conociendo a la gente más interesante del mundo. Mi vida se había vuelto un desfile constante de buscadores sinceros y de buenos amigos que querían pasársela bien.

> Juan 14:27: "La paz os dejo, mi paz os doy".

Los cientólogos desaparecieron

De repente, los cientólogos desaparecieron como por arte de magia. Estaban en una zona de tiempo diferente. Todavía estaban tratando de averiguar cómo hacerlo, cómo llegar ahí mediante el sauna y las "latas". La Gracia no les interesaba en lo más mínimo.

El poder de la Gracia

Estaba descubriendo que el poder de la gracia podía llevar a una persona a otra dimensión. Había sido transformada de estar cercana a la muerte debido a opresión espiritual a ser un vehículo para Cristo lleno de amor. La Gracia tenía el poder de regenerar a un espíritu y de santificar un alma. La Gracia podía hacer su trabajo sin esforzarse, sin gente, sin doctrinas o dogmas. La Gracia era mi llave al Reino de Dios y con ella todos los frutos del espíritu fluirían a través de mí.

> *Efesios 2:5: "Aún cuando estábamos nosotros muertos por el pecado, nos vivificó juntamente con Cristo (por gracia habéis sido salvados)".*

Estaba siendo vivificada junto con el Espíritu de Cristo.

Aún mientras nos regeneramos diariamente (creciendo y avanzando en el Espíritu) tenemos la habilidad de controlar nuestra carne completamente. El dominio espiritual se activa mediante la fe y no mediante el avance personal. Tu dominio es tu poder heredado como hijo de Dios sobre esta Tierra. No obtienes más por ser mejor o menos por ser peor.

Tu dominio no tiene nada que ver con tu vida sexual, o con cuánto das de diezmo o con cuánto ayudas a los demás.

Tu dominio está establecido por tu fe en la obra terminada de la Cruz del Calvario.

> *Efesios 2:8: "Mediante la gracia habéis sido salvados por la fe; y esto no por vosotros: el don es de Dios".*

CAPÍTULO 4

Caminar con Dios

Caminar con Dios era algo nuevo para mí y ¡jamás había estado más feliz! Creo que nunca había conocido la felicidad anteriormente; al menos no de esta manera – paz total, amor y alegría. El Espíritu Santo me guiaba a todas partes. Naturalmente, siempre estaba en el lugar correcto en el momento correcto.

En todas partes estaba bendecida. La gente me sentía y yo la había sentido. ¡No tenía idea de lo privilegiado que era ese lugar! Yo estaba resonando con una vibración divina y atrayendo almas de una mentalidad parecida. Vi claramente que todos estaban justamente donde debían estar sin importar la religiosidad, el dogma o el juicio. Dios controlaba todo.

Había una cantidad increíble de amor en el mundo. Mi mundo se había vuelto un lugar completamente bendito. La sincronía me rodeaba y me la estaba pasando de lo mejor.

> Gálatas 5:22: "Por el contrario, los frutos del Espíritu son: amor, alegría, paz, longanimidad, gentileza, bondad, fe".

Tiempo despacio

Aumenté mis dos meditaciones de quince minutos a tres sesiones de quince minutos por día. Con tres meditaciones diarias comencé a conectarme muy profundamente desde mi centro y muy profundamente con otros con quienes resonaba. Era como si nos pudiéramos identificar entre nosotros – una sensación del Espíritu Santo. Había algo en la energía – paz; algo en los ojos – sabiduría, profundidad, blandura y apertura. Parecía que entre más despacio fuera el tiempo, ¡más abierto estaba el corazón!

Era un momento para abrirse, para sentir profundamente, para permanecer en un lugar y ceder al Señor. Era un momento de estar dispuesta a recibir lo que estaba ocurriendo con una esperanza de fe. Esto que yo llamaba "tiempo despacio" era el espíritu puro. ¡Entregar mis pensamientos al "tiempo despacio" de Dios cambiaba mis pensamientos por la Mente de Cristo! Mi mente mundana estaba reconociendo la supremacía del poder del Reino de Dios.

El Reino de Dios

Cuando mi mente iba más despacio, ahondaba en mí misma. Era como si estuviera parada dos pies detrás de mí misma, detrás de mi corazón, escondida muy dentro de mí misma y escondida dentro de Cristo. Hasta mi aliento se hacía más profundo, ¡como si estuviera sintiendo el aliento de Dios mismo! Estaba empezando a oír la voz de Dios. Mi camino se estaba acercando a mí.

Yo había sido espiritualmente elegida para seguir mi camino. Definitivamente estaba siguiendo a Cristo. Como era judía de parte de mi mamá, no estaba inclinada a ser cristiana naturalmente. Al principio hasta era difícil decir la palabra que empezaba con "J".

*Mateo 6:33: "Buscad primero el Reino de Dios
y todo lo demás se os dará por añadidura".*

La reverenda Kiki lo llamá "guía espiritual"

Estaba empezando a recibir lo que la reverenda Kiki, mi amiga que era pastora, llamaba "guía". La reverenda Kiki explicaba que la "guía" era "cuando puedes escuchar a Dios - entonces puedes ser guiada".

Veo a Cristo en todos

Estaba convencida de que todos los meditadores, todos los seres espirituales y cada persona que había rezado estaba en el paraíso y caminaba con Dios. Vi a Dios en todos. Me había abierto enormemente en el sauna, y había sido purificada hasta lo esencial.

¡Podía sentir lo que permanecía dentro de un ser humano cuando se quitaban todas las paredes y defensas! Debajo de todo ello y sin las defensas y barreras de la vida se encontraba el amor perfecto de Dios y las percepciones de Cristo. Entonces me di cuenta de que esto es lo que somos verdaderamente.

Cuando había comenzado este viaje, no era una buscadora. Sabía muy poco. Mi entrenamiento espiritual era inexistente. Mi única seguridad en esta esfera nueva, la única protección que tenía, era el ser guiada. Tenía que ser guiada – todo se trataba de entregarse a la guía de Dios cuidadosamente.

> Gálatas 5:17: "Porque la carne lucha contra el Espíritu y el Espíritu contra la carne; pues estas cosas están una frente a la otra para que no hagáis lo que queréis".

Gálatas 5:18: "Pero si os dejáis conducir por el Espíritu, no estáis bajo la ley".

Sé como una mariposa

> Gálatas 5:1: "Permaneced pues firmes en la libertad con la cual Dios nos libertó y no os sujetéis de nuevo al yugo de la esclavitud".

Estaba oyendo a Dios y Sus instrucciones eran completamente claras. Me estaba diciendo "Mantente libre, sé como una mariposa y ama a todos de la misma manera. No tengas acepción de personas. ¡No te ates ni te sujetes!".

¡No tenía idea alguna de lo importante que era esta revelación! ¡No tenía idea de que esta declaración era la vida y la muerte! No sabía que esta palabra me había sido dada porque aún no estaba preparada para enfrentarme al aluvión de espíritus familiares que esperaban a un alma recientemente despierta.

A veces Dios te lleva por el camino largo porque sabe exactamente lo que necesitas para hacerte más fuerte. El Espíritu Santo me dijo que me conectara y que siguiera adelante. Me fue dicho que expandiera lo que yo era, que no me quedara atorada en ningún lugar y que no permitiera que me derribaran. Que disfrutara una temporada de volar por mí misma como una mariposa.

Amaba a todos de la misma manera. Percibía que todos eran perfectos, que estaban averiguando el camino de su alma y que estaban siguiendo adelante con su propósito personal. La habilidad que tenía yo de oír los pensamientos de los demás y el reino psíquico invasor estaban siendo absorbidos por una nueva y más grande apertura de mi corazón. Mi mente se estaba rindiendo a mi conexión con Dios. ¡Era libre!

Filipenses 2:2: "Llenadme de gozo teniendo todos un mismo pensar, un mismo amor, un mismo acuerdo, una sola mente".

Un corazón abierto

La apertura de mi corazón y la regeneración de mi espíritu eran mucho más grandes que la influencia de la mente carnal. Estaba en la gracia. Estaba caminando en la conciencia del plano más superior en que jamás había estado. ¡Todas mis percepciones habían cambiado!

Ezequiel 36:26: "Os daré un corazón nuevo y os infundiré un nuevo espíritu; quitaré de vuestra carne el corazón de piedra y os daré un corazón de carne".

CAPÍTULO 5

Guerra espiritual

No tenía la más mínima idea de que acababa de entrar a una zona de guerra espiritual. No sabía que sería retada o que tendría que aferrarme a ese lugar.

No sabía nada de esto más que el lugar, el sitio. Yo estaba muy dentro de Su Reino. Era mío. ¿Por qué tendría dudas respecto a mi capacidad de mantener mi corazón libre? Tenía seguridad en planos más altos y estaba viviendo la yo nueva y mejor.

Mateo 11:12: "Y desde los tiempos de Juan el Bautista hasta ahora, el reino de los cielos sufre violencia y los violentos lo arrebatan".

Viviendo de nuevo

Estaba viviendo de nuevo. Vivita y coleando salía con mi compañera de cuarto, Annie, a bailar y a divertirme. Fuimos a todos los eventos locales de San Diego. Me fascinaba conocer nueva gente y estaba confiada en que todo iba bien.

Ya no tenía juicios negativos y críticos sobre los demás. Aceptaba a todos con un corazón y mente abiertos y con un amor incondicional. No me interesaba el romance en ese momento, ya que estaba nutriendo mi relación Santa. Había cierta gente interesante haciéndome la corte, pero sentí que no era la temporada adecuada.

Había otras razones por las cuales estaba siendo cortejada. Eran retos espirituales de los que no estaba consciente para nada. Eran la razón por la cual Dios me había dado la advertencia de *"permanecer libre... no te involucres... sé como una mariposa"*.

2 Timoteo 1:13: "Conserva el modelo de palabras sensatas que oíste de mí, con la fe y el amor que están en Cristo Jesús".

Escondida en Cristo

¡Creía que la revelación que Dios le había dado a mi espíritu era encantadora! ¡Sé como una mariposa! ¡Sé libre! ¡Qué encantador! ¡Qué liberador!

Si hubiera sido una estudiante más avanzada del Espíritu hubiera contestado rápidamente: "Sí Señor, permaneceré escondida en ti. Seré guiada. Guíame en tu rectitud, Jesús. Quédate cerca hasta que esté completamente separada de mi antigua naturaleza y de mi pasado generacional hasta que mi vida esté muerta en ti".

Para conservar mi curación, tendría que permanecer como "yo", como la nueva yo, como la mujer de espíritu. Tendría que aferrarme a la orla de Su manto durante algún tiempo.

Yo era un bebé. No podía gatear por mí propia cuenta aún y ¡caminar separada de Jesús era impensable! Había sido recientemente separada de mi pasado completo y apenas estaba viviendo la realidad de ser una "nueva criatura en Cristo". ¡Tendría que aprender a permanecer firme ante mi pasado generacional y a reconocer emociones y pensamientos que no me pertenecían!

Salmos 27:5: "Pues él me dará cobijo en su pabellón el día de la desgracia: me esconderá en lo oculto de su tabernáculo y me pondrá en una roca elevada".

Una criatura nueva

Mis relaciones tendrían que estar alineadas con el propósito de Dios. Este propósito me mantendría santificada mientras recuperaba mis fuerzas. Antes de esto no tuve ningún problema cósmico de relaciones fuera de lo común.

Mis problemas eran exactamente como los de la demás gente. Dilemas neuróticos de relaciones perfectamente típicos y comunes en el siglo veinte.

¡Jamás había experimentado una maldad extraña o supernatural diseñada para derribarme y sacarme de la gracia! No entendía que tal tipo de problemas existía, ni creía en ello. Simplemente creía que todos los acontecimientos extraños o raros se habían terminado tan pronto como había dejado a los cientólogos y me había conectado a Dios.

Sin embargo, había sido quebrantada a propósito en el programa de "purificación", lo cual le había abierto las puertas a todo tipo de ataques espirituales: oposiciones que no podía percibir y mucho menos manejar. Mis defensas habían sido debilitadas en varios niveles y el propósito de Dios había sido temporalmente frustrado.

> Efesios 1:11: "En el cual también hemos sido hechos herederos, predestinados según el designio del que todo lo hace conforme al consejo de su voluntad".

Lobos disfrazados de ovejas

Una de las personas que me estaba cortejando entonces era un tipo bastante extraño pero de apariencia sana. Era un poco más agresivo que los demás: el tipo de hombre que sabía cómo adelantarse en la línea. Era una combinación poco frecuente de sinceridad y perseverancia.

Estoy hablando del mismo hombre que eventualmente dejaría mis papas frente a la puerta de la muerte.

> 2 Corintios 11:14: "Lo cual no es de extrañar, pues también Satanás se convierte en un ángel de luz".

El hombre de las papas

Mark se había quedado encaprichado conmigo. No había vivido en la ciudad por mucho tiempo y acababa de llegar de Kenia, en donde había tenido que dejar su hogar y su negocio debido a un trastorno político. Su vida había estado en peligro y como resultado estaba estresado e inestable. Estaba buscando una conexión, una amistad, un romance y algo sólido. En otras palabras, se sentía solo.

Le expliqué mi posición claramente a Mark. Lo amaba como un hermano, igual que a todos los demás, pero no quería involucrarme. Le ofrecí una amistad platónica y él aceptó, diciendo, "tomaré lo que sea". Estaría encantado de ser mi amigo.

Estábamos en situaciones muy diferentes en nuestras vidas. Yo era una mujer que se estaba separando de sus viejas costumbres y que estaba comenzando a conectarse con un lugar profundo dentro de mí misma, es decir, con mi centro.

Él era un hombre que manejaba alrededor de una ciudad conservadora en un flamante Porche rojo. No era una persona presuntuosa, sino alguien extravagante y acomplejado. Mi amigo Mark era el hombre perfecto superficialmente: tenía treinta y cuatro años y ya era un millonario que había creado su propia fortuna. Si tuviera que resumir a Mark con una palabra, lo llamaría tenaz. Su inteligencia se basaba sobre su tenacidad. No necesitaba de genio creativo para hacer que las cosas ocurrieran, sino que sabía como llegar a la cima agresivamente.

Mark nunca se había casado y tenía una educación perfecta de Ivy League. Le encantaban los niños y quería tener hijos, era quizá el hombre más fiel sobre el planeta, era apuesto, alto, delgado, majestuoso, con un cabello oscuro y hermoso, con ojos verdes y brillantes, y encantador de una manera juvenil.

Proverbios 4:23: "Mantén tu corazón con toda diligencia, porque de él brotan las fuentes de la vida".

Control de la mente carnal

Hubo una característica extraña de su personalidad que pasé por alto: se distraía demasiado fácilmente cuando platicaba con alguien. Tenía la concentración limitada del tipo de persona que está mirando a la pared y pensando en otra cosa mientras le estás hablando y que no es receptiva en el mismo instante. Sus respuestas venían de otra parte, demasiado tarde, se trataban sobre el tema equivocado o cambiaban de tema erróneamente. ¡Su conversación no estaba conectada a mi corazón!

Hay un término que se le da a este tipo de comportamiento: síndrome de déficit de atención. Él no podía aferrarse a un solo momento. Yo lo llamo "momentus interruptus": una mente fuera de control. ¡La mente carnal en control!

Mark no era un candidato para el "tiempo despacio". Él vivía en un tiempo extremadamente rápido: hablaba rápido, balbuceaba, siempre tenía prisa, siempre tenía que llegar a algún lugar inmediatamente. Me distraía tremendamente. ¡No era el tipo de hombre estable y centrado en Cristo! Básicamente, no era la elección de Dios para mí.

Su energía eventualmente se opondría a mi paz. ¡Yo no sabía que la energía de otro ser humano se podía oponer a mi paz! No tenía conocimiento alguno de los principados y de la maldad espiritual que manipula a la gente y se mueve a través de ella. No me di cuenta de que su perpetua falta de concentración afectaría a mi habilidad de tener un corazón abierto. No sabía como proteger mi corazón, ni que fuera necesario hacerlo. No estaba consciente de que esta falta de conexión sustancial y atención auténtica me desgastaría.

Romanos 8:7: "Por lo cual la mente carnal es enemiga de Dios, porque no se somete a la ley de Dios, ni puede en realidad someterse".

La impostora

Entré en una etapa de negación. Era imposible para mí identificar apropiadamente que la conexión era a su vez imposible. Mi antigua naturaleza, la "impostora" de mi mujer de espíritu recién regenerada, no quería admitir que Mark y yo no éramos compatibles, que estábamos en planos completamente distintos y que nuestros destinos eran absolutamente diferentes. De alguna manera, mi antigua naturaleza sentía que le debía algo a este hombre.

No estaba enamorada de él. Él me había declarado su amor y de cierta manera ¡esto había desencadenado una lealtad y responsabilidad impías por su felicidad en mi pasado generacional! *¡La atracción de la "impostora" a la ley a través del sentido de culpabilidad generacional había comenzado a mostrarse!*

Romanos 8:12: "Así, pues, hermanos, somos deudores no a la carne para vivir según la carne".

Lo que no sabía

No sabía que podía perder el "tiempo despacio". Creía que me pertenecía y que era parte de la nueva yo. No sabía que estaba disponible a quien quisiera. Tampoco sabía que si perdía mi paz también perdería la manera en que mis pensamientos habían disminuido su velocidad y que entonces no sería capaz de conectarme a Dios. No sabía que era posible perder toda la curación con la que había sido bendecida después del "programa de purificación". No tenía la más mínima idea de que podría regresar a ese estado de sensibilidad áspera. Ni siquiera sabía que existía ese riesgo.

Sabía que estaba en el "tiempo despacio", en el tiempo de Dios, en su Gracia y en Su Reino. No sentía ningún tipo de inseguridad. Por primera vez en mi vida sentí absoluta confianza sin un rastro de paranoia. Creía que era la mensajera de paz y que podía ayudar a Mark. No tenía la más mínima idea de que en ese momento no podría sobrevivir a su energía acelerada. Mi preocupación y obsesión eran ayudar y curar al "pobre Mark".

Óseas 4:6: "Perece mi pueblo por falta de conocimiento..."

Más cosas que no sabía

Lo que no sabía era que el "amor perfecto" expulsaba al miedo. El "amor perfecto" no era el amor romántico, sino el amor de Dios. El amor de Dios respondía con fe y paz. Era incondicional.

1 Juan 4:18: "En el amor no hay temor; por el contrario, el amor perfecto expulsa el temor, pues el temor tiene tormento. El que teme no es hecho perfecto en el amor".

No sabía que el amor perfecto sería retado y de tal manera refinado y puesto a prueba. El amor perfecto tenía que tener un balance entre el amor y la autoridad para así resistir a lo que fuera diferente a él. El amor perfecto comenzaría una guerra de tentaciones. No era un trato cerrado. Así como se había otorgado en paz, podía desaparecer en estrés.

¿Como recupera uno algo por lo que en primer lugar no hizo nada? No podría volver sobre mis pasos, ni podía hacer cien cosas correctamente para recuperarlo. Pero claro que intentaría hacerlo, lo cual se volvería un tropiezo para la gracia en sí. Pero no sólo un tropiezo, sino el más grande de todos los tropiezos.

Romanos 9:32: "¿Por qué? Porque no fue por el camino de la fe, sino por las obras de la ley. De este modo tropezaron en la piedra de tropiezo".

No conocía el poder del propósito

No sabía que la razón por la cual había sobrevivido a la experiencia traumática de la Cientología era que tenía un propósito predestinado en Dios desde antes de todos los tiempos.

Mi espíritu tenía un propósito. No era la oración, ni la meditación, ni las enseñanzas de la reverenda Kiki. Era mi Propósito Divino. Mi propósito en Dios tenía el poder de mantenerme viva y de resucitarme de entre los muertos. El propósito de Dios es la fuerza más poderosa sobre esta Tierra y puede curar o eliminar cualquier cosa que esté en su camino.

No sabía que dejar atrás el propósito de Dios era la fuerza creadora de toda falta de armonía y de todas las enfermedades sobre la Tierra y que mi espíritu sufriría un colapso. El espíritu vive a través de la justicia y la rectitud tiene el propósito de Dios en vista.

Romanos 8:10: "El espíritu vive por la rectitud".

¿Cómo estuvo eso?

La rectitud es simple y sencillamente una acción obediente al propósito de Dios. Yo no sabía que tenía un propósito (ni ayudar a otra persona, ni rescatar al mundo, ni ser codependiente) – pero un propósito de verdad, un destino personal. Nadie jamás me había dicho nada sobre el propósito espiritual de cada persona.

Había oído hablar acerca del amor y del diezmo y he oído sermones sobre el pecado y la curación. Nunca oí a alguien mencionar que si uno quiere permanecer vivo y prosperar sobre esta Tierra uno debe comprender el propósito de Dios para la vida de uno mismo. El propósito de Dios arreglará todos tus problemas. El propósito de Dios en sí tiene suficiente combustible y suficiente poder de resurrección como para hacer sobreponerte a cualquier enfermedad, trauma o problema sobre esta Tierra. Nadie me había dicho que Dios apoyaría a su propósito. Sí, Jesús me ama, pero el propósito predestinado tiene su favor.

Efesios 1:9: "Haciéndonos conocer el misterio de Su voluntad según su beneplácito, que se propuso en Él".

CAPÍTULO 6

La oposición retorcerá al propósito predestinado

No estoy hablando de servir a Dios. Todos sabemos que Dios utiliza a diferente gente en diferentes vocaciones y ministerios. Todos sirven a Dios a su manera con sus dones especiales y a veces hay un propósito adicional de ministerio para cierta gente (lo cual no cancela al propósito personal).

> Eclesiastés 3:1: "Hay un momento para todo y un tiempo para cada acción bajo el cielo".

> Eclesiastés 3:11: "Él ha hecho que todo sea bello en su tiempo y ha puesto el mundo en su corazón, de manera que ningún hombre puede llegar a descubrir las obras que Dios hace desde el principio hasta el fin".

Propósito predestinado

Hay otro propósito, uno muy personal, que tu espíritu personal vino a llevar a cabo. El propósito es de transformación. ¡Es un desarrollo de tus cualidades, atributos y autoridad espirituales! Este propósito sirve para desarrollarte y darte la confianza de ser un ente independiente y completo. Este propósito te mantiene santificado y en control de las tretas del impostor (la falsificación de tu verdadera identidad). ¡Este propósito personal te aviva en la vida! La oposición a tu propósito, es decir, la antigua naturaleza, intentará sacarte del camino de tu propósito. Si eres guiado lejos de él (lo cual es el objetivo y enfoque constante de la antigua naturaleza), quedarás impotente.

No importa cuánto reces, leas la Biblia o hagas buenas acciones. *Si no estás cumpliendo con tu propósito personal, tendrás dificultad para mantenerte en pie.*

No lograrás que tu corazón trabaje para ti y todas las fuerzas poderosas de la vida estarán cerradas a tus experiencias diarias.

Quizá de vez en cuando sientas algo de alegría, pero en general estarás yendo contra marea, luchando cuesta arriba y no viviendo alto en el Señor. La vida entonces se vuelve una privación continua en vez de un flujo de gracia. Y la antigua naturaleza, tu enemiga, intentará engañarte para que te unas al pensamiento religioso.

Una gran estafa de la ley del pecado y de la muerte es el utilizar al espíritu de la condena para engañarte y hacerte creer que estás aquí para hacer buenas obras y que tu propósito tiene que ver con las necesidades de alguien más. Esta "enemistad" de Dios intentará crear un propósito codependiente que está fuera de ti y de tus órdenes eternas. Tal propósito será un propósito de "verse bien", un propósito sin autenticidad diseñado para mantenerte fuera del Reino de Dios y lejos de tu alegría. ¡El verdadero propósito del sentimiento de culpabilidad es mantenerte atado! Si por el contrario despiertas todos los días en la alegría, entonces estás siguiendo tu propósito.

¡Tu propósito se trata de ti mismo!

Estoy hablando de un propósito para toda la vida, de un propósito del espíritu individual y de la oportunidad para crecer personalmente. ¡Tu espíritu está aquí para crecer y para subir la escalera de la iluminación! Un espíritu que logra su propósito puede ir a casa realizado y satisfecho. En cambio, un espíritu que ha vivido una vida oprimida y lejos de su propósito se encuentra en un estado miserable. Es forzado a vivir una vida infructuosa. Podría parecerle una vida bendita y buena al observador casual, *pero si el espíritu se encuentra en una vida sin propósito entonces habrá miseria, enfermedad y descontento.*

Puedes estar sirviendo al Señor y tener un ministerio enorme y exitoso y aún así estar fuera de este propósito personal. Quizá este propósito personal no parezca piadoso y quizá hasta parezca ridículo a veces. Pero este propósito existe solamente entre tú y el Señor. No permitas que te convenzan de dejarlo, ¡ya que tiene el poder para mantenerte en la salud y alegría divinas!

Romanos 8:30: *"Y a los que predestinó, a ésos también llamó; y a los que llamó, a ésos también justificó; y a los que justificó, a ésos también glorificó".*

¿Qué es la depresión?

Hoy en día estoy agradecida de saber lo que es la depresión. Cuando siento pena es una señal, un presagio, que me ha sido enviado. Es una palabra del Señor que me indica que me estoy moviendo hacia una dirección alejada de mi propósito. Es un indicio de que he sido guiada mal por el engaño. He perdido mi camino. ¡Estoy a punto de volverme vulnerable! Hoy en día es un don el saber que puedo darme la vuelta, ejercer mi autoridad sobre el error y hacer algo diferente. ¡El sentimiento de pena o depresión no es más que la antigua naturaleza sacándote del camino y pensando sus propios pensamientos en tu mente!

Dios no nos abandona porque se nos pasa la meta. La antigua naturaleza se aprovecha de nosotros cuando estamos bajo engaño y utiliza tal momento oportuno para castigarnos y condenarnos.

La pena es una respuesta emocional a la desgracia creada por la ley del pecado y de la muerte en sí. Se opone al perdón y a la libertad de Cristo y a Su Ley Perfecta de Libertad. Fuiste engañado, así que nada más deja irse a todos tus pensamientos y camina dentro del nuevo momento por la fe. ¡Llama a un nuevo momento en Dios!

2 Corintios 3:17: "El Señor es Espíritu; y donde está el Espíritu del Señor, allí hay libertad".

Una vida impotente y sin propósito provoca la depresión. Es una vida que no está siendo guiada por Dios. ¡Es así de sencillo! El sentimiento de pena es un signo de persecución, de autoridad perdida y de un engaño que se ha dicho y que se ha oído y aceptado. Sabrás cuando estás entrando al propósito de Dios y a Su voluntad por la paz increíble.

Una guerra de semillas

Al igual que la mayoría de gente metida en una batalla espiritual, no vi las raíces de la misma. No sabía nada acerca de la guerra entre la carne y el espíritu, la guerra de la nueva criatura contra la previa.

> Gálatas 5:17: "Porque la carne lucha contra
> el espíritu, y el espíritu contra la carne".

No sabía quién era yo misma. No sabía que mi verdadera semilla era la semilla de Cristo, la semilla de la rectitud, y que esta semilla había sido sembrada a propósito. Para que esta semilla se expandiera y me diera vida, sería necesario regarla con un propósito puro y no adulterado.

> Gálatas 3:16: "Ahora bien, a Abraham y a su semilla fueron
> hechas las promesas. No dice: "A sus descendientes", como a
> muchos, sino a uno solo: "a tu descendiente", el cual es Cristo".

Tendría que vivir mi esencia, la mujer de espíritu, en todo aspecto de mi vida. Mi vida verdadera, mi vida en Cristo, sería alegre y tendría autoridad y confianza solo al estar de acuerdo a Su Propósito. Si iba a ganar la batalla entre la carne y el espíritu, era necesario cumplir con el propósito. Cualquier paso hacia el propósito sería mantenido firme y honrado, de manera que mi espíritu se alzaría y mi corazón se abriría. Yo misma me alegraría. Cualquier paso en contra haría exactamente lo opuesto. ¡Mi espíritu se afligiría, mi corazón se cerraría y mi fuerza vital se extinguiría!

> 1 Tesalonicenses 5:19: "No extingáis el espíritu".

¡Mantén tus ojos puestos sobre el propósito!

Algo que jamás querrás hacer durante tu vida es negar el propósito de Dios. Estás aquí por una razón, por un propósito. Tienes una misión y tú y tu misión son muy importantes para Dios. Ser "tú misma" es tu mejor defensa.

> 2 Timoteo 1:9: "Que nos salvó y nos llamó con vocación santa,
> no en virtud de nuestras obras, sino según su beneplácito y la
> gracia que nos fue dada en Cristo Jesús antes de todos los tiempos".

La fe funciona mediante el amor

Sentía un amor perfecto por Mark y por todos los demás. El amor perfecto no tiene acepción de personas y no contradecía a mi propósito.

> Hechos 10:34: "Dios no tiene acepción de personas".

El amor codependiente y su ilusión de amor romántico traen consigo la capacidad carnal de sacar a uno del espíritu y de endurecer el corazón, lo cual puede ser muy opresivo. El amor mortal, o carnal, es la manera más rápida de perder la separación de tu impostor interno sobre esta Tierra. No hay verdad en él.

Había estado caminando en el amor perfecto, pero aún no había desarrollado la autoridad perfecta. De hecho, aún no había desarrollado ninguna autoridad. Ni siquiera tenía poder personal. Era muy ingenua en mi batalla.

> Gálatas 5:6: "Porque en Cristo Jesús ni la circuncisión vale algo ni la incircuncisión, sino la fe que obra por medio del amor".

Cómo lo estaba percibiendo
(O más bien: cómo no lo estaba percibiendo)

Sentía lástima por Mark. Parecía un alma perdida. Era como un perro grande que es protector, leal y que quiere estar involucrado en todo. Le puse el apodo de Perro Grande y ya nunca se le quitó.

> Lucas 6:39: "Y les dijo una parábola: "¿Puede acaso un ciego guiar a otro ciego?"".

¿Qué tiene que ver el amor?
(Tina realmente sabía de lo que estaba hablando, ¿no?)

Le dije una y otra vez al Perro Grande lo que tenía que hacer por mí misma. Tenía muy en claro lo que quería hacer entonces con mi vida: quería y necesitaba la paz. Necesitaba ser dejada en paz para poder seguir y recuperar mi salud y continuar con mis meditaciones diarias. Le expliqué a Mark que necesitaba tiempo para orar, para así poder mantener mis recién obtenidos centro y relación con Dios.

Le expliqué este límite constantemente. Le dije que necesitaba mi propio espacio. Se lo decía para ayudarle a comprender y no para protegerme a mí misma. ¡Lo estaba cuidando!

Culpabilidad

La conciencia del pecado (culpabilidad) siempre intenta obligarte a ocuparte de tu enemigo y de ayudar a la oposición. Es una manipulación de la maldad: una táctica para sacar a uno de su propósito. Cuando uno no tiene propósito, uno no tiene poder alguno. La culpabilidad quiere que estés enfocado en lo externo para mantenerte inconsciente de su proceso de pensamiento. Está tramando cómo mantenerte en una etapa de negación y justificación propia para parar tus avances en tu propósito.

En vez de continuar adelante, intentarás arreglar los problemas que están siendo creados adrede para mantenerte fuera del camino de la confianza y autoridad del propósito. ¡Quizá después de algunas cuantas distracciones te podrían engañar y hacerte gastar mucho tiempo en drama y dolor *infructuosos*!

Tus problemas no son lo que parecen. Son errores de percepción de inconsciencia generacional heredada. Tus problemas sólo pueden ser resueltos por medio de la restauración de tu conciencia de rectitud. La solución a todos tus problemas está en un regreso rápido a tu propia identidad.

Romanos 6:6: "Nosotros somos conocedores de esto: que nuestro hombre viejo ha sido crucificado con él para que el cuerpo del pecado sea destruido, a fin de que ya no seamos esclavos del pecado".

Mis palabras no fueron respetadas

Mark ignoró los límites que le pedí que respetara. Había quedado demasiado impresionada con su dedicación completa a mí y tenía demasiada compasión (culpabilidad) por su necesidad de atención constante como para respaldar mis palabras con una buena patada en el trasero o con un adiós final. No tenía la capacidad de hacer que oyera mis necesidades o de que me obedeciera. Él había decidido acelerar su plan y se mudó a una de las unidades de mi complejo de condominios.

¡No lo vi venir! Tendría que haberlo visto con una conciencia espiritual que aún no había desarrollado. ¡Estaba ganando territorio y acercándose a su blanco mientras que yo terminaba por consentir y perder terreno! ¡No me lo admití ni a mí misma! ¡No sabía que estaba metida en una batalla por mi vida espiritual! ¡No tenía idea alguna de que se estaba oponiendo a mi identidad y mi existencia misma!

El gran don de Mark era que sabía cuidarse a sí mismo. Él tenía el control. Podía manipular a la gente y delegar culpabilidad como un comandante de la conciencia del pecado misma. Me decía mí misma: *"Pobre Mark. Está solo y necesita involucrarse con un nuevo trabajo y encontrar nuevos amigos".*

"El pobre Mark" tocaba a mi puerta diariamente y siempre en el momento justo para hacer mi paz añicos. Estas interrupciones que ocurrían en momentos tremendos estaban pasando con tanta frecuencia que pronto mi corazón y mi estómago sentían sus llamadas. El timbre del teléfono que lo identificaba pasaba justo a través de mí y me sentía como si alguien en realidad me estuviera lanzando un dardo o perforando un hoyo en mi barriga. Su energía misma se volvió un arma de guerra espiritual demoníaca.

Si hubiera sido un alcohólico, un drogadicto, un abusador de mujeres o cualquier otro tipo de hombre abusivo, lo hubiera podido reconocer. ¡No estaba a la altura de mi contrincante! Había sido cegada por la culpabilidad.

Deuteronomio 19:13: "No tendrás piedad de él. Alejarás de Israel la culpabilidad de la sangre inocente".

El plan de la codependencia

Mark tenía un interés y comprensión mínimos de mi centro y mis necesidades. Sólo estaba interesado en su propio objetivo. Había encontrado a la mujer de sus sueños y ¡ahora podía continuar con su plan! Quería terminar con su soledad, casarse, tener hijos, tener una familia y tener muchos amigos. Ser adorada es algo muy seductor.

La culpabilidad tenía un poder hipnotizante que me hacía sentirme "mal" por no corresponder a este amor idílico. La verdad se veía completamente clara en mi corazón: mi recién encontrado centro era mucho más importante que Mark o que cualquier otro hombre. No estaba enamorada de él. El reto no se trataba de amor no correspondido.

La prueba era cuidarme a mí misma y no ceder mi terreno a alguien más. Pero no lo podía ver. ¿Había algo de malo en tener un buen hombre dedicado a mí? ¿Me debería encontrar en vez a un perdedor, a una persona verbalmente abusiva o a alguien que me engañara con otra mujer? ¿Qué había de malo en esta situación? No podía identificar o definir el abuso espiritual de alguien a quien no le preocupaban mi espíritu, mi propósito o mi relación con Dios.

Yo era como la hoja en el mar del dicho, sacudida por las olas de doctrinas falsas y consumida por culpabilidad generacional heredada.

Mateo 7:15: "Guardaos de los falsos profetas, que vienen a vosotros con vestido de oveja y por dentro son lobos rapaces".

La barda de madera blanca

La ilusión del romance está muy metida en nuestra conciencia terrena. Tal ilusión se ha arraigado profundamente en nuestra naturaleza carnal, ha sido pasada de generación en generación y se nos ha impartido en varios niveles. Hemos sido programados de manera que este amor pueda ser obtenido a través de nuestras naturalezas carnales y de que sea necesario para nosotros como seres carnales.

Esta creencia está profundamente arraigada en la conciencia de una mujer. ¡Desde temprano aprendimos de nuestras madres que no hay ningún compromiso demasiado grande como para obtener este premio! ¡El objetivo final de una mujer es enamorarse, casarse, tener hijos y obtener una barda de madera blanca! De acuerdo a este engaño, hasta entonces podemos tener paz y seguridad.

Mark, mi amigo agresivo, era la personificación misma de la barda de madera blanca. ¡No lo interpreté mal! Era sincero y era justo lo que decía que era.

Jeremías 16:19: "Seguramente nuestros padres heredaron mentiras, vanidad y otras cosas que no rinden fruto".

CAPÍTULO 7

Debió haber sido el momento equivocado

Mark y yo teníamos destinos distintos. Mi conciencia apenas se había elevado más allá de la programación del control mental carnal y de las ilusiones del amor carnal. ¡Tal mentalidad no me ayudaría en nada en mis nuevos propósitos! Ya no deseaba la barda de madera blanca. Mi espíritu sabía, mucho más allá de mi capacidad en ese entonces, que esto era una treta, pero yo no podía reconocer la batalla interna.

Sabía dentro de mi corazón que en verdad no lo quería ver más. Lo podía sentir, pero no confiaba en mi propio deseo de renunciar a un guión antiguo. Frecuentemente aparecía él de pronto y tocaba a mi puerta: "Juliana, sal a jugar. Me siento solo. Sólo sal por un momento: para salir a comer, para ver una película, ¡para caminar un rato!".

Ni sentí ni oí a mi propio corazón, el cual estaba furioso con la insensibilidad y agresividad de Mark. Mi fuerza vital estaba siendo agotada.

Eclesiastés 7:7: "Porque la opresión hace necio al sabio...".

Mi Espíritu sabía cómo lidiar con ello

1 Corintios 2:10: "Pero a nosotros nos lo reveló Dios mediante su Espíritu, pues el Espíritu lo escudriña todo, aun las profundidades divinas".

Mi espíritu sabía cómo cuidarme: "Mark, ¡cómo te atreves!, estás perturbando mi paz. Lo hiciste ayer, lo estás haciendo hoy y si alguna vez lo vuelves a hacer vas a tener que salirte de la línea de fuego. Estoy tan involucrada en tus planes que ya no puedo ni ver derecho. Mi sueño se interrumpe todo el tiempo y no puedo digerir mi comida. No estás respetando mis límites. ¡Fuera de aquí, señor!".

No sentía la ira. No sentía la verdad. ¡Mi propia negación oprimía a mi espíritu e hizo inútil mi única defensa! Estaba ocupada en ser considerada con Mark. Después de todo, me amaba y quería un futuro de barda de madera blanca conmigo.

Entumecida por la culpabilidad

Mi naturaleza generacional y la culpabilidad en ella eran demasiado fuertes. Estaba programada para mantenerme firme junto a mi hombre. Aún si no lo quería, seguía siendo un hombre y lo que yo quería y que mi corazón estaba pidiendo a gritos no tenían nada que ver. Estaba condicionada a prestarle muy poca atención a mis propios deseos y a mi voz interna. Mi alma sería negociada por el sexo opuesto.

Ezequiel 20:18: "Pero advertí a sus hijos en el desierto: No sigáis las normas de vuestros padres, no imitéis sus costumbres, ni os contaminéis con sus ídolos".

Programación de la conciencia del pecado (Inconsciencia total)

La voz de la condena y la conciencia del pecado en ella te harían creer que si una criatura no digna, como tú, tiene la buena suerte de que le ofrezcan una "barda de madera blanca" deberías estar agradecida e inmediatamente tomar la oportunidad de tener en tus manos esta promesa de seguridad; dejando atrás cualquier plan, idea, amigo, ambición, sueño o talentos innatos. En este caso, el propósito de mi vida y mi destino en Cristo eran la cuestión, y estaban siendo oprimidos rápidamente.

La culpabilidad y la condena habían atacado a mi corazón y lo habían cerrado. Mi fuego se estaba apagando rápidamente y estaba a punto de extinguirse. Me desconecté por completo de mi recta indignación. Pero no estaba conciente de que esto estuviera pasando: simplemente pensé que me estaba enfermando de nuevo.

Todavía no había aprendido que el cuerpo es utilizado frecuentemente por la antigua naturaleza como una herramienta para justificar sus tenues realidades. Aún no había hecho esa conexión y aún pensaba que yo era mi cuerpo mismo.

Sin embargo, la indignación recta reprimida era más fuerte que la ira reprimida (la cual es una falsificación) y estaba destruyendo mi cuerpo y consumiéndome viva. Me encontraba debilitada debido a la ceguera espiritual. Mi negación de mi verdadera yo era tan aplastante que me sentía como si me estuviera jalando una marea fortísima. Estaba viendo cómo me ahogaba y no tenía el poder necesario como para impedirlo.

Romanos 7:18: "Porque sé que no habita en mí – esto es, en mi carne – cosa buena, pues el querer está en mí; pero reconozco que obrar lo bueno, no".

Los papeles se intercambian

Al principio yo era la que estaba cuidando del "pobre Mark", pero la persecución me convertiría a mí en la persona que lo necesitaría, así como un virus contagioso. Pronto necesité ayuda de parte de un amigo, de un terapeuta... de un doctor. Me había desconectado por completo de mi nueva yo llena de paz. ¡Me habían sacado!

Mark se mantendría firme junto a mí de manera noble y leal mientras yo decaía hasta llegar a la yo más disminuida que podía ser. ¡Pronto sería él quien me estaría rescatando!

1 Corintios 10:14: "Por esto, queridos míos, huid de la idolatría".

Doctor, ¡perdí mi Reino!

Sé que no estoy sola aquí. Sé que un sinfín de personas ha estado a punto de fallecer aquí, en este sitio no identificado. Muchos que han venido en busca del ministerio han pasado exactamente por las mismas circunstancias. La mayoría de la gente simplemente no explica sus problemas desde una perspectiva precisa.

Como pastora y psicóloga sé que nunca he oído a alguien decir abiertamente: "¡Estoy sufriendo de una disfunción generacional!". Sólo pocas veces (en medio de una opresión) puede alguien evaluar la verdad de su situación con gran perspicacia y una sabiduría profética. Pocos pueden reconocer, en ese punto crucial, que han estado involucrados en una batalla espiritual proveniente de una codependencia que más tarde se transformó en idolatría. Nadie reporta hechos espirituales. Si lo hicieran se oiría más o menos de esta manera: "Fui engañado por un espíritu familiar a inclinarme ante el pasado. Obviamente después de eso perdí mi posición en el Cielo y fui lanzado de regreso a la identificación generacional de la antigua criatura. Mi nueva semilla ha sido derrotada con todo su poder y oportunidad".

Nadie describe sus problemas de manera precisa. Nos distraen los diagnósticos médicos. Se describen los problemas espirituales como cáncer, lupus, fibromialgia o cualquier otro tipo de enfermedad. La gente lo creerá y confesará: "Tengo artritis, tengo colitis, tengo alergias, etc.". Nuestros problemas de salud no son lo que parecen. Ocurren principalmente en la guerra espiritual no identificada de la codependencia.

Estamos condicionados a ignorar que nuestras relaciones son la causa de nuestros problemas de salud. Creemos que nuestros cuerpos se enferman por sí mismos como si tuvieran una vida propia; como si nuestras interacciones como seres humanos no tuvieran significado alguno.

Identificación espiritual errónea

La causa de muerte número uno en Estados Unidos es la identificación espiritual errónea y la mayoría viene de la codependencia. Dejamos atrás nuestra esencia, nuestro propósito, por la ilusión del amor carnal a cambio de una promesa de seguridad y plenitud emocional. Este engaño le da al impostor una grandiosa oportunidad de oprimir nuestra esencia severamente.

> *Romanos 7:15: "Porque lo que hago no lo permito: pues no practico lo que quiero, sino que lo que odio, eso hago".*
> *Romanos 7:17: "Pero ahora no soy yo el que obra, sino el pecado que habita en mí".*

El pecado está en la antigua criatura que vive en todos nosotros. Es nuestra enemiga, no nuestra verdad o identidad. La persona de espíritu siempre triunfa en su libertad. A veces sencillamente tenemos que cambiar de bando.

Mi espíritu estaba proféticamente amenazado

Mi espíritu lo sabía y se sentía amenazado por la mera presencia de Mark. Sentiría un temblor físico, o una confusión en mi corazón. Todo mi ser – mi alma, mi energía, mi paz – escapaba cuando él entraba a cualquier cuarto en el que yo estaba. Mi espíritu y Dios entendían que mientras me siguiera involucrando en esta relación, me enredaría tanto en esta ilusión y en este engaño que perdería mis recién encontrados entendimiento y perspectiva. Al principio, me había separado de mi pasado por medio de la gracia. No tenía idea alguna de que algo estaba ocurriendo aparte de la relación entre Juliana y Mark.

Después de un tiempo, mis ojos ya no estaban sobre mi despertar espiritual.

Romanos 7:5: "Pues cuando estábamos en la carne, las pasiones de los pecados, por medio de la ley, obraban en nuestros miembros para producir el fruto de la muerte".

Estaba teniendo problemas

Estaba teniendo problemas de salud. Estaba teniendo problemas de sueño. Estaba teniendo problemas intestinales. No estaba siguiendo adelante. Estaba siendo jalada de regreso hasta que no hubiera más salud. Ya no había movimiento intestinal. Ya no había ciclos menstruales. Ya no era capaz de andar. Todas mis fuerzas vitales habían sido oprimidas por completo.

Perdí la curación y la recuperación que había obtenido mediante el programa de desintoxicación del sauna. De nuevo estaba llena de toxinas. ¡Pero esta vez aprendería lo que la toxicidad era en verdad!

Romanos 7:11: "Porque el pecado, tomando ocasión en el mandamiento, me engañó, y por el me mató".

CAPÍTULO 8

Mi definición de la toxicidad

¡Había perdido mi conexión espiritual y había renunciado a mi gracia! No sabía nada acerca de las fuerzas espirituales que manipulaban a través de los hombres y las mujeres para obtener influencia sobre el alma. No sabía nada acerca de aferrarse a mi poder o de vigilarlo. No sabía nada acerca de las creencias generacionales.

Creencias generacionales

En algún lugar de mi arsenal generacional propio existía la creencia opresora de que mi vida tenía que ser sacrificada por la de alguien más: que mi vida no podía ser vivida libremente por sí misma. Tenía que sacrificar mi vida por un hombre, un amigo o uno de mis padres. Otra persona controlaría mi vida. Tenía que satisfacer las necesidades de alguien más, cuidar de alguien más. Mi existencia en sí había sido privada de importancia.

Era una batalla espiritual. Los espíritus generacionales engañosos habían sido transmitidos a través de la estirpe carnal desde la semilla carnal en sí misma, con todo y sus creencias idolátricas y condenatorias. Habían sido transmitidos por mi madre y mi padre y por todas las generaciones que les precedieron. No me refiero a vidas pasadas mías, sino a las vidas de mis antepasados. Me refiero a su nivel de verdad, a su desarrollo espiritual, a su conciencia y a su santificación. Tales engaños eran derivados de una conciencia del pecado heredada.

Estos engaños heredados regresarían a retarme mientras estaba surgiendo como mi nueva yo. Intentarían regresarme, abatirme y oprimir mi destino. Ésta era la guerra entre la carne y el espíritu.

Esta ley de culpabilidad era el amo de mi carne y de mi antigua naturaleza. Sin embargo, yo era la rectitud de Dios en Cristo. No estábamos de acuerdo.

> *Romanos 8:3: "Pues lo que era imposible a la ley, por cuanto estaba debilitada a causa de la carne, Dios lo realizó enviando a su propio Hijo en carne semejante a la del pecado y condenando, a causa del pecado, al mismo pecado en la carne".*

Tendría que escoger a quién servir ese día. Tendría que escoger entre dos: u obedecer a Dios u obedecer al ídolo. Sabía que tenía que mirar a la mentira directamente, decirle que sabía quién era yo misma y enfrentarla. Pero primero tenía que entender la autoridad que tenía sobre ella. La impostora tendría que ser sujeta a mi espíritu regenerado. Era por ello que Dios me estaba diciendo que permaneciera libre; sin atarme ni enmarañarme. Aún no estaba lo suficientemente santificada como para la intimidad.

> *Josué 24:15: "Escoged hoy a quién queréis servir".*

Llámalo por su nombre

Para poder pasar a través de mi dilema generacional heredado sería necesario ver a la maldad en su principio. Como un buen jugador de béisbol, necesitaba mirar a la pelota y mantener mi bat firme y listo para golpearla. Tendría que espiritualizar mis percepciones y aprender a reconocer al engaño por la manera en que me sentía. Nada de esto se podía ver en el mundo natural, en el cual Mark parecía perfecto (casi todos estaban de acuerdo en que yo había tenido mucha suerte con él). ¡Mark era maravilloso! Siempre estaba al lado de mí y siempre estaba dispuesto a llevarme al sinnúmero de mis citas con doctores.

Pero las reglas habían cambiado. Ahora que era una contendiente espiritual tenía a la maldad acechándome y esperando a que cayera. Las apuestas eran altas. Uno de nosotros dominaría, obtendría el cuerpo y obtendría el alma. Uno de nosotros sobreviviría. Al final de la batalla, me convertiría en un vehículo para alguien.

Romanos 6:14: "Pues el pecado no tendrá dominio sobre vosotros, porque no estáis bajo la ley, sino bajo la gracia".

El amor de Dios

Caminar en el amor es un concepto espiritual grandioso. No es tan difícil explotar el amor de Dios. *"El Espíritu Santo derrama el amor de Dios en nuestros corazones". (Romanos 5:5)*

Lo que sí es difícil es aferrarse a este amor. No puedes caminar en el amor de Dios si no tienes la capacidad de establecer límites y de cuidarte a ti mismo. No es posible vivir en la gracia de Dios con un corazón cerrado. Si no estableces límites y te cuidas, tu corazón sufrirá debido a tu ignorancia.

Proverbios 4:23: "Mantén tu corazón con toda diligencia, porque de él brotan las fuentes de la vida".

¿A cuál yo estás cuidando?

Para mantener a mi corazón en el amor incondicional tendría que saber quién era yo misma. Esto significaba que tendría que ser capaz de identificar y escoger la yo que estaba involucrando en una relación y que tendría que estar segura de estar cuidando de mi yo espiritual. Para mantenerme lejos de la codependencia tendría que ser guiada muy de cerca por Dios y hacer todo de acuerdo al ritmo de Dios. Los planes de un hombre tendrían que rendirse ante el plan de Dios.

Romanos 8:9: "Pero vosotros no vivís según la carne, sino según el espíritu, si es que el Espíritu de Dios habita en vosotros".

El poder espiritual atrae tanto a la luz como a la oposición: La oposición está consciente de tu batalla

La oposición a tu fe sabe que el seguir adelante incluye a la fe. Esta acción de la fe te dará suficiente seguridad y autoridad como para sujetar a la carne. *Cuando sujetes a la carne, habrás tomado a la ley.* La ley queda impotente cuando estás en tu posición espiritual de rectitud. Tu espíritu tiene entonces el dominio sobre la conciencia del pecado (condena y culpabilidad) y sobre la maldición de la ley.

> Romanos 8:1: "Nada hay, pues, ahora de condenación para aquéllos que están en Cristo Jesús, quienes no siguen a la carne, sino al Espíritu".

> Romanos 8:2 "Porque la ley del espíritu de la vida en Cristo Jesús me libró de la ley del pecado y de la muerte".

Se te puede pasar la meta

Si sintieras que podrías cometer un error; que podrías moverte en la dirección equivocada y aún así ser bendecido, no tendrías miedo alguno. Si creyeras que Dios haría a todas las cosas buenas para ti, no le tendrías "miedo a la condena".

Si cada vez que hicieras un error tuvieras que ser castigado, le tendrías un miedo terrible a ser guiado mal. Tendrías un "miedo" inconsciente de salir por tu puerta. Es una estafa del impostor para socavar tanto tu identidad como la gracia de Dios al mismo tiempo. Primero, el impostor intentará guiarte mal con mala intención, ¡para después culparte y condenarte por el error que él causó! ¡Te golpeará cuando estás caído y te oprimirá por estar aprendiendo cómo debes ser guiado!

Romanos 3:24: "siendo ahora justificados gratuitamente por su gracia, mediante la redención que está en Cristo Jesús".

Tú eres el que manda

La estafa de codependencia del impostor abre todas las puertas posibles para permitir que la antigua naturaleza gobierne. Más aún, ¡el esclavo de la conciencia del pecado se convierte en tu amo! La antigua criatura puede comenzar a gobernarte a ti, a la persona de espíritu.

Tú, aquí debido a un nombramiento divino, has sido llamando mediante un llamamiento divino sin tomar nada para ti mismo o de ti mismo (de tu yo previo). Tú, la rectitud de Dios en Cristo a quien ha sido dado el dominio sobre todas las cosas, las cuales a su vez han sido transferidas a Su Ley Perfecta de

Libertad y salvadas por la gracia, ¡todavía puedes ser oprimido si no haces cumplirse tu gracia y tu identidad adecuada! Es posible, a pesar de que tienes todo derecho divino sobre la Tierra, que seas socavado e intimidado para que seas atado como un esclavo. Puedes encontrarte sujeto a la maldad y haciendo sus obras de manera repentina. Esto no es un auto-sabotaje; esto es guerra. ¡Es imprescindible acordarse siempre de quién es quien manda!

1 Corintios 15:45: "El primer hombre, Adán, fue hecho alma viviente. El último Adán, espíritu vivificante".

La inquisición del impostor

Otra manera de definir a la codependencia es considerarla una creencia en la falta de amor de Dios. Esta creencia se pasa a través de las generaciones de la conciencia del pecado. Este miedo de la falta de amor de Dios es una ilusión creada por la ley. Es entonces cuando este adversario te lanzará el amor mortal con la esperanza de que muerdas el anzuelo. El impostor sabe que si te mantiene alejado de tus conexiones verdaderas por suficiente tiempo es posible que muerdas esta tentación.

El amor mortal no es real. Es una falsificación al igual que todos los atributos y todas las cualidades carnales ¡y también es una imitación sin valor de tus bienes reales! Por esto, el amor perfecto expulsa al miedo y el amor carnal lo atrae. ¡El amor carnal aumenta su falta de armonía con una absoluta falta de conexión con tu Reino en Dios!

Después de varias distracciones es posible que experimentes a un ídolo mental intelectual que intenta conversar con tu mente y preocuparte falsamente sobre esta falta de conexión premeditada. El evaluar el qué, el por qué y el cómo de esta supuesta falta de conexión hace que te pierdas aún más. Este tipo de preguntas es el tipo de pensamientos utilizados en la "inquisición del impostor". Si aceptas estos pensamientos, ellos causarán más miedo y una mayor falta de conexión. Después de todo, el añadir ídolos es la treta principal del engaño. Puedes estar atorado, intentando averiguar qué esta pasando, y mientras tanto el impostor se está robando tu tiempo. En estos casos, el impostor está guerreando contigo de manera ingeniosa para quitarte tu momento.

> *1 Corintios 2:11: "¿Qué hombre conoce lo íntimo del hombre, sino el espíritu del hombre que está en él?".*

> *1 Corintios 2:14: "Pero el hombre natural no acepta las cosas del espíritu de Dios: son locura para él, y no puede entenderlas, ya que hay que juzgarlas espiritualmente".*

CAPÍTULO 9

Una falsificación no auténtica

La naturaleza de la falsificación carnal no tiene ninguna expresión genuina, ya que es un engaño innato. Es una estafa. Tu poder sobre ella consiste simplemente en descubrir tal estafa.

> 1 Corintios 1:29: *"Para que ninguna carne se gloríe en Su presencia".*

Descubriendo la estafa interior

Si la persona de espíritu regenerada va a caminar en un amor consistente, ¡entonces debe descubrir la estafa de la antigua naturaleza! Una vez que la estafa ha sido identificada, el espíritu adquiere el poder sobre ella de manera inmediata. Una persona espiritual debe reconocer a la estafa por lo que es ¡y así separar a la estafa del verdadero yo!

Si no la reconoces y te separas de ella, puedes ser manipulado de manera que pienses que tú eres el impostor. ¡Entonces podrías ser seducido a dejar de mantenerte firme en tu rectitud!

> Romanos 7:6: *"Mas ahora estamos desligados de la ley de la muerte, a la cual estábamos sujetos, a fin de que sirvamos en la novedad del espíritu y no en la vejez de la letra".*

Más sobre el amor carnal

El amor carnal no se puede sentir; no está disponible de manera tangible. Puede ser puesto en libertad como un fenómeno físico en el cuarto, y frecuentemente se le confunde por una pasión y una profundidad enormes. El amor mortal no es un fruto del espíritu, ya que no tiene sentimientos auténticos. No es capaz de dar algo positivo. ¿Cómo puede ser esto?

Romanos 8:5: "Pues los que son según la carne piensan en las cosas carnales, y los que siguen al espíritu, en las cosas espirituales".

¡Está haciéndose pasar por ti!

La naturaleza carnal es una falsificación. ¡Es un impostor! Solamente la expresión auténtica puede mantener al corazón abierto. Tu corazón responde a las palabras.

Todos hemos experimentado cómo, al oír a alguien hablar, de pronto nos sentimos entumecidos o muertos porque no había sentimiento alguno en sus palabras. Nuestros corazones responden automáticamente a la falta de autenticidad en las palabras. Cuando alguien comienza a hablar sin sentir, sin corazón, la atmósfera se muere pronto. Las palabras sin el "timbre de la verdad" se sienten en todos los corazones, y una persona cuya comunicación no ha llegado a la autenticidad (la expresión de su corazón) está constantemente cerrando su corazón.

El amor no puede fluir desde un corazón cerrado. Obviamente hay niveles de corazones abiertos y cerrados: entrena a tus oídos a oír el espíritu de las palabras. Una vez que desarrolles el oído espiritual de pensamientos y palabras tendrás la habilidad de descubrir la estafa interna y de mejor entender las mentiras y miedos con los que el impostor ataca tu corazón y tu espíritu.

La habilidad de oír te mantendrá en el momento de Dios. Te volverás más consciente espiritualmente. ¡El oír es salir de la oscuridad y de la negación! Existe un "miedo a oír" en la naturaleza carnal, ya que el oír es una amenaza. Recupera tu verdadero oído. Tu oído y tu expresión de las palabras representan lo que eres, es decir, tu esencia.

No puedes encontrar a alguien cuya expresión te agrada e imitarlo, ya que no avanzarás de esa manera. Al contrario, tendrás menos autenticidad y menos corazón. Tendrás más engaño y justificación propia.

La fe es la forma más alta de la expresión. Al impostor no le agrada fingir la fe, ¡porque la fe es algo difícil de fingir!

Esta falsificación malvada siempre está guerreando contigo para adquirir terreno y está intentado hacerte olvidar que tienes el amor de Dios.

El impostor te odia

La oposición a ti y a Dios sabe que la ilusión del amor carnal es una trampa enorme sobre esta Tierra. ¡En verdad es el odio! Es una treta de calidad probada que fue diseñada para engañarte y hacerte caer fuera de la gracia. El odio, el resentimiento, el dolor y la pena no son frutos del amor.

Ídolos mentales

Si otra persona siempre está en tus pensamientos, y tu mente está enfocada sobre ellos y sus problemas, estás sufriendo de codependencia mental. ¡Déjala atrás! Suéltate de esta persona y cambia tu plan. ¡Rápido!

Ningún hombre o mujer sobrevivirá jamás a la batalla mental que la codependencia traerá consigo sin ir a caballito hasta la victoria de Cristo. Serás extinguido. ¡Cuando has sido engañado y has caído en un apuro mental necesitas la gracia! ¡Un apuro mental es en verdad un ataque del espíritu de condena que intenta crear dudas y confusión en tu propósito! Es una treta del arsenal generacional de la identificación errónea, diseñada para jalarte de regreso a lo que no eres.

> *Romanos 8:1: "Nada hay, pues, ahora de condenación para aquéllos que están en Cristo Jesús".*

Percepciones de la gracia

La gracia ve a una persona no santificada y no espera mucho de ella. La gracia entiende que tales personas son sólo bebés en el espíritu y por ende las puede aceptar, amar y disfrutar justo donde están.

Lo importante es que veas la verdad y que no seas estafado por los engaños de la carne.

No tienes que tener largas conversaciones con los espíritus de enmarañamiento sobre cómo averiguar todo. No tienes nada que averiguar. ¡Has sido redimido! Si estás consciente de ello, no te enmarañarás con ellos. Puedes vivir sobre esta Tierra en el espíritu de Dios, escondido en Él. La respuesta no se puede encontrar en la averiguación de las cosas. Una solución más Divina se puede encontrar a menudo en la expansión, la cual se obtiene al seguir adelante y al salirse del plan carnal de la codependencia.

Salmos 136:24: "Y nos salvó de nuestros enemigos...".

La trampa de culpabilidad del gran impostor (El anzuelo de la víctima)

No muerdas la carnada de sentir las emociones carnales de pena, compasión, dolor o tristeza. Tales sentimientos son una clara señal de que estás siendo manipulado por la conciencia del pecado. El rescatar víctimas no es tu responsabilidad.

La voz de la culpabilidad siempre te va a hacer enfocarte en lo que otra persona quiere y necesita y por lo que ellos están pasando (como si no merecieras tus propios derechos). ¡La voz de la culpabilidad va a querer que permanezcas en una situación cuando la quieras dejar y que te vayas cuando quieras permanecer! Siempre se opone a ti, deseando crear un conflicto mental.

1 Corintios 9:11: "Si sembramos en vosotros bienes espirituales, ¿es mucho que recojamos bienes materiales?".

Las percepciones de la culpabilidad

De la misma manera en que las percepciones de la gracia son diferentes y están en otra dimensión, las percepciones de la maldad también lo están. La dimensión del engaño es fingida: está manchada y no es más que una ilusión. Las percepciones de la culpabilidad intentarán vencer a tus propias percepciones y a tu voz verdadera. La culpabilidad intentará callar todo tu poder del Reino y tus conexiones a Él. La ley intenta convertirte en blanco fácil para el error de percepción y así tener la oportunidad de arrastrarte por el camino equivocado.

> *2 Pedro 3:17: "Vosotros, amadísimos, avisados de antemano, estad en guardia, no sea que, arrastrados por el error de los malvados, decaigáis de vuestra firmeza".*

No estés de acuerdo con la culpabilidad

Ya que hayas identificado a las voces de la culpabilidad y de la condenación tendrás la autoridad para hacerlas callarse. Este proceso comienza cuando oyes las voces, pero no estando de acuerdo con ellas. ¡No dejes que te hagan callar! Mantente firme y pelea la lucha justa de la fe.

> *Efesios 6:13: "Por esto, recibid la armadura de Dios para que podáis resistir en el día malo y manteneros firmes después de todo lo que venga".*

La voz de la condenación

La voz de la condenación es otro enemigo tuyo y de Dios: intentará socavarte en cualquier cosa que hagas. Te inspirará inseguridad para intentar hacerte menos de lo que en verdad eres.

Los espíritus de la justificación propia y de la exaltación propia quieren debilitar tu identidad y robar tu fe en el plan que Dios tiene para tu vida. Es una batalla de fe. La naturaleza carnal usará un ataque verbal interno sutil, que viene del mismo arsenal de la maldad del cual el Señor Jesucristo te libró. No tienes que tolerar estos intentos engañosos de socavarte, estos sentimientos engañosos, estas penas engañosas o estas desorientaciones engañosas. Sin embargo, tendrás que ser capaz de reconocerlas para así no aceptarlas.

La posición que debes tomar es la de identificar y no aceptar la culpabilidad y la condenación generacional que lidia una batalla dentro de ti. Tienes el poder de descubrir esta estafa y de parar sus intentos por oprimir tu esencia. Esto también ocurre con las estafas carnales que pueden provenir de las expresiones y de los pensamientos de gente cercana a ti.

Los papeles han cambiado

En mi caso, la culpabilidad y condenación no identificadas habían causado estragos. Estaba siendo manipulada por el espíritu de la justificación propia para olvidarme de quién era. Mi nueva yo había quedado sumergida. Eventualmente, Mark se volvió mucho más fuerte y continuó con su vida; se ajustó a su nuevo ambiente y comenzó nuevos negocios.

Él estaba recuperando su vida y yo estaba perdiendo la mía. Me estaba quedando desamparada y enferma y ¡cada día era más alérgica a todo lo que me rodeaba! Estaba aprendiendo mucho sobre la toxicidad. Aún no había hecho la conexión. Esto era mi enfermedad ambiental: me habían conquistado en el reino espiritual. ¡Me había vuelto completamente inconsciente!

Mi pasado generacional había conquistado a mi verdadera naturaleza en su totalidad. ¡Había sufrido un colapso espiritual! Había quedado fuera de mi propósito y no podía mantener a la ley fuera de mi vida. ¡No podía ofrecer resistencia alguna a la culpabilidad generacional! Tendría que aprender cómo mantenerme separada de la condenación y de la culpabilidad para poder aferrarme a mi curación. La curación, después de todo, está en la gracia. Sin saberlo, me estaba inclinando ante la maldad: la ley del pecado y de la muerte reinó sobre mi vida por otra temporada más.

Añadiendo ídolos

De aquí fue de donde decaí hasta la persecución completa y hasta llegar finalmente al aislamiento.

Continué añadiendo ídolo tras ídolo. La antigua naturaleza y su exaltación previa inherente me llevaron por un viaje de derrota espiritual. Me volví una buscadora de doctores, dentistas y todo tipo de tratamientos ilusorios para recuperarme. En verdad no eran más que intentos por tratar a alguien que yo no era en verdad.

2 Corintios 6:16: "¿Qué relación hay entre el templo de Dios y los ídolos? Porque vosotros sois el templo del Dios viviente".

Fui diagnosticada

Fui diagnosticada después de visitar a un sinfín de doctores y curanderos de medicina holística. Era obvio que era alérgica a todo (no podían detectar las sensibilidades psíquicas, sino solamente a las comidas y a los químicos). Además todas las pruebas de sangre y de alergias confirmaban que yo era una "reactora universal".

Lo increíble es que las pruebas médicas están de acuerdo con los engaños. Tan sólo son un proceso más de validación y de justificación para el error. ¿Dónde estaban las evaluaciones espirituales?

Aún no había recibido ninguna de estas lecciones el día en que pedí mi "última cena". Aún no me había recuperado del engaño de la ley.

Deuteronomio 11:16: "Tened cuidado, no sea seducido vuestro corazón y prevaricando sirváis a otros dioses rindiéndoles adoración".

CAPÍTULO 10

Llegó la comida

Oí al camión de entrega pararse frente a mi casa. Me levanté (estaba sentada) y con mucho silencio corrí a esconderme en el baño. Tenía miedo de cualquier contacto con la persona que venía a dejar mi comida. Tenía un plan, un objetivo, y no quería complicación alguna. Entré al baño de puntillas y cerré la puerta silenciosamente. Esperaría.

Oí cómo la cinta scotch estaba siendo quitada del sobre que estaba en la puerta de la cochera. La entrega se hizo según mis instrucciones y todo iba bien. El conductor regresó a su camión y se fue. Esperaría hasta que los gases del camión se disiparan de mi jardín. Cuando finalmente creí que no había moros en la costa, salí corriendo rápidamente, agarré la bolsa, corrí de regreso a la casa y cerré la puerta de golpe tras de mí.

¡Comida!

¡Estaba en mis manos! ¡Comida! ¡Había pedido comida! Esta realidad me distrajo temporalmente de mi preocupación sobre la posibilidad de ser contaminada por los gases del camión.

Desenvolviendo el paquete

Con mis guantes blancos de algodón puestos y con mucho cuidado coloqué la comida prohibida sobre mi mesa de comer de madera vieja y ambientalmente segura. Ya había colocado mi arsenal de drogas sobre la misma mesa. Cada cosa había sido colocada estratégicamente, de manera que podría comer y disfrutar mi "última cena" en paz. Tenía a mi alcance la dosis letal de drogas para tomar en el mismo instante en el que sufriera una reacción alérgica. No podía tomar el riesgo de dejar la mesa con un choque alérgico, así que me estaba protegiendo de cualquier dolor adicional que pudiera sufrir. Entonces, de repente, pude respirar más fácilmente y sentir cómo mis pulmones y mi pecho se relajaban.

La comida en sí

La comida que había ordenado era pollo rostizado, papas fritas, aros de cebolla, ensalada de col y un pie de manzana como postre. Si iba a comer y a morir después, no tenía nada que perder. No me quité los guantes para comer, ya que aún tenía que tocar la bolsa y el papel aluminio en los que estaba la comida.

Saqué la comida de la bolsa y del papel aluminio con unas pequeñas servilletas, las cuales estaban cortadas a la mitad, en la mano. No quería morir con guantes sucios. Tenía tanta hambre que temblé cuando agarré el pollo rostizado. ¡Comí con todas las ganas del mundo! Me concentré tanto en comer que casi se me olvidó la razón por la cual estaba participando en tal banquete.

Tuve mi banquete

Me gustaría poder decir que comí con buenos modales, con música puesta y con Dios. Pero la verdad es que no disfruté cada bocado – no saboreé cada momento. No reí ni lloré de alegría. Simplemente me tragué todo y se acabó.

Esperando la muerte

Todo lo que me quedaba por hacer era esperar. No tengo ni la más mínima idea de por qué simplemente no me tomé las pastillas una vez que terminé con la comida. Había decidido que comería y que el momento en el que la reacción llegara me tomaría todas las pastillas y quedaría inconsciente en una cuestión de minutos, y que moriría dentro de una hora. Realmente no importaba cuánto tiempo me tardara en morir. Nadie me encontraría. Estaría desmayada, sin dolor e inconsciente. Me moriría debido a una sobredosis de barbitúricos.

Esperando la muerte aún más tiempo

No tenía nada que hacer más que esperar la reacción. Normalmente llegaban de manera inmediata y duraban mucho tiempo. Esperé... pasaron diez minutos y aún no sentía ningún temblor interno... todavía no. Hice un inventario de mi cuerpo.

¿Estaba alborotado mi estómago? Al igual que siempre ¿Tenía migrañas? Las de siempre: nada había empeorado. ¿Mareada? ¿Náuseas? ¿Cómo se sentían mis músculos? ¿Espasmos? Aún no... No me sentía bien, pero no estaba más enferma de lo normal. Pasaron otros diez minutos y aún seguía esperando reacciones más serias.

La lógica que se me ocurrió para explicar mi reacción retrasada era que había pasado tanto tiempo sin que mi sistema comiera algo que le tomaría más tiempo digerir y reconocer la comida. Pasaron otros quince minutos (ya treinta y cinco en total) y aún no había reacción alguna.

Me sentía entumecida. Pasó toda una hora y aún no tenía reacción alguna a la enorme comida que acababa de comer. Había quedado tan exhausta debido a la rutina de esperar a la muerte que decidí irme a dormir.

Recuerdo haber pensado: "Si sobrevivo la noche (algo poco probable después de una comida tan grande y de puras cosas a las que era violentamente alérgica) – si por una extraña posibilidad todavía estoy viva cuando amanezca – desayunaré y cuando llegue la reacción me mataré a mí misma". Planeé comer muy cerca a la mesa de comer, sobre la cual todavía tenía mi bola de barbitúricos. Mañana comería y moriría.

Comer y morir

A la mañana siguiente me di cuenta de que había sobrevivido la noche sin empeorar en lo más mínimo. ¡Estaba viva y había comido comida! Pero la verdad no estaba muy entusiasmada por el hecho de seguir viviendo, sino que me seguía sintiendo oprimida y sin vida.

Entumecida y asqueada, decidí ejecutar mi plan original... comer y morir. Sólo porque había comido y no había muerto no significaba que iba a ser desviada de mi camino. No iba a ser disuadida tan fácilmente. Había terminado con mi estilo de vida impotente. Comería el desayuno y después moriría.

Desayuna y muere

¡Desayuné y no reaccioné! ¡Comí la comida y no reaccioné! Decidí seguir comiendo hasta que llegara la reacción para matarme entonces. Pedí más comida. ¡Cené! Comencé a reaccionar, pero muy ligeramente. No había consumido tanta agua o comida en tanto tiempo que mi cuerpo se empezó a hinchar. Me empecé a parecer al Hombre Elefante. Mis pequeñas piernas empezaron a parecer troncos de árbol enormes. Mi cuerpo estaba completamente hinchado, y sin embargo estaba comiendo y seguía viva. No había explicación que conociera para lo que estaba pasando. Quería comer y morir, ¡y estaba comiendo y viviendo!

Sin saberlo, me había defendido. Había quedado claro que había descubierto una estafa. La montaña se estaba moviendo. Recé por comprensión, esperando algún tipo de respuesta esotérica. No la obtuve. Era como si Dios hubiera mirado desde el Cielo para buscar a la persona más impotente del mundo, a alguien sin nada: sin comida, sin muebles, sin ropa, sin amigos, sin recursos – un vehículo roto y exhausto... me encontró a mí.

Filipenses 3:10: "A fin de conocerle a él y al poder de su resurrección".

¿Esto es vivir?

Al principio, el sólo comer era satisfacción suficiente. Mi razón original para acabar con mi vida se había perdido en el nuevo plan de comer. El cambio del plan de morir al plan de comer y vivir me había tomado completamente por sorpresa. Ya no estaba muriendo, estaba viviendo. Sería capaz de sobrevivir.

Conforme el tiempo pasaba, estaba recuperando mi peso y mi vida ya no estaba en riesgo por inanición. Sin embargo, a pesar de que había estado comiendo un par de meses, me estaba sintiendo abatida de nuevo. Me senté sobre vi vieja mecedora no tóxica de cien por ciento de madera y empecé a recapacitar sobre mi progreso.

"¿Qué importa?", me dije a mí misma, "¡puedo comer! Pero sigo siendo demasiado sensible como para dejar mi casa y estar alrededor de otra gente. Sigo siendo una prisionera de mis enfermedades".

Cuando comía, reaccionaba. Aún me sentía enferma, pero las reacciones no eran lo suficientemente severas como para no permitirme comer. Me volví a desanimar. Nunca había vivido sólo para comer, y sin embargo eso era todo lo que estaba haciendo ahora.

Al principio estaba tan agradecida de seguir con vida que era todo lo que necesitaba. Pero ahora quería compartir con los demás, conectarme, expresarme y tener la habilidad de estar con otra gente. Aún no podía tolerar ningún químico. Ser expuesta en el más mínimo grado a cualquier químico me paralizaría por varios días.

Me sentía muy negativa, desesperanzada y atrapada. Estaba en aislamiento solitario todos los días, sin cambio alguno, sin visitantes, sin llamadas telefónicas, sin planes y sin futuro. Quizá sólo me estaba compadeciendo de mí misma.

Entonces, en medio de mis deliberaciones, mi desesperación fue interrumpida por un nuevo pensamiento, un pensamiento que yo no había creado y que no entendía, un pensamiento cuyo principio venía de otra conciencia.

La revelación que recibí aquel día era la siguiente: *"El propósito de mi espíritu en esta vida es estar en una integridad emocional y espiritual impecables a la vez"*. No tenía ni la más mínima idea de lo que eso significaba. La verdad no había quedado impresionada para nada. "¿Y?", me dije a mí misma, "¿qué tiene de impecable? Ni puedo salir de mi casa. ¿Cómo puedo cumplir con un propósito?". Simple y sencillamente me deshice del pensamiento y me fui a la cama aún deprimida.

CAPÍTULO 11

Una semilla había sido soltada

Al despertarme al siguiente día me di cuenta de que no era un día de comer y morir. Lejos de ello... ¡este era un día de Gloria! ¡Noté la diferencia en el momento en que mis ojos se abrieron! Sentí una paz. ¡Me levanté de mi cama de vidrio con una nueva energía! Ya no estaba inundada de negatividad. Quería levantarme y vivir un nuevo día. En realidad sentía entusiasmo y tenía energía.

No estaba acostumbrada a tener energía. Las mañanas eran mi peor momento: me despertaba aislada y sin nada que hacer más que sobrevivir. Preparaba algo de comer, me ponía una máscara para salir y cocinar en mi pequeño calientaplatos eléctrico, me quedaba sin hacer nada y reflexionaba sobre mi vida... actividades sin inspiración.

Mis mañanas tenían algo de extraño. Usualmente me despertaría sintiéndome como si hubiera hecho ejercicio toda la noche; como si hubiera estado en una batalla y la hubiera perdido. Mi cuerpo siempre estaba adolorido debido a la falta de almohadas, sábanas y ropa de cama.

Esta mañana era diferente. No reconocí ni a mi energía ni a mis pensamientos. Había cambiado durante la noche. Era una nueva persona: renovada, resucitada, cambiada por completo. Era la yo de mayor calidad posible. Me sentía bien. ¡Nunca me había sentido tan bien! Todo era diferente: la manera en que caminaba, mi actitud, mi fe, mi esperanza, mi mente. No estaba sufriendo de miedos intimidantes y no estaba pasando por mi ataque de terror de la mañana de siempre.

Ahora comprendo que el terror es un temor espiritual en el que el espíritu lo sabe y grita: "¡No estoy en mi propósito, me estoy moviendo en la dirección equivocada! ¡Estoy en peligro!".

Esa mañana supe por instinto que me estaba moviendo en la dirección adecuada. ¡La dirección adecuada me había encontrado de alguna manera! ¿Quién era yo? ¿Quién era esto? Ya no era mi yo previa. Era alguien más. Sentía como si otro ser se hubiera metido en mi cuerpo y estuviera viviendo dentro de mí.

Pero era yo, no era un sentimiento de posesión. Mi voluntad estaba completamente de acuerdo. Yo me sentía y era nueva; me sentía fresca y muy viva... radicalmente viva. Sentía cómo una nueva vida surgía dentro de mí. Esta nueva vida tenía un nuevo poder: un poder espiritual. Aparentemente, el poder de Dios estaba viviendo en mí y fluyendo a través de mis venas y de mi corazón, alzándome sobre mi propia mente.

¡Era la primera vez en toda una década en que me sentía entusiasmada por vivir! Tenía esperanza. ¿Qué había causado tal cambio? ¿Provenía de un sueño? ¿De una oración? No había hecho absolutamente nada para provocar tal cambio. No había tenido sueños, no había visto a nadie ni había hablado con nadie, ¡y aún así había ocurrido la intervención!

Una revelación sobre la revelación

Después de reflexionar todo el día y tratar de "entender" lo que había ocurrido, comprendí todo de repente. Me había sido dada una revelación para explicar la revelación. Me di cuenta de que había sido la palabra – el pensamiento que había recibido la noche anterior. ¡La palabra era la causa de esta nueva elevación! Había nacido de nuevo en mi propia sala sin oración, sin iglesia, sin mi propia conciencia.

Había nacido de nuevo, no cabía lugar a duda. Una palabra, un pensamiento, una revelación me habían resucitado de entre los muertos. Una palabra que me había sido dada en un momento de desesperación personal en mi propia casa, en una mecedora de madera, en medio del aislamiento.

Romanos 10:17: "Por lo tanto, la fe proviene de oír, y oír de la palabra de Dios".

Vuelta a nacer

1 Pedro 1:23: "Como quienes han sido regenerados, no de semilla corruptible, sino de la palabra de Dios, la cual vive y se mantiene por siempre".

Intenté recordar la palabra extraña, lo que se había tratado sobre el propósito y destino de mi espíritu. "Eso tiene que ser importante", pensé, "eso del propósito del espíritu". Me acordé de la palabra: *"El propósito de mi espíritu es estar en una integridad emocional y espiritual impecables a la vez".*

Ésa era la clave de mi resurrección. Había nacido de nuevo debido a la revelación de mi propósito espiritual.

Había sido trasladada de mi condición humana a la persona de espíritu que la palabra de Dios, la cual se le había dicho a mi corazón, quería que yo fuera. Dios me había revelado mi destino en forma de revelación. ¡Lo increíble es que mi espíritu había reconocido esto y se había despertado! Mi espíritu sabía que ahora tenía una oportunidad. Yo había sido renovada. Tenía un propósito. Era importante para Dios. ¡Tenía algo que hacer: un destino! Contaba con respaldo y ya no estaba sola. Tenía a Dios, a ayudantes, quizá hasta a un par de ángeles.

Sí, definitivamente tenía más que lo que había tenido el día anterior. Dios estaba interesado en mi vida y en mí. No sólo no me estaba muriendo ya, sino que tenía nueva vida. Había nacido de nuevo ¡y ahora Dios mismo se había interesado personalmente por mi propósito! Las cosas iban mejorando.

1 Corintios 15:22: "Y como todos mueren en Adán, así también todos revivirán en Cristo".

La escuela del espíritu

Estaba a punto de ingresar a la escuela del espíritu. Me volví una estudiante de Dios; una estudiante muy aplicada. Me enfoqué completamente sobre mi misión. No entendía aún la revelación, el mundo que había dividido a mi alma de mi espíritu y a mi mente de mis temores. No podía entender la palabra que me había dado nueva vida.

Hebreos 4:12: "Pues la palabra de Dios es rápida y poderosa y más aguda que cualquier espada de dos filos; penetrando hasta la división del alma y el espíritu y de las articulaciones y la médula, y discierne los sentimientos y las intenciones del corazón".

No lo entendía, pero me agradaba. No sabía a qué se estaba refiriendo Dios. Me imaginé que era un sistema de "aprender sobre la marcha" y esperé para aprender. Sentía como si Dios estuviera pasando todo su tiempo conmigo, instruyéndome, ¡y me empecé a preguntar si no habría alguien más en el mundo que necesitara la atención de Dios! Fue una experiencia increíblemente íntima.

Mi primera lección (Espíritu avanzado)

Dios quería hacerme entender que estaba loca. Parecía que era imprescindible para Dios que yo me diera cuenta de que todos mis pensamientos eran engaños y que todo en lo que creía era una mentira. No tenía verdad alguna, ni manera alguna de distinguir al engaño. Esto me hizo poner los pies en la tierra. Lo tomé de manera personal. ¡Estaba loca! ¡Ése era mi problema! Y no diagnosticado por doctores o psiquiatras, sino por el Creador mismo. Mi Creador me estaba enseñando la locura.

¡Tenía una falsa realidad! No tenía lupus, alergias a la comida, sensibilidades químicas o toxicidad debida al mercurio. Dios quería poner las cosas en claro. ¡No sufría de ninguna enfermedad! De hecho ¡yo no era mi cuerpo! Mi cuerpo era un instrumento que me obedecía y estas enfermedades se creaban debido a los pensamientos de mi mente. Mi cuerpo había estado reaccionando a mis pensamientos y creencias. Había sido engañada.

La condición humana

No me di cuenta en esa ocasión de que Dios me estaba revelando las complejidades de la mente carnal y que todos los seres humanos estaban en este estado de locura. Si podía darme cuenta de ello, un día me podría separar de todo esto.

En ese mismo momento, mi primer pequeño paso fue poner las cartas sobre la mesa. Fui guiada a creer que estaba loca. Después de ver esto, oír esto y admitir esto ¡lloré durante seis semanas! Fue muy duro para mí. Después de que se acabó el luto por mi pérdida de cordura me sentí motivada a rendirme.

¿Qué tenía que perder? Dios estaba dispuesto a tomar mi locura para Su Mente, sin problema y sin resistencia alguna. Había sido completamente rendida. Había sido humillada. Pero de hecho estaba agradecida por la oportunidad de poner mis ilusiones sobre la mesa.

Efesios 4:23: "Y renovaros en el espíritu de vuestra mente".

Entrega la antigua naturaleza

Le entregué a Dios todos mis engaños, pensamiento por pensamiento.

2 Corintios 10:5: "Sometemos todo pensamiento a la voluntad de Cristo".

Santidad

Vine a entender quién era yo realmente y que no estaba loca de ninguna manera. Dios me estaba enseñando cómo separarme de los pensamientos y engaños de la mente carnal; de la condición humana y de las creencias del mundo. Estaba lista para mantenerme firme en mi nueva posición como la rectitud de Dios en Cristo. Estaba lista para tomar algunas lecciones. Estaba predestinada para madurar en la fe.

CAPÍTULO 12

Batallas espirituales

Me estaba dando cuenta de que, en el reino espiritual, todos los contendientes importantes sabían exactamente lo que estaba ocurriendo. ¡La víctima de un ataque espiritual que se acerca es la última en saber que viene! Ya que tu espíritu regenerado obtiene una idea de su poder dejas de ser una víctima: te conviertes, obviamente, en un guerrero. Eso es a lo que Jesús se refiere cuando habla de nosotros como el ejército de Dios: como soldados entrenados que pueden identificar la maldad y efectuar represalias contra ella.

Efesios 6:10-12: "Finalmente, hermanos, sed fuertes en el Señor y en la fuerza de su poder. Revestíos de la armadura de Dios para que podáis resistir las tentaciones del diablo. Porque no luchamos contra la carne y la sangre, sino contra los principados y potestades, contra las reglas de este mundo tenebroso, contra la maldad espiritual en altos lugares".

El cumplimiento del destino no sucede del día a la noche. Sin embargo, no me podrían haber convencido de lo contrario en mi momento nuevo. ¡Me sentía bien de nuevo! Tenía absoluta confianza en que mi consagración al Espíritu Santo y mi rendición ante Él me darían la curación completa. Sabía sin lugar a duda que Dios me estaba sacando de mis enfermedades. Estaba conmigo, a mi lado. Yo estaba aquí: viva. No había manera de negarlo.

Filipenses 1:21: "Pues para mí, vivir es Cristo, y morir es ganancia".

Con el tipo de vida plena que estaba experimentando, ¿qué me hubiera hecho sospechar de cualquier juego sucio? ¿Quién era yo para ponerme paranoica con el destino y el propósito? En mi pequeña esfera de realidad, sabía tan sólo esto: ¡estaba viva y estaba saliendo de mi casa! Estaba caminando cerca de químicos y gases que antes habían sido intolerables. Podía hacerlo al llevar todo pensamiento a la voluntad de Cristo.

> *2 Corintios 10:5: "Deshacemos imaginaciones y cualquier altanería que se levante contra el conocimiento de Dios, y sometemos todo pensamiento a la voluntad de Cristo".*

Estaba entregando mi mente carnal en su totalidad a Dios. Rato a rato y pensamiento por pensamiento observaría mis pensamientos y se los daría a Dios. No en una meditación aislada de quince minutos, ¡sino todo el día y en todo momento!

> *Lucas 12:25: "¿Quién de vosotros, a fuerza de pensar, puede añadirle un codo a su estatura?".*

Éste era un tiempo en el que por fin podía salir de mi casa, ir al mercado y salir de compras de nuevo. Un día, cuando estaba fuera y regocijándome en mi nueva libertad, entré a una tienda y vi y olí pintura nueva en las paredes. Mi mente carnal comenzó a hacer insinuaciones intimidantes: "Mira, mira ahí. ¡Oh Dios! Oh, ¡Dios mío! Mira, ¡hay pintura fresca sobre las paredes! Vas a reaccionar violentamente. Te vas a enfermar; te vas a enfermar en serio. ¡Vámonos de aquí! ¡Vámonos! ¡Te vas a enfermar por mucho rato!".

Sentí cómo mi cuerpo comenzó a reaccionar y fui guiada a interceder con mi pensamiento y mi oración, elevando mis pensamientos y mi mente entera hacia mi Padre en los Cielos.

Vi y recé: "Padre mío, ésta no es tu voluntad y te entrego estas mentiras del pensamiento. No reconozco, Padre mío, a las mentiras de mi mente".

¡Era todo lo que tenía y todo lo que sabía hacer! ¡Y fue suficiente! Cuando hice esto, mis reacciones físicas se desvanecieron por completo. Estaba empezando a crear una conexión de la mente espiritual y a ver el poder que el Espíritu tiene sobre la mente y sobre el cuerpo. *Mi mente espiritual, mi verdadera mente, tenía el dominio sobre mi mente carnal humana y sobre mi cuerpo físico.*

Efesios 1:21: "Por encima de todo principado y potestad y poder y dominio y todo nombre nombrado no sólo en este mundo, sino también en el venidero".

La rendición trajo consigo la paz

Éste era un momento muy alegre – el sólo estar fuera, el caminar entre la gente, el ir a un centro comercial, el tocar telas y el poder comer en restaurantes. Estaba siendo resucitada y estaba muy agradecida. Sabía que tenía un largo camino por recorrer. Aún no podía comprar ropa normal o mudarme a una casa que no fuera ambientalmente segura, pero ¡estaba floreciendo todos los días! ¡Todo era nuevo!

Había tenido mi rendición ante Dios y estaba caminando en la gracia. Cada día me daba más fuerza y no veía razón alguna para que este proceso cambiara o se terminara. La victoria era mía. Me había rendido ante Dios. Estaba conectada y unida al Gran Yo Soy. Era libre. Dios mismo había tomado un interés por desarrollar mi fe.

Filipenses 4:7: "Y la paz de Dios, que sobrepasa toda inteligencia, guardará vuestros corazones y mentes mediante Cristo Jesús".

Purificada por el fuego

Rápidamente comprendí que había dos maneras de ser purificada por el fuego. Una era esperar hasta ser atacada por estar distraída, culpar a las circunstancias (perder la conciencia espiritual) y regresar al sistema de negación demente de la mente carnal. Con esta opción pasiva, podía ser fácilmente seducida por el espíritu de la justificación propia a pensar de nuevo que estaba sufriendo debido a cosas "fuera" de mí misma: enfermedades, demonios, Dios, la vida, mis papás y situaciones pasadas, todas las cuales eran engaños artificiales.

Romanos 13:1: "Que cada alma se someta a las autoridades más altas. Pues no hay poder sino en Dios: los poderes existentes han sido puestos por Dios".

El espíritu es un voluntario en Cristo
(Un vehículo de represalia natural)

El mejor camino en mi situación era tomar una perspectiva espiritual: reconocer que necesitaba poder, rendirme ante el plan de Dios y estar agradecida por él, estar de acuerdo con la oportunidad de Dios y, antes que todo, ofrecerme voluntariamente para crear tal oportunidad. *Podía entrar al fuego voluntariamente. Podía ver el fuego por lo que era verdaderamente: una manera de adquirir autoridad espiritual.*

> *1 Corintios 3:13: "La obra de cada hombre aparecerá clara: pues aquel día lo descubrirá, porque el fuego la revelará; y el mismo fuego probará cuál fue la obra de cada uno".*

Había sido matada por el fuego y ahora vivía a través de él. Tenía mayor poder a través del fuego. Éste era el plan de resurrección de Dios para mí: entrar al fuego por la fe. Quería pelear la buena pelea de la fe cuando fuera atacada. ¡Nunca jamás volvería a dejar irse cualquier cantidad de curación! Estaba entusiasmada con este nuevo tipo de vida. Quería vivir según el propósito de mi alma y crecer en mi semilla divina. Le ofrecería batalla a mi identidad generacional heredada por los problemas que había causado. Mi Señor me daría el poder necesario para convertirme en la nueva semilla y vivir una vida nueva con mi mujer de espíritu regenerada en su destino.

Romanos 4:13: "Ya que la promesa de ser él el heredero del mundo no fue dada a Abraham o a su descendencia a través de la ley, sino por la rectitud de la fe".

No dejaría que la maldad me robara un solo pedazo más de mi vida. De hecho, atacaría de regreso al recuperar mi dominio *y efectuar represalias de una magnitud diez veces mayor a la de los problemas que había recibido.*

Desharía cómo me había enfermado.

Cómo me había enfermado
(Lo que es la enfermedad)

Había permitido que mi dominio y mi poder fueran disminuidos por creencias sobre mi existencia física y sobre la identificación errónea de mi naturaleza espiritual. Esto había sido hecho por profesionales que no me podían ayudar a recordar quién era yo: profesionales médicos y espirituales que voluntariamente y sin saberlo estaban de acuerdo con mi persecución sobre esta Tierra.

La naturaleza carnal se había aprovechado completamente de mi ignorancia. Tomó la oportunidad para mantenerme alejada de mi propósito todo el tiempo que pudiera hacerlo. Escogió una ruta médica larga y llena de recursos para justificar sus síntomas engañosos. Eventualmente me di cuenta de que gran parte de ello eran ídolos de exaltación propia generacional con el propósito de cegarme y oprimirme aún más.

Todos somos espíritus, así que para ser curados debemos ser curados en lo que realmente somos. Nos deben despertar a la batalla interna. A veces, la antigua naturaleza eludirá, o escapará, de Dios de una manera complicada. Al final no queda nada por intentar y no se ha rendido ningún fruto.

Hebreos 7:16: "Quien está hecho, no de acuerdo a la ley de una disposición carnal, sino conforme al poder de una vida imperecedera".

La integridad es la salud

¡Me di cuenta de que la salud física y el funcionamiento del sistema inmune representan el barómetro de la integridad y la rectitud en el espíritu humano! Me di cuenta de que cuando el barómetro de condenación y persecución andaba alto, yo tenía poca energía. Cuando mi barómetro de integridad andaba alto, tenía una salud y una energía tremendas. Estaba aprendiendo a observar estas características y a notar el efecto que ellas tenían sobre mi salud. Todo se trataba sobre cuidar a mi yo espiritual.

Salmos 26:1: "Júzgame, oh Señor; pues he caminado en mi integridad: he confiado en el Señor; por ello no habré de vacilar".

La antigua naturaleza resiste

A menudo existe un toma y daca en la curación; una victoria seguida por un contraataque. Hoy en día lo sé, y cuando me mantengo firme con un hermano o una hermana que está efectuando represalias, estamos preparados. Tenemos estrategias de guerra.

Mi situación era otra. Estaba sola, tenía muy poco de la Palabra de Dios (la verdad con la cual guerrear) y ninguna fortaleza. Estaba enfrentada a enormes retos y resistencias de la antigua naturaleza. Había dejado ir tantas cosas y mi carne no iba a dejarse ir su terreno tan fácilmente. Había sido condicionada generacionalmente a la persecución y ahora estaba siendo retada a volverme la dueña y ama de mi propio templo.

2 Corintios 6:16: "¿Qué relación hay entre el templo de Dios y los ídolos?".

CAPÍTULO 13

Algunas pruebas y tribulaciones

El dominio no es inmediato. Hubo una vez (una de varias) en que quedé desconectada. No podía oír la voz de Dios para ser guiada. Entendí que estaba siendo curada por mi rendición ante Dios. Sabía que estaba en la gracia, pero cuando algo pasó no supe cómo recibir la gracia o el perdón de Dios. No sabía cómo mantenerme santificada (separada de mi antigua naturaleza). Entonces me sentiría oprimida y confundida. No entendía que esto no era más que un ataque de la ley a través de la condenación y la culpabilidad.

Estaba pagando un precio por el error que ya había sido pagado en la Cruz del Calvario y que no tenía nada que ver con mi comportamiento personal. No importaba si era buena o mala, una persona amable, si estaba bien o mal. ¡Seguía creyendo que mis acciones, que mi rectitud (o la falta de la misma), podían contribuir a mi gracia y curación o a su perjuicio! Pasé mucho tiempo observando mi comportamiento con diligencia para intentar corregirlo. El ladrón de mi identidad espiritual, la impostora de mi ser, era resistente a la gracia de manera inherente.

Efesios 2:8: "Porque por la gracia habéis sido salvados a través de la fe; y no por vosotros mismos: el don es de Dios".

Resistiéndose a la gracia

Durante uno de estos momentos de resistencia a la gracia salí a través de la puerta trasera de mi casa y caminé justo enfrente de una rociada de una manguera de insecticida que mis vecinos habían colocado para proteger su jardín de hormigas y de otros insectos. Nuestras casas estaban lo suficientemente cerca una de la otra (para una persona ambientalmente sensible) ¡como para que con un poco de viento pudiera sentir el sabor de la rociada!

Me he dado cuenta de que cuando se resiste a la gracia, la maldición aprovecha la oportunidad inmediata para causar desgracia. No es Dios castigándonos por ser guiados mal, *¡sino la maldad aprovechándose de un alma en la escuela del espíritu!* En el programa de entrenamiento de Dios sólo hay gracia para la gracia. El crecer en la gracia es una continua cuesta arriba.

> Hebreos 12:28: "Así pues, entrando en posesión de un Reino inmutable, retengamos la gracia".

La resistencia a la gracia puede ser superada

Cuando experimentamos "resistencia a la gracia", simple y sencillamente estamos siendo oprimidos y somos víctimas de un ataque de identidad. Hemos sido oprimidos al ser guiados mal; hemos sido debilitados para aceptar el error. Necesitamos la "restauración de la palabra", o el reemplazo de la palabra con amor. Tu corazón tiene que oír palabras de identificación adecuada para regresar al presente. Está basado sobre palabras y necesita palabras de confianza y autoridad para alimentar su nueva vida. ¡Tu traslación espiritual (que ha sido completada) se mantiene firme por la identificación adecuada a través de *las palabras y el propósito!* Es necesario que diariamente se te recuerde quién eres en verdad y que se te recuerde el poder de tu reino en Cristo.

> Colosenses 1:13: "Quien nos rescató del poder de las tinieblas y nos trasladó al Reino de su hijo amado".

No me creas nada más porque sí

¡Dios mueve a Su universo a través de las palabras! Las palabras son un flujo de energía que viene ya sea de la verdad del espíritu o de los engaños generacionales. Son palabras que aceptas y a las cuales les permites entrar a tus pensamientos. Las palabras que decides pensar, hablar, oír y con las cuales decides estar de acuerdo es lo que estás creando en cualquier momento. Las palabras o pensamientos diseñados para socavarte ¡niegan tu verdadera identidad e intentan robarse tu gracia! Las palabras de condenación son la forma más vil de pensamiento y de ideas sobre este planeta. ¡Las palabras de culpabilidad y de persecución están de acuerdo con la ley del pecado y de la muerte!

Estas palabras de la conciencia del pecado son dichas a la atmósfera y a tu corazón. ¡El repetir estas persecuciones (contar tu historia verbalmente) una y otra vez no hace más que mandar estas palabras y sus energías, junto con sus emociones correspondientes, de regreso a tu corazón! No te será de provecho el contar una historia de persecución desde la mentalidad y el punto de vista de la persecución en sí.

El procrearse, prosperar y sobrevivir en tu vida es una trama de la ley de la conciencia del pecado. El objetivo de la maldad es, literalmente hablando, derribarte con palabras negativas provenientes de tu misma boca. A la maldad le place usarte a ti y a tus palabras para expandir su existencia. En vez de ello, cuenta tu historia desde quien eres en verdad, desde tu perspectiva espiritual, y si es necesario, demuestra tu autoridad espiritual.

Proverbios 6:2: "Eres ligado por las espadas de tu boca, eres preso por las palabras de tu boca".

Palabras de temor y de duda

Mi mente carnal entró en pánico en esta nueva situación: se habían mencionado y recibido sinfín de palabras sobre los peligros de ser expuesta a pesticidas. Después de todo, la exposición a pesticidas se considera como un desastre químico para el sistema inmune por la mayoría de toxicólogos. Mucha gente que ha sido expuesta a pesticidas no se recupera jamás.

Esta conciencia le dio a la impostora una oportunidad de ponerme una trampa de ansiedad, duda y pánico. La maldad quería asegurarse de que mi identificación se volviera sobre sus pasos – quería su posición de ama y dueña de regreso. Escuché algunas de sus amenazas, las cuales eran sumamente hostiles, y comencé a volverme sensible a todo de nuevo.

¡Si alguna vez has tenido la experiencia de sujetar a tu mente carnal por una temporada sabes exactamente de qué estoy hablando! Creía que todo se había terminado. En verdad creía que estaba muerta en Cristo.

Si nunca has tenido esta experiencia, intentaré explicarte la pesadilla que ocurrió de la mejor manera posible. ¡Perdí mi conexión, mi ilustración, mi identidad, mi separación y mi cordura!

> Marcos 1:13: "Y estuvo en el desierto cuarenta días, siendo tentado por Satanás...".

La mente carnal atacó con ganas

¡No podía parar mis pensamientos! Mi curación se traba sobre la paz, la gracia y la rendición; sobre dejar irse a los pensamientos, a las preocupaciones y a las cargas. Era tan fácil: tan librador. Tenía una conexión maravillosa con mi Padre Celestial y con el Espíritu Santo. Todo lo que tenía que hacer era dejarme ir y dárselo todo a Dios... ¡me di cuenta que no me podía dejar ir!

¡No podía parar el tormento que acababa de apoderarse, literalmente hablando, de mi mente! Me había vencido el pánico. Jamás había experimentado un nivel de ansiedad como éste: ¡miedo completamente puro y auténtico! Jamás había visto u oído a mi mente carnal ser provocada de esta manera. Mis pensamientos se aceleraron. Estaba acostumbrada a mi tiempo despacio en Cristo y ahora mi tiempo se estaba acelerando en la ley. Estaba siendo atacada a un nivel que superaba por mucho a mi entendimiento.

¡Había perdido mi rendición a Dios y no sabía cómo recuperarla! ¡Hay algo completamente desesperanzador sobre tener que pasar por lo mismo dos veces! Había tenido una confianza absoluta en el plan de Dios. Creía que había sido curada. La Mente de Cristo estaba en paz. Este trauma, esta tensión, había activado y estimulado el regreso de mi mente carnal. ¡Caí en el caos total! ¡Fui abrumada!

> Romanos 8:6: "Porque el pensamiento de la carne es muerte, pero el pensamiento del espíritu es vida y paz".

No podía entender lo que estaba sucediendo. Antes de este ataque, ¡no tenía la más mínima duda de que iría hasta el fin con Dios! Había sido bendecida y curada. No había hecho nada para apropiarme de mi regalo y de pronto lo estaba perdiendo. ¡Me volví loca!

Durante toda mi enfermedad, en la cual había estado deprimida y a un paso de la muerte, jamás había entrado a un pánico similar. Era demoníaco e imparable.

> Hebreos 4:16: "Acerquémonos pues al trono de gracia con confianza, a fin de obtener misericordia y hallar la gracia del auxilio oportuno".

Comencé a perder mi curación

Lo único que pasaba por mi mente era: "No puedo pasar por esto de nuevo. No puedo hacerlo. ¡No puedo vivir de nuevo de esta manera! ¡No me puedo enfermar de nuevo! No sobreviviré".

El resto de mis pensamientos era obsesivo. Mi mente carnal pensaba así en cada momento: "¿Dónde esta Dios? ¿Dónde está mi Dios? ¡Dónde está Dios! ¿Cómo pudo suceder esto? ¡He perdido mi rendición a Dios!".

No podía oír ni recibir nada. Estaba completamente desconectada de mí misma. Fui lanzada fuera de mi propio cuerpo. ¡No tenía fundamento alguno sin Dios! Mi único enfoque, en el cual estaba concentrada por completo, era mi falta de conexión con Dios.

Era una mujer sin autoridad espiritual y caída de la gracia. Los espíritus de duda me intimidaban sin dejarme en paz. Sentía que la máquina que me mantenía viva había sido desconectada. Quería volverme a conectar a Dios con desesperación; necesitaba sentir Su Presencia de nuevo. Necesitaba volverme a conectar con el Espíritu Santo. Eso sería lo único que me satisfaría.

> Hebreos 3:8: "No endurezcáis vuestros corazones, como ocurrió en la rebelión, el día de la tentación en el desierto..."

¿Dónde estás, Dios?

Tomé un "tour" de buscar ayuda. Intentaba explicarle mi situación a pastores y profesionales espirituales, ¡esperando que de alguna manera entenderían mi apremiante y extraña situación! Los veía a los ojos y gritaba: "¡He perdido mi rendición ante Dios!".

Debí haber sonado igual que Juan el Bautista gritando en el desierto: "¿Dónde está Dios?".

"¿Dónde acabó mi rendición? He perdido mi rendición ante Dios. ¿Cómo la recuperas?".

Nadie me entendía. Estaba diciendo una verdad tan básica que estaba asustando a la gente con mi comunicación tan fundamental. Quizá estaba identificando los problemas de todos. Estaba asumiendo que todos se habían rendido y estaban consagrados a una relación con Dios. Esta suposición era muy extraña en sí misma, pero en ese momento era muy cierta para mí.

En retrospectiva, me doy cuenta de que estaba hablando con gente que probablemente no se había rendido ante Dios. No podían comprender lo que era perder su rendición, y mucho menos aconsejarme sobre cómo recuperar la mía. No podían entender mi trauma; era como si estuviera hablando en otro idioma. Me dieron muchas sugerencias, tales como: siente tus sentimientos, perdona a todos, respira profundamente. Nada de eso tenía sentido para mí.

¡La ley estaba tratando de seducirme aún más al incluir un nuevo nivel de tentación! Estaba intentando meterme a algún tipo de proceso. "No se trata de nada de eso", intentaba explicar, "tenía a Dios. Entré a Su gracia mediante la rendición y ahora he perdido mi terreno, mi Dios, mi ayuda, mi rendición a Dios".

¿Era tan difícil entenderlo? Sí, sí lo era. Su gracia se me había escapado. ¡Me había perdido de nuevo!

Cada día me enfermaba más, dejaba de comer más comidas, sufría más reacciones químicas de nuevo y continuaba perdiendo todo lo que había obtenido. Esto duró tres meses.

2 Corintios 4:11: "Porque, viviendo, estamos siempre expuestos a la muerte por causa de Jesús, para que la vida de Jesús se manifieste en nuestra carne mortal".

CAPÍTULO 14

Una vez más sin sentir

Pasé por tres largos meses de intentarme rendir de nuevo. Me sentía como si ya hubiera entregado todo. La rendición era mi camino a Dios y no estaba funcionando. ¿Cómo podía ser? Era imposible expulsar de mi mente estas preguntas sin respuesta. Después de todo, la mente carnal me recordaría una y otra vez: "No estás conectada a Dios. ¿Dónde está Dios?".

Me sentía como si estuviera comenzando a morir de nuevo. Pero esta vez las cosas habían cambiado: había probado la Gloria y no quería morir. No estaba de acuerdo con el espíritu de la muerte. Quería encontrar a Dios, ser guiada por Su espíritu y estar en Su gracia de nuevo. Entonces supe que todo se arreglaría.

Romanos 8:2: "Porque la ley del Espíritu de la vida en Cristo Jesús me libró de la ley del pecado y de la muerte".

Me queda una cosa por rendir

Recuerdo haber estado sentada en una silla y reflexionando sobre mi falta de rendición. ¡Finalmente decidí que tendría que rendir mi intento por rendirme! Si la rendición era mi camino a Dios, ¡entonces éste sería mi último sacrificio! Era todo lo que quedaba por ser entregado: ¡la rendición en sí! Entregaría hasta esta última lucha.

Hebreos 10:35: "No perdáis, pues, vuestra confianza, la cual tiene una gran recompensa".

Rindo mi rendición

Comencé a observarlo desde una nueva perspectiva: ¡no me rendiría! Tenía mis pensamientos y mis sentimientos. Tenía el deseo de rendirme. Comencé a ver las cosas con esta nueva conciencia y observé mis pensamientos: ¡elegí no rendirme!

Comencé a respirar más profundamente. Reinicié mi observación de nuevo... ¿qué me quedaba? Tenía mis pensamientos, mi respiración, mis sentimientos, un deseo por rendirme. No me rendiría. ¡Rendiría a la rendición! Empecé a notar algo diferente.

> Hebreos 10:36: "Tenéis, pues, necesidad de paciencia, para que, cumpliendo con la voluntad de Dios, podáis recibir la promesa".
>
> Hebreos 10:37: "Porque todavía un poco tiempo y aquél que viene llegará, y no tardará".

¡Mis pensamientos están creando mis sentimientos!

Al no entregar mis pensamientos como siempre, me di cuenta de que mis pensamientos estaban creando mis sentimientos. ¡No había podido darme cuenta de esto cuando estaba enfocada en mi plan de rendición! ¡Estaba siendo guiada de nuevo! El Espíritu Santo me estaba separando de manera que pudiera observar algo nuevo: lo siguiente a aprender.

Cuando elegí no rendirme y continué observando mis pensamientos todo se volvió claro. Era un hecho: ¡mis pensamientos estaban cambiando y controlando a mis sentimientos! ¡Mis pensamientos estaban controlando hasta mi respiración!

Comencé a tener una epifanía. Seguí sin rendirme, y entre más rendía el intento de rendirme, más podía ver lo que estaba ocurriendo en realidad.

Definitivamente, mis pensamientos estaban creando mis sentimientos. ¡Mis sentimientos fueron reducidos a meros síntomas de mis pensamientos! Estaba creando una conexión importante, ¡una conexión que cambiaría mi vida! ¡Estaba siendo movida por Dios! Estaba inspirada.

Proseguí. Observé. Tenía mis pensamientos, mi respiración, mis sentimientos (las respuestas al último pensamiento). ¡Los sentimientos se cambiaban junto con el cambio de pensamiento! ¡Había sido atormentada por el pensamiento! Sin embargo, ¡no entregaría este pensamiento! No entregaría ninguna emoción.

Comencé a tener un nuevo asalto de sentimientos, pero esta vez había un terror del alma, un terror mucho más profundo y fundamental.

El enemigo de Dios estaba intentando su último ataque al crear una falta de armonía intensa dentro de mí, usando unos sentimientos para "sacarme de mi camino" y mantenerme sin la posibilidad de seguir adelante. Era un último intento por impedir la recuperación de mi Reino.

Me estaba aferrando, manteniéndome firme.

Gálatas 5:1: "Por lo tanto, permaneced firmes en la libertad con la que Cristo nos ha liberado y no os sujetéis de nuevo al yugo de la esclavitud".

Sabía que estaba yendo a alguna parte. Estaba siendo guiada hacia algo. Lo podía sentir en el espíritu. El Espíritu me dirigió: *"Sólo diles que no. ¡Sólo diles que no! ¡Sólo diles que no a todos tus pensamientos!"*.

¡Sólo dile que no!

Durante estos últimos tres meses, había pasado cada momento intentado rendirme, intentando ceder todos mis sentimientos, todos mis pensamientos, pensamiento por pensamiento, un proceso que Dios mismo me había enseñado. Todo se había terminado. ¡Había sido promovida! ¿Qué era este "¡Sólo diles que no!"? No estaba segura.

Sin embargo, estaba eufórica de haber oído algo por fin. Dios me estaba hablando de nuevo. *"¡Sólo dile que no! ¡Sólo dile que no al pensamiento!"*. No. Eso era todo: fácil, solamente un gran "no". Dos letras y el pánico se acabaría. "¡No!"

Me di cuenta de que mis emociones me estaban estresando y derribando. Al no aceptar el pensamiento negativo anterior, podía parar al reino negativo en su totalidad. ¡Aleluya!

El Señor me dio más instrucciones: *"Quiero que estés muerta para todos estos pensamientos de persecución. Divide tu mente en dos categorías: la de los pensamientos del poder y la de los pensamientos de la víctima. Le dirás no a los pensamientos de la víctima. Cualquier momento en el que aparece un pensamiento sobre cualquier cosa que socava o que atemoriza, sólo dile que no. ¡Sólo dile que no a la maldad que socava!".*

Me había sido dada el arma que necesitaba. No me di cuenta, hasta que comencé a decir "no", lo frecuentemente que mi mente era negativa, que me socavaba y que me condenaba. ¡Adquirí conciencia sobre el dolor y la pena emocionales que ese tipo de pensamiento creaba!

Digo que no todo el tiempo

Negué todo pensamiento. Estaba en constante vigía. No tenía otra opción. Dentro de cuatro días había dejado atrás toda la ansiedad y toda la pena y carga emocionales en las que había estado viviendo. Recuperé mi cordura. Sentía como si un gran pedrusco hubiera sido quitado de encima de mi alma. Mi energía volvió y el decaimiento de mi salud se paró.

Estaba fuera, en el mundo, de nuevo, y claramente vi la importancia de siempre estar dispuesta a dejar algo ir, de dejar ir cualquier cosa que se robaría mi paz por el más mínimo instante. Ni nada ni nadie valían la pena de perder mi momento. Dejarse ir era la fe y la paz. El aferrarse había sido la carne tramando cómo sujetarme de nuevo a su yugo de esclavitud.

Vi que mi seguridad recaía sobre el momento sagrado de Dios, guiado por Dios y diseñado por Dios. La gracia sólo podía ocurrir en el plan de Dios. La gracia no se podía provocar ni fingir. ¡La gracia era la voluntad y el don gratis de Dios!

La maldición de la "ley" es un instructor irrevocablemente hostil: todo error es castigado fuertemente mediante una pérdida de salud y paz y mediante la pérdida de tiempo valioso. El aprender de la ley había sido una lección en sí sobre la necesidad de la gracia.

Gálatas 3:23: "Antes de venir la fe estábamos bajo la ley, encerrados bajo ella y en espera de la fe que después sería revelada".

Gálatas 3:24: "De suerte que la ley fue nuestro pedagogo para traernos hacia Cristo, de manera que pudiéramos ser justificados por la fe".

Haciendo que se cumpla la gracia

Si hubiera hecho cumplirse mi gracia dada por Dios, no hubiera tenido que renunciar a mi curación. ¡La gracia de Dios te mantendrá firme! Tal gracia se apropia mediante la fe. *"Mediante la gracia habéis sido salvados por la fe"* (Efesios 2:8). La ley de la gracia (la Ley Perfecta de la Libertad) tiene el dominio sobre la ley del pecado y de la muerte.

Aún tenía dominio sobre esta Tierra, a pesar de que los síntomas engañosos y el pensamiento opositor me estaban influenciando. Hubiera podido demostrar mi autoridad sobre mi cuerpo si me hubiera enfrentado al pesticida. Desde entonces he hecho precisamente eso: he dormido en cuartos que acababan de ser rociados con pesticidas y, obviamente, ¡la naturaleza carnal se inclinó ante mi posición espiritual superior!

¡El luchar para hacerse cumplir la gracia siempre es la manera más rápida de regresar al espíritu de Dios! Algo de represalia. Subir la apuesta con el supuesto problema, sin importar cuál sea, ¡nos trae automáticamente la victoria que Dios ya ha adquirido para nosotros! ¿Cómo podría no hacerlo? Sólo de una manera, la cuál no conocía aún.

Gálatas 3:29: "Y si vosotros sois de Cristo, luego sois la semilla de Adán y herederos según la promesa".

Guiada por el Espíritu

Acababa de comenzar a entender. Estaba segura cuando Dios me estaba guiando: el ser guiada era una posición de gracia. El ser guiada cubriría lo que aún no podía ver y lo que aún no sabía. El ser guiada sujetaría a toda mi ignorancia y me daría el poder de la persona en quien me estaba convirtiendo por la gracia. El ser guiada estaba creando a la nueva yo, a la yo de regeneración espiritual, a la yo del ahora. *"Mediante el lavatorio de regeneración y renovación del Espíritu Santo". (Tito 3:5)*

Era como si estuviera pidiendo prestados el conocimiento, el poder, la sabiduría y la experiencia. Me estaba conectando con mi verdadera identidad. Podía evitar el aprendizaje y el error repetitivos gracias a un hecho inmutable: *"Pero si os dejáis conducir por el Espíritu, no estáis bajo la ley". (Gálatas 5:18)*

Ya no permitiría que nada perturbara mi paz. La ley acababa de intentar matarme de nuevo, pero esta vez había sido capaz de resistir. Había rehusado a la tentación mediante una poderosa palabra dada por Dios: "No".

Mateo 5:37: "Sea, pues vuestra palabra: Sí, sí; no, no: pues lo que va más allá de esto proviene de la maldad".

CAPÍTULO 15

La verdadera batalla

La batalla por el momento está en un lugar muy elevado, ¡y finalmente será la única batalla verdadera que tendrás que conocer! Si puedes mantenerte en el momento, entonces puedes ser guiado. Entonces estás en la Ley Perfecta de la Libertad y serás mantenido firme y bendecido.

La batalla por el momento no es aferrarse a una creencia, ni arreglarte a ti mismo. Es simplemente apropiarse del momento por medio de la fe: una batalla fundamental pero extremadamente refinada. La manera en que lo hacemos varía más seguido de lo que la mente carnal puede imaginarse, y ése mero es el punto.

La mente carnal nunca la puede controlar. El momento no tiene un plan. ¡El momento consiste en la libertad! El momento es el terreno Sagrado de Dios. Es tu vehículo para salir de la negación y entrar a la luz a través de la fe en Dios. Cuando uno está en el momento sagrado, no se evita lo que realmente está ocurriendo. No se puede mirar atrás, no hay pasado, ni hay un plan para el futuro. Sólo estás tú, tu espíritu, tu mente, tus opciones y la autoridad dada por Dios sobre tu expresión de la verdad. Tu rendición al momento conlleva el poder de "la Cruz de Cristo", y tu muerte y resurrección se encuentran en él.

Hechos 7:33: "Porque el lugar en el que estás es tierra santa".

Un pequeño paso para la especie del espíritu

Había adquirido y ejercido mi autoridad sobre mi rendición: mi primer paso hacia seguir caminando hacia adelante en Dios de manera más madura. ¡Ahora sabía bien que la rendición no era suficiente! ¡Me habían vapuleado mientras me rendía! ¡Era incapaz de permanecer en Su Presencia con tan sólo la rendición! ¡La entrega de mis pensamientos en sí no era arma suficiente! ¿Cómo era posible? ¿Qué la rendición no era mi objetivo con Dios? Sea lo que fuere lo que el Espíritu Santo me estaba tratando de enseñar, necesitaba aprenderlo.

La ley me distrae aún más

Tenía que seguir adelante. Tenía que crecer muy por encima de estos ataques y contratiempos. Sabía que tenía que recuperar mi voluntad en la plena fe y seguir adelante. Se me había pasado la meta (la guía del espíritu) y tal error, sin la absoluta comprensión de la gracia de Dios, le había dejado la puerta abierta a los ataques. Tenía que aprender cómo no ser sacudida si quería mantener mi curación y permanecer en el espíritu.

> *Efesios 4:14-15: "No seáis niños, sacudidos por todas partes, arrastrados por todo viento de doctrina, por el capricho y la astucia de los hombres, en los cuales acechan para engañar; sino que hablando la verdad en el amor podáis crecer en el amor a Él en todas las cosas".*

Era hora de enfocarme en seguir adelante. No estaba viviendo como una persona curada. Aún no me podía mudar de mi casa a una normal. Una casa normal para mí era una con alfombra nueva, pintura fresca, productos de limpieza para el hogar, champú de alfombra, etc. Todos los químicos tóxicos de la vida cotidiana.

La carne toma el control

Le di de largas por última vez al plan de Dios. No fue una evasión consciente. La evasión no es consciente. Me creí la estafa de la impostora de que el elemento de curación era el aire fresco y seco. Llevé a cabo el plan ambientalmente seguro de mudarme al alto desierto para buscar un aire más puro. Mucha gente sensible a los químicos había experimentado alguna mejora al dormir a la intemperie con aire seco y puro.

Hice una última toma de la ilusión de una vivienda segura y de aire puro. No sirvió para nada. Se volvió todo un infierno. El lugar equivocado en el momento equivocado, sin fe y sin gracia. ¡Sin ningún momento nuevo! Lo único que permanecía eran los métodos carnales de siempre de intentar "arreglar" una enfermedad: cumplir con las creencias sobre la calidad del aire, distraída para volver a entrar a la infructífera guerra sobre yo misma. Nada más que vanidad... Estaba yendo en la dirección de la semilla errónea: una identidad errónea sin bendiciones, sin milagros, sin curaciones. Había que afrontarlo: ¡Sin fe!

> Eclesiastés 1:14: "He visto todas las obras que se hacen bajo el sol y he aquí que todo es vanidad y vejación del espíritu".

Todo se va al diablo

Creo que todos sabemos que las puertas que se abren son de Dios y que las puertas que se cierran no son una buena señal. Yo diría que un incendio en el bosque del otro lado de la calle frente a mi casa sería una señal fuerte y clara de que se estaba cerrando una puerta. El área entera se acordonó y fue evacuada. Obviamente el humo no ayudó en nada a mi situación apremiante.

> Hebreos 10:38: "Porque el justo vivirá por la fe: pero si se retira cobardemente mi alma no se complacerá en él..."

No tienes nada que perder

Regresé a mi casa no tóxica en San Diego. Estaba completamente desesperada de nuevo. Le hablé a Cynthia, una conocida que una vez había sufrido de enfermedad ambiental y que se había curado. Pensé que quizá ella sabría algo. Después de todo, había sobrevivido a esta pesadilla y había recuperado su vida.

Cynthia sugirió que fuera a un oficio y que conociera a un pastor con quien ella había tenido una gran curación. Me había vuelto tan sensible debido al humo en el desierto que ni podía manejar mi carro sin usar varias máscaras.

Para ir a esta junta sería necesario manejar desde San Diego hasta Westwood, California. "Cynthia, ¡no puedo manejar hasta allá! No tengo las fuerzas necesarias", le dije. "Los gases en sí me van a costar meses. No sé qué hacer.

No puedo comer. No he comido en varios días. ¡No puedo ir! ¡Soy demasiado sensible! ¡Estoy atrapada en mi casa!".

Cynthia respondió: "Juliana, no tienes ninguna otra opción. No tienes nada que perder. Sólo métete al carro y ven".

Me llegó al corazón con ese comentario. Tenía toda la razón. Había dicho la única cosa con la que tenía que estar de acuerdo yo. No me trató de convencer de nada ni de decirme lo fabuloso que era el pastor: ¡sólo usó el hecho contundente de que no tenía nada que perder! ¡Amén! Me puse mis harapos, tres máscaras y prendí el aire acondicionado al máximo para bloquear cualquier gas de afuera.

Me aventuré a Westwood.

Rodeada por psicópatas

La junta se llevó a cabo en la casa del pastor. Estaba hasta el tope. La gente estaba haciendo fila frente la puerta y todos los cuartos estaban llenos de gente esperando la oración.

Cynthia vino desde la entrada a la cochera y tomó mi brazo para llevarme adentro. ¡No podía entrar a la casa! Había tanto desodorante, perfume, líquidos de lavado en seco: químicos que aún no podía tolerar.

Quedé traumatizada y corrí de regreso a mi coche. El pastor salió después de rezar por más de cien personas. Mucha gente se había ido ya. El pastor Tim y Cynthia me sacaron de mi carro de nuevo y me llevaron a un área aislada en un cuarto pequeño en el cual se podía orar por mí. Estaba rodeada por unas veinte personas (la muchedumbre "de adentro"): el círculo íntimo aún estaba ahí.

No podía reconocer los diferentes idiomas que estaban hablando. "¿Cómo pueden comunicarse entre sí si no están hablando el mismo idioma?", me pregunté a mí misma. ¡Esta gente no se conectaba entre sí en lo más mínimo! Vi alrededor y de pronto me di cuenta de lo que estaba pasando: ¡estaban hablando en lenguas desconocidas! ¡Eran habladores de lenguas desconocidas! Estaban balbuceando rápidamente y en todo tipo de lengua.

Recordaba haberlo visto en la televisión. No tenía idea sobre qué estaban hablando. Hubo un punto en el que el pastor Tim tradujo uno de los idiomas de lenguas en los que estaban hablando.

"Nunca saldré viva de aquí", me dije a mí misma. "¿Cómo me va a ayudar esto?".

Estaba reaccionando violentamente a los perfumes, a los desodorantes, a los fijadores de cabello, a la gente: estaba llorando desesperadamente y gritando, aturdida por un tormento absoluto. Alcé la vista y pensé: "Éste es el lugar más bajo en el que he estado en toda mi vida. Estoy rodeada por psicópatas ¡y esperando que me van a poder ayudar! ¡Estoy buscando ayuda de gente mentalmente enferma!".

El pastor estaba ocupado expulsando demonios. Recuerdo haberme dicho a mí misma: "¿Cómo puedo haber llegado tan bajo en mi vida? ¿Cómo? Me estoy muriendo. Estoy horriblemente enferma: no puedo comer y mientras tanto estos psicópatas están expulsando demonios".

Mi creencia en los demonios era muy limitada. En ese momento sólo quería morir. "Preferiría morir que estar tan abatida, tan derribada, tan demente", pensé. "No puedo hacer esto. No puedo fingir. No puedo formar parte de esta locura. No puedo comprometer mi corazón, mi alma, mi integridad, todo lo que está dentro de mí, a este nivel de psicosis. Sigo siendo una doctora, una psicóloga: conozco la locura y la puedo diagnosticar cuando la veo, ¡y la estoy viendo! ¡Estoy rodeada por ella!".

¡A mi mente carnal no le agradaba esta muchedumbre en lo más mínimo!

¿Ordenando a los demonios?

El pastor Tim estaba justo sobre mí. ¡Yo estaba tirada en el suelo, retorciéndome, gritando como protesta y completamente aterrorizada!

"Ordeno al espíritu de la muerte a dejarla", el pastor declaró en voz alta. "Sal, por la sangre de Jesús. ¡Ordeno al espíritu de la enfermedad a salir! ¡Sal! ¡Sal ahora mismo!".

Estaba gritando. ¡Todos estaban gritando algo en ese momento! Todos los ayudantes estaban cantando fuertemente: "La Sangre de Jesús". Algunos lo estaban gritando, otros estaban inventando una melodía y cantándola y otros lo estaban rezando.

El pastor Tim prosiguió. "Ordeno salir al espíritu del temor. Ordeno al espíritu del tormento a dejarla. Sal, demonio; ¡sal por la sangre y el Santo nombre de Jesús!".

Los cánticos en el fondo se hicieron más fuertes y ahora todos estaban rezando en lenguas desconocidas. Sonaba como si todos estuvieran histéricos, ¡como una escena de One Flew Over the Cuckoo's Nest!

"Por la Sangre", gritaban, "¡por la Sangre de Jesús! ¡La Sangre de Jesús!".

Una y otra vez coreaban, gritaban y cantaban... "¿Está sordo este demonio o qué?", me dije a mí misma. Sólo quería irme y estar enferma y morir en paz. Quería salir de esta horrenda pesadilla.

Había quedado sin mente alguna

Finalmente se acabó el drama del exorcismo y me tambaleé hacia mi carro, fuera de mí misma. Casi caí dentro del carro. Estaba teniendo dificultades para pensar claro y no podía concentrarme.

Al principio pensé que la locura, la escena en sí, me había debilitado. Quizá mi mente se había estresado demasiado y se había apagado. Y de repente me di cuenta: ¡No tenía pensamientos! ¡Ni uno solo! ¿Podrían haber sido extraídos mis pensamientos? ¿Exorcizados?

Mi mente se había parado, había sido reprogramada y su contenido se había extraído. ¡Mi mente estaba en blanco!

No podía oír ni un solo pensamiento. Estaba intentando pensar, pero mi mente no estaba aceptando mis pensamientos. Parecía como si mis propios pensamientos ya no estuvieran disponibles para mi mente. Aún estaba demasiado aturdida como para reflexionar sobre lo que había pasado en la casa del pastor Tim.

¡No podía! No tenía comentario alguno, pensamiento alguno, juicio alguno. ¡No podía formar pensamiento alguno!

Todo se trata de fe

De pronto, en el camino a casa en mi carro, fui abrumada por un pensamiento repetitivo. Mi mente se sentía como si hubiera sido poseída y apartada por una fuerza más grande. Una y otra vez oía un pensamiento solamente, como un disco rayado. Mi mente estaba repitiendo un solo pensamiento: "Todo se trata de fe", declaró mi mente. "Todo se trata de fe".

¡A pesar de todos mis intentos no podía pensar otro pensamiento! No estaba eligiendo el pensar esto. Simple y sencillamente no se me venía ningún otro pensamiento a la cabeza.

Toda la ansiedad, todo el temor y el pánico, todo el trauma, todo el asco: ¡todo había desaparecido! Nada había quedado atrás, ninguna emoción, ningún terror. Lo único que podía oír era un pensamiento una y otra vez. Un pensamiento que se repetía a sí mismo: "Todo se trata de fe".

Como mediante la fe

Mi mente carnal había sido parada y el Espíritu la estaba controlando ahora. Había un concepto que Dios mismo quería que yo entendiera; un concepto sencillo: Todo se trata de fe.

Me encontré manejando al Melting Pot, un restaurante en Westwood, que no estaba lejos de la casa del pastor. No había comido por varios días: ¡ni un bocado! Salí del carro y como si fuera costumbre de todos los días, entré y ordené una comida normal. "Después de todo", recuerdo haber pensado, "¡todo se trata de fe!".

Si se trata de tener fe, entonces no se trata de la comida: no tenía nada que ver con la comida. De alguna manera llegué a la conclusión de que si se trataba de tener fe, entonces al tener hambre debería comer. Mi único pensamiento, magnificado, ¡continuaba dominando mi conciencia! Tomé una decisión: "¡Comeré mediante la fe!".

¡Pedí la orden y comí mi primera comida! Ni pensé al respecto; no podía. No puedo ni recordar lo que ordené, y en ese momento no importaba. Digerí la comida y me fui a casa en paz, con mi mente completamente paralizada.

Mi nuevo pensamiento seguía prevaleciendo y dominando mi mente, repitiéndose desde Westwood hasta San Diego. Oía el mismo pensamiento una y otra vez; mi mantra personal dada por Dios: *"¡Todo se trata de fe!"*.

Romanos 14:23: "Y el que duda, si come, es condenado, ya que come no de la fe: porque todo lo que no es de la fe es pecado".

¿El asunto del diablo?

Me desperté la mañana siguiente sintiéndome energizada, de maravilla, confiada y alegre, pero confundida. No comprendía la teoría sobre el diablo, no la entendía. "Si Dios me quiere curar de esta manera, ¿quién soy yo para resistirme?", me dije a mí misma.

Había tenido una comida normal. La evidencia era contradictoria, pero también era fuerte. Una cosa era cierta: ¡Todo se trataba de fe!

Estaba comenzando a comer de nuevo. Estaba sintiendo cómo retornaban mis fuerzas. "Debo estar curada", me imaginé. "La expulsión de los demonios me está curando". Había obtenido una enorme ganancia de algo en lo que no creía, ¡de algo que yo creía que era pura locura!

Acabé por reconsiderar y pensar que la expulsión de demonios quizá no era tan mala después de todo. Consideré ir de nuevo a la junta de la semana siguiente y quizá hasta a la iglesia del pastor Tim el domingo.

Lucas 9:1: "Habiendo convocado a los doce, les dio poder y autoridad sobre todos los demonios y de curar enfermedades".

Uniéndose a la iglesia

El siguiente domingo fui a la iglesia y estaba encantada de estar ahí. No lo entendía. No lo comprendía y no me importaba. Sea lo que fuere, lo que estaba saliendo de ello era efectivo. Esto iba en contra de mis creencias hasta ese punto.

Aunque no me tragué lo del concepto del diablo, estaba teniendo algún tipo de liberación. ¡Estaba comiendo!

Desde entonces he notado este fenómeno en mi ministerio personal. No tienes que creer en algo para ser curado. Siempre me sorprende, y me alegra sobremanera, cuando eso pasa. Y pasa todo el tiempo. La gente que no cree en la liberación; hasta la gente que no cree en Dios, ¡es curada todo el tiempo! La gente que aún no conoce a Dios es curada. ¡La gente de todas las religiones y de todos los caminos es curada por Jesús! ¡Él no tiene acepción de personas!

Efesios 6:9: "Y no hay acepción de personas para él".

Tira y afloja

Me consagré a las juntas y a las enseñanzas del pastor Tim. Me volví una cliente habitual de estas juntas de liberación. Todo lo que tenía que hacer era ir. Aunque no recibiera una oración personal, ¡la unción (la energía del poder del Espíritu Santo) tenía poder sobre mi mente! La unción en sí tenía el poder de separarme de mi yo carnal y de alzarme hasta el espíritu y recordarme la verdad.

El Espíritu Santo es más poderoso que cualquier fuerza física humana: puede anular el control del cuerpo. Por eso la gente puede ser matada, o hasta desmayarse, por el poder del Espíritu Santo.

Me volví fuerte gracias a mi asistencia a estas juntas. ¡La unción me estaba manteniendo firme! Podía obtener una separación supernatural gracias a la unción de Dios. Era menos sensible a las comidas, podía ir a las juntas y me volví menos sensible a cierta gente. Pero no estaba libre. Recuperaría algunas comidas, pero a la vez perdería otras.

Necesitaba más información. Seguía sin ninguna idea de cómo mantener mi curación. Las expulsiones de demonios parecían ser sólo temporales, o al menos algo estaba faltando en estos procedimientos.

1 Corintios 1:18: "La palabra de la Cruz es el poder de Dios".

CAPÍTULO 16

Después de la emoción de comer mediante la fe

Después de un rato, ya que la emoción inicial de comer mediante la fe había desaparecido, me volví a sentir desesperada. De nuevo me estaba volviendo intolerante a la comida. Pronto estaba subsistiendo solamente con papas orgánicas white rose.

Contacté a otra mujer que conocía y que había sido espiritualmente curada por medio de otro grupo de ministros de liberación en Florida. Hablé con Dana, quien afirmó que se había recuperado totalmente gracias a este nuevo ministerio. Me dio el número de teléfono de los ministros, ¡quienes también estaban en la categoría de ministerio de exorcismo (liberación)!

Sabía que esta mujer había estado enferma durante años y años. Había estado mucho más enferma que Cynthia y casi había muerto. Dana había ido a todas partes para mejorar. La comunidad médica ya se había rendido con su caso. Por años no había sido capaz ni de entrar a una casa. Había estado viviendo a la intemperie en una tienda de campaña vieja y desgastada. Acampó seis años en todo tipo de clima, yendo de un pueblo a otro, buscando aire puro, aire caliente, aire seguro, aire seco, etc. Una búsqueda perpetua de paz y salud. Había intentado mantenerse viva. ¡Apenas si estaba existiendo! Mediante su entrada a este ministerio había pasado de vivir en una tienda de campaña a un trabajo de verdad en una corporación grande de Manhattan. Dana estaba curada y vivía en un rascacielos de departamentos en la Ciudad de Nueva York.

¡Bastante impresionante!

Hebreos 9:12: "Con su propia sangre entró...
habiendo obtenido la redención eterna para nosotros...".

No puedo llegar hasta ahí
(Ministerios de la Restauración)

Decidí llamar por teléfono a la gente que había estado involucrada en su curación. Hablamos un rato y fueron lo suficientemente amables como para invitarme a participar en su ministerio en Green Cove, Florida. Les dije que no había manera alguna de llegar hasta ahí. No podía viajar; ni hablar. No podía ir al ambiente de alguien más. Era demasiado sensible. ¡Era imposible! Les expliqué mi situación y dijeron que orarían al respecto y me hablarían de regreso.

Apocalipsis 1:18: "Yo soy el que vive y estuvo muerto, pero he aquí que estoy vivo por los siglos de de los siglos...".

La ayuda está en camino

Hicieron justo lo que dijeron que harían. ¡Estos pastores vendrían a San Diego — a mi casa — a librarme! Habían orado y se habían dado cuenta de la gravedad de mi reto, y entonces se sintieron guiados por el espíritu a venir a mi casa y ayudarme. Dios estaba mandando a mi puerta a la esposa del pastor y a una hermana: dos ministras de la liberación. Parecía que los exorcismos se estaban convirtiendo en una parte cuantiosa de mi vida, y más tarde serían, de hecho, mi vocación, pero aún no lo sabía. Aún no creía en demonios.

Quizá nunca lo haría. Quizá era otra cosa lo que estaba ocurriendo. Sin embargo, en mi vida había una abundancia de coincidencias relacionadas al exorcismo. ¿No era cierto para la mayoría de la gente?

Salmos 121:2: "El auxilio me viene del Señor, que hizo cielo y tierra".

Llegan Rachel y Lynn

Las dos ministras de liberación llegaron a mi puerta: Rachel y Lynn. Estaba muy entusiasmada. Aún era extremadamente sensible a los gases que entraban en mi casa cuando se abrían y cerraban las puertas. El abrir una puerta podía (y lo hacía normalmente) dejar que entraran gases desde fuera. Era un gran riesgo.

Si una cantidad suficiente de gases entraba a la sala, tendría que dejar el cuarto para siempre. No podría vivir más tiempo en la casa.

Hubo varias noches durante las cuales me había visto forzada a mudarme del cuarto en el que normalmente dormía a la bañera. Si entraba la cantidad suficiente de gases, me vería atrapada y reducida a vivir en el pequeño baño que estaba en la parte trasera de la casa. Entonces sería necesario comenzar un proceso de desintoxicación que duraría semanas y durante el cual intentaría cambiar el mal aire por buen aire: abriendo una ventana aquí, una puerta allá y colocando abanicos por todas partes. Cuando llegaron estas dos mujeres estaba en medio de una de estas pesadillas de cambio de aire. Tenía que abrir la puerta para dejarlas pasar.

Las dejé pasar a mi casa

Parecían haber entrado sin añadir contaminantes adicionales. ¡Lo consideré una señal del cielo! Nos presentamos y estaba muy alegre de verlas. Tenían creencias poco usuales. A veces los cristianos renacidos las tienen – y todos los sabemos - ¡pero éstos eran exorcistas además!

Comenzaron inmediatamente a hacer cosas extrañas en mi casa con lo que quedaba de mis pertenencias. Los pocos objetos que habían sobrevivido a mi enfermedad estaban siendo inspeccionados por estas ministras. Todo estaba siendo escrutado para ver si tenía demonios. Yo estaba siendo interrogada. Mi casa y yo misma estuvimos sujetas a una investigación: una caza de brujas, o más bien una caza de demonios en este caso.

Durante mis años de aislamiento, mi único consuelo había sido la música. Según ellas, mi música era demoníaca y tenía que desaparecer. Rachel creía que mi música podía bien ser la raíz de mi enfermedad ambiental (obviamente Billy Joel era el Diablo y Linda Ronstadt estaba completamente poseída). Las dos mujeres querían hacer una fogata en un basurero de mi jardín. Querían quemar mi música y los pocos libros no bíblicos que me quedaban.

Estaba convencida de que esto no constituía mi problema y de que mi problema no sería resuelto por medio de esta intervención. Esto simplemente no era cierto para mí. Sabía que no lo podía aceptar. Ya no podía entregar más poder. No me podía inclinar ante otra falta más de autenticidad. No necesitaba tener menos cosas en mi vida: ¡sentía que necesitaba muchas más! Me encontré levantándome de mi silla para expresarme. No podía permitir que esta invasión continuara.

Tomé un paso hacia Rachel, ¡para decirle a ambas que esto era inaceptable! ¡Quería que pararan este comportamiento y que salieran de mi casa inmediatamente! Tenía que hacerles saber que creía que su comportamiento estaba comprometiendo mi integridad y que no haría mi curación más asequible. ¡Sentí que lo que estaban haciendo era una santurronería absoluta!

Cállate

Me levanté y caminé hacia las mujeres. Justo cuando abrí mi boca para hablar, Dios intervino y me dijo: *"Siéntate, cállate y haz lo que ellas digan"*. Había sido parada en seco con un cambio de planes. Era una palabra absolutamente clara: la sentí fuertemente en mi corazón. No era una pequeña guía de Dios, ni una revelación. Era una orden. *"Siéntate. Cállate y haz lo que ellas digan"*.

Una orden de Dios viene acompañada de la comprensión exacta de lo que quiere decir y de lo que Él quiere. No se trataba de la música ni de los libros; se trataba de hacer lo que ellas dijeran. Dios tenía un plan. Dios las había mandado. Había muchas cosas que me podían ofrecer y Dios me estaba diciendo que no me obsesionara con nimiedades. *"No les digas que se vayan. Yo las mandé y serán de mucho valor para ti"*.

Estaba a dos pies de Rachel, a punto de decirles adiós, cuando cambié de idea completamente. Di un paso hacia atrás abruptamente. ¡La energía en el cuarto había cambiado por completo! Las mujeres estaban conscientes de ello.

Ahora tenía que ofrecer una explicación por algo que se veía como un extraño comportamiento de mi parte. Les dije la verdad. Les dije lo que estaba pensando con un cierto sentido de humor, pero admitiendo que: "Dios me dijo que hiciera lo que ustedes dijeran".

Comprendieron a lo que me refería. Según sus caras, probablemente estaban pensando: "Nos está resistiendo, pero Dios está interviniendo y haciéndole saber quiénes somos". ¡Tenían razón! Ellas también estaban oyendo a Dios.

Nos unimos en el Espíritu

La atmósfera de mi pequeña choza de madera había cambiado. La paz había entrado al cuarto. La aceptación había entrado al cuarto. Estábamos completamente de acuerdo; un tipo de acuerdo completamente palpable y que cambia las percepciones de uno. Estábamos en la voluntad y en el propósito de Dios. Había una claridad en el cuarto; algo vigorizante. Un resplandor.

¡Los gases químicos que habían entrado a mi sala hace una semana y que me habían perturbado habían desaparecido! ¡Los gases habían desaparecido! Habían sido derrotados cuando el plan de Dios fue reconocido.

Había colocado abanicos por todo el cuarto para desintoxicarlo, ¡pero no habían disuelto los gases! Ellas (las exorcistas) obviamente no lo sabían: no les había dicho todo esto a estas ministras del Señor. ¡Sus vehículos estaban teniendo sus propias experiencias en la paz y en las bendiciones del Espíritu Santo!

> *Colosenses 2:2: "Para que sean consolados sus corazones, siendo formados en el amo...".*

Intervención del Espíritu Santo

Nos unimos como hermanas en el Señor. Aún seguía siendo extremadamente sensible a la gente y a su energía, pero había podido acercarme a estas ministras sin sufrir las reacciones de siempre. Nos acostamos sobre mi grande alfombra no tóxica. La usamos como un mueble, como un sillón.

Me tuvieron en sus brazos: otro resplandor, otro estímulo de Jesús, todavía sin reacción alguna. Sólo estaba haciendo lo que ellas decían. No tenía respuestas, pero tenía esperaza. La esperanza se estaba aproximando. ¿Quiénes eran estas mujeres asombrosas, estos vehículos de Dios? ¿Quiénes eran estas ministras de liberación que tenían el poder de Dios necesario para cambiar la atmósfera de un cuarto?

Creando confianza

La verdad no seguí las instrucciones de tirar todas mis pertenencias, pero sí las metí en una bolsa grande y sugerí que las dejáramos en mi cajuela hasta que pudiera encontrar a alguien que las quisiera. Eso quedó entre yo y el Señor. Se trataba de crear confianza.

Pasamos el tiempo juntas durante algunos días. Me estaban instruyendo respecto a la "resistencia". Estaban impartiendo la sabiduría Divina y estaba teniendo dificultades para entenderla. Al manejar al lado de un restaurante de hamburguesas, Rachel por fin me dijo (con un marcado acento de Boston): "Mira Juliana, ¡sólo hazlo! ¡Todo lo que tienes que hacer es entrar y comer!".

"¿No sabe", me pregunté, "que alguien con mi condición no puede comer una hamburguesa así nada más?". No podía seguir esta sugerencia. Pensé que era cruel que se burlara de que yo no podía comer. Era como decirle a un inválido: "Sólo cruza la calle. Te veo del otro lado. Lo único que tienes que hacer es caminar".

Sigue siendo un buen chiste

Por un largo tiempo se volvió una broma entre nosotros que Rachel era tan cruel que le diría a una mujer muriéndose de hambre que fuera a comer. Claro está que comer era el problema.

Simple y sencillamente no podía hacerlo. Después de unos cinco días de pasar el tiempo con las hermanas y de pasar por parte de su proceso de liberación, Rachel dijo: "creo que ya entendiste, pero si no, regresa a vernos y nosotros nos mantendremos firmes contigo".

Me invitaron a su casa en Green Cove, Florida, en donde tenían su ministerio y su iglesia. Nos habíamos hecho buenas amigas y había sido invitada sincera y alegremente a su casa.

Si no tenía éxito en mis intentos por comer de nuevo, las seguiría y todas nos mantendríamos firmes juntas. Ése fue nuestro acuerdo de partida.

CAPÍTULO 17

Resistir en Su victoria
(Haciendo que se cumpla la gracia)

La palabra clave era "¡resiste!". ¡Resistir era el eslabón perdido! Dios quería que resistiera. No tenía dónde apoyarme y ése era mi problema. No lo había aprendido en el último ministerio de liberación porque no estaban enseñando la "resistencia". Solamente estaban expulsando a los espíritus del engaño.

Un buen exorcista debe saber que a veces una expulsión es sólo tan buena como la habilidad de resistencia de la persona. En cualquier curación milagrosa debemos estar al tanto de esto y preparar a la persona para una batalla. Si la batalla se comprende, entonces no hay problema alguno, pero si la batalla se lanza sobre un alma ilusa y confiada entonces habrá un gran trauma que se podría haber evitado. El hecho es que Dios preferiría que creciéramos en Él, aumentáramos nuestra fe y nos mantuviéramos firmes. ¡Resistir con Su palabra, Su victoria y Su verdad!

Gálatas 5:1: "Permaneced pues firmes en la libertad con la cual Dios nos libertó y no os sujetéis de nuevo al yugo de la esclavitud".

Sin resistencia alguna en San Diego

Alrededor de cinco días después de que se fueron las ministras, me fue imposible comer de nuevo. Les hablé por teléfono, sin resistencia y desesperada. Reiteraron que se mantendrían firmes conmigo y me pidieron que fuera a verlas en Florida. No sabía cómo llegaría ahí. Tendría que sentarme en un avión al lado de gente perfumada, con desodorante y con fragancias. Tendría que quedarme en su casa: ¡una casa normal con todos los químicos y productos de limpieza normales! Sería imposible tolerar cualquier parte de ellos. No tenía más opción que ir mediante la fe.

2 Corintios 5:7: "Pues caminamos en fe y no mediante la vista".

Atacada al ir
(La antigua criatura berrea y patalea)

Tenía que alistar mi ropa para el viaje. Tenía una enorme vasija para lavar ropa fuera de la casa, en el jardín. Me pondría un par de guantes y varias máscaras, saldría corriendo con mucho cuidado mientras no había tráfico ni nadie alrededor y lavaría mi ropa. Mi ropa quedaría arruinada si la tocaba el más mínimo rastro de detergente normal o de suavizante de tela. ¡Tendría que deshacerme de la ropa contaminada!

Sólo me quedaban algunos harapos, y era un proceso complicado mantener la ropa que había sido previamente lavada con detergente separada de la bola de ropa que era hervida con agua destilada.

Esa noche ocurrió un "accidente" en la secadora y toda la ropa que iba a llevar a Green Cove quedó arruinada. No sabía qué hacer. Me desvelé toda la noche, desesperanzada y llorando. Esperé hasta las seis de la mañana y llamé a Rachel. Le expliqué lo que había sucedido. Grité histéricamente: "¡Rachel! Mi ropa quedó arruinada. No puedo viajar sin ropa. No tengo nada, ¡ni el más mínimo pedazo de ropa que pueda usar sin riesgo! ¿Qué voy a hacer?".

Ella tampoco sabía qué hacer. Respondió: "Espérame un segundo, Juliana".

Rachel se queda sin habla

Recurrió frenéticamente a su esposo, el pastor Hank, y le dijo: "¿Ahora qué? ¿Qué debería hacer? No puede venir desnuda y no tiene ropa". Estaba tan confundida como yo.

"Regresa al teléfono", le instruyó el pastor Hank, "y reza por ella. Somos tan sólo personas, ¿qué podemos hacer? El diablo la ha atacado para que no venga. Dios lo resolverá".

Rachel regresó al teléfono. "Juliana, ¡has sido atacada porque vas a venir a curarte! Ponte ropa y yo rezaré por ti".

Hice exactamente lo que me dijo. Me puse la ropa contaminada y mi cuerpo entero reaccionó. Me empezó a dar comezón y comencé a temblar. Me dejé la ropa puesta y tomé el teléfono. Rachel rezó por mí y las reacciones se detuvieron por completo.

Eso fue mi testigo: sabía que Dios estaba involucrado. Dios me estaba guiando. Esto edificó mi fe y tuve nueva esperanza. Intentaría hacer el viaje sin nada más que la ropa que traía puesta. Todo lo que había necesitado era una pequeña señal de Dios para estar segura de que esto era Su plan, y Dios me había dado tal señal.

Puse el resto de mi ropa arruinada en mi maleta por fe, creyendo que ella rezaría para que me la pudiera poner al llegar allí. Mi maleta traía un catre desahuciado y muy viejo para dormir y ropa que no podía tolerar. Definitivamente no era un crucero de lujo.

¡No habría más expulsiones de maldad! Aunque los ministerios de liberación logran obtener la curación completa a través de la expulsión de los engaños con frecuencia, me tocaba a mí resistir. Dios había preparado un ministerio entero para mí para que pudiera aprender cómo mantenerme firme con él.

1 Corintios 2:5: "Para que vuestra fe no se fundase en la sabiduría del hombre, sino en el poder de Dios".

El viaje

Con confianza renovada y completamente vestida con harapos fui al aeropuerto. Sentí un flujo en la energía. Sabía que me estaba moviendo en una buena dirección. Estaba alegre. Estaba siendo guiada por el Espíritu. Sentí que estaba en Su propósito. Fue un largo vuelo y ya era tarde cuando llegué a Florida.

Ministerios de la Restauración

No sabía qué esperar. Tan sólo sabía una cosa: Dios estaba involucrado. ¿Qué no se había rezado para que me pudiera poner ropa con el solo propósito de efectuar este viaje? ¡Tal hecho no se podía negar! La duda había perdido su poder de hacerme vacilar.

Confiaba en esta gente. La obedecería. Se habían ganado mi confianza absoluta. Mi única preocupación que no había sido resuelta había sido abatida: eran definitivamente de Dios, seguían a Dios y eran guiados por Dios.

Me estaban esperando justo en la puerta cuando salí del avión. Eso, para mí, era una señal de que en verdad les importaba y que la misión de Dios tenía la prioridad número uno en sus vidas. Ya era tarde. El cambio de horario pasó bastante más allá de su hora de cenar.

Para entonces estaba tan ida que casi no me encontraba consciente. No había volado en un avión por muchos años. Los gases de un carro ya eran lo suficientemente peligrosos, y un avión era impensable para una persona ambientalmente enferma: ¡los gases, la falta de oxígeno, la gente alrededor de mí con perfume, loción de afeitar, etc.!

¡Apenas había escapado a una exposición! Había una mujer sentada al lado de mí que estaba a punto de rociarse con perfume como una manera de refrescarse para su llegada.

Entré inmediatamente a mi modo de operación de emergencia alérgica: "Espere, ¡por favor! Por favor espere hasta que yo salga del avión para rociarse. Soy alérgica al perfume". Tuve suerte de que lo hizo. Sin embargo, sí me "miró raro"... Apreté mi máscara de filtro de aire y me tragué mi orgullo.

Había sobrevivido al viaje en avión y antes de darme cuenta ya estaba en un vehículo en camino a una nueva residencia, la residencia de alguien más. No había entrado a la casa de otro ser humano en más de diez años. Las casas contenías todos mis alérgenos: alfombras, productos de limpieza, detergentes, etc.

No podía ni imaginarme lo que encontraría en el cuarto en el que me iba a quedar. Me estaban llevando al apartamento de huéspedes de su casa, la cual era el centro de los ministerios. Nos tardamos como hora y media manejando. Green Cove era un pueblo rural en el centro norte de Florida.

¡Todos me estaban esperando para comer!

Llegamos a su casa y otra sorpresa me estaba esperando. Varios de los miembros de la iglesia estaban en mi apartamento esperándome. Todos estaban involucrados. Todos habían orado y estaban esperando para comer conmigo: ¡todos estaban entusiasmados de conocerme y de verme!

Quedé abrumada por el número de caras nuevas. No me podía permitir pensar sobre lo que estaban usando o sobre qué fragancias se encontraban en el aire. ¿Qué importaba? Comería pronto. Tenía que hacerlo, tenía demasiada poca fuerza como para pasar el rato y reflexionar sobre la comida. Había llegado el momento. O comía o me desvanecía.

¡Estar en la casa de alguien más era horroroso! Había al menos doce personas ahí, lo cual no había esperado: ¡quedé abrumada! Además podía sentir que tenían mucha hambre y que a pesar de que estaban sirviendo al Señor, era bastante tarde. Todos me habían estado esperando para comer con ellos. Después de todo, ¡el asunto era la comida! Todos teníamos hambre.

El pastor tenía hambre

Vi al pastor echar un vistazo a su reloj. Eran las 9 de la noche, bastante después de su hora de cenar. Oí sus pensamientos personales.

"Ya son las nueve", pensó, "me pregunto cuánto tiempo va a tomar para que podamos convencer a Juliana de que coma mediante la fe. Esto podría tardarse toda la noche".

Me di la vuelta y le dije al pastor Hank lo que había oído. "¡Ya entendí!", dije. "Ya, vamos a comer".

"¡Ése es el Espíritu Santo", respondió, "dejando que entres a mis pensamientos!". El pastor sonrió mientras decía esto.

El pastor Hank tenía la habilidad de hacer que todo fuera divertido y que las cosas parecieran mucho mejor de lo que realmente eran. Disfrutaba su vida y disfrutaba completamente servir al Señor. Él iba a disfrutar completamente esta noche y su cena. Siempre estaba alegre y tenía un cierto brillo en sus ojos. No se sentía desalentado fácilmente.

"Tienes esperanza", dijo. "Eso es suficiente para Dios. ¡La esperanza trae consigo la fe!". Estaba muy emocionado. El milagro y la cena estaban muy cerca, o al menos eso creía él.

No estaba segura de cuánta fe estaba involucrada de mi parte en ese momento. Había una combinación de culpabilidad por la gente que había sido lo suficientemente amable como para esperar, de responsabilidad por su hambre, del haber oído los pensamientos del pastor y de necesidad.

Nada de maratones, por favor

Todos sabíamos que esto podía durar toda la noche. Podían hablar sobre la fe y orar, pero al final sería yo quien tendría que hacer de tripas corazón. ¡O al menos de comida! ¡Nada pasaría hasta que comiera!

Ellos me tenían que llevar hasta ese punto; ése era su trabajo. Yo tenía que poner mi vida sobre un hilo, ¡ése era el mío! Estaba ahí para recuperar mis comidas y comer. Sentí cómo la tensión desaparecía en la atmósfera. La gente se relajó y respiró con más facilidad. Todos habían quedado aliviados al darse cuenta de que no sería un maratón.

> *Juan 10:17: "Por ello el Padre me ama, porque yo doy mi vida y la tomo de nuevo".*

La decisión

En el momento en que tomé la decisión de seguir adelante y comer, mi mente entró a un estado de miedo y euforia combinados. Sabía que lo iba a hacer (comer mediante la fe), pero no podía sentir nada en verdad. La decisión conllevaba tanta ansiedad que me puso en un estado casi como drogado. No lo puedo describir más que como una ansiedad eufórica y llena de terror en un estado entumecido: una parálisis mental. ¡Sabía que había llegado la hora! Iba a hacerlo. Iba a lograrlo o morir. Era Jesús o nada. El pastor estaba en lo correcto. Tenía esperanza. ¡Esperaba vivir!

La comida no es Dios

Fuimos a un pequeño restaurante sureño de típicos bufés grasosos. Casi no había opciones para alguien acostumbrada a comer comida orgánica. No había nada orgánico, nada de la dieta de Atkins, nada macrobiótico, nada natural. No había ni cosas tan simples como verduras cocidas al vapor en el menú. La mera sugerencia de tales opciones sería absurda.

Puedo asegurar con toda confianza y en retrospectiva que si viera la misma comida hoy no la probaría. De hecho no la vi. Estaba demasiado desconectada de mi cuerpo como para sentir o ver. Llené mi plato con una variedad de comida chatarra frita sureña y comí. No escogí la comida, ni evalué qué era mejor o peor. Estaba en una categoría de comida que nunca antes había conocido.

No podía ni reconocer mucha de la comida. Comí y comí. ¿Qué importaba? Viviría o moriría. Más comida, más fe; más fe, más gracia. Necesitaba toda la gracia posible. Comí pies, helado, y los panes con levadura prohibidos hasta con mantequilla y mermelada.

Comí. No sentí el sabor de nada. No sentí nada. Seguí comiendo. ¡Era obvio para todos que el problema no era mi apetito!

¡Cuando me di cuenta de lo que había comido!

Pronto fue obvio que sobreviviría a la comida. Más tarde, cuando volvimos a regresar al restaurante y pude ver la comida que había consumido esa noche, se volvió una broma entre nosotros, o más bien una broma cósmica, el hecho de que mi primera comida, según mi opinión, era el grupo de comidas más alérgico del mundo entero. Dios me había traído al lugar perfecto para enfrentarme al peor conjunto de comidas en el planeta.

Dios es Dios

Seguí consumiendo la comida chatarra frita sureña que ni podía identificar, y subsistí con Dairy Queen por seis semanas. Aumenté sesenta y cinco libras, de manera que pesaba más del doble de lo que había pesado anteriormente. Florecí con una salud increíble.

Ese fue mi destape personal sobre la ilusión de la comida. ¡La comida se había vuelto un ídolo! Le había dado mi poder a la comida y ahora lo estaba recuperando. Dios me estaba enseñando la impotencia de la comida como fuente de curación. Mis creencias sobre la comida estaban siendo destrozadas. La comida no era Dios. Dios era Dios.

La fe no es sólo una zanahoria

Al descubrir una estafa, un engaño mental de la mente carnal, la apuesta debe ser elevada. Ahí es donde entra la fe. Uno debe identificar y retar al ídolo, derribar al hombre fuerte (a la mentira), a la creencia errónea que se ha elevado por encima del conocimiento y el poder de Dios. Ésta es la destrucción de las fortalezas y de toda altanería que se levanta contra el conocimiento de Dios. (2 Corintios 10:4-5)

La mejor manera de hacerlo es subir la apuesta para demostrar tu autoridad en Cristo. ¡Pon las cosas en claro a través de la acción! Por ejemplo, si soy alérgica a las zanahorias y no puedo comer y digerir una sola zanahoria, me enfermaré. Si como dos zanahorias me enfermaré más. Si como tres, probablemente me enfermaré aún más. ¡Si como veinte zanahorias he puesto las cosas en claro! He hecho cumplirse mi Gracia y he establecido mi dominio. He dicho, a través de mis acciones de fe, que las zanahorias no tienen poder alguno sobre mí.

Como creyentes en Dios hemos interpretado mal lo que es la fe y tal engaño ha mantenido al cuerpo de Cristo lejos de su autoridad legítima. La fe milagrosa significa subir la apuesta y demostrar la gracia y el poder de Dios. La fe milagrosa puede conllevar algo de "represalia espiritual".

Isaías 35:4: "Mirad, vuestro Dios vendrá con venganza, hasta la recompensa de Dios: viene él mismo a salvaros".

Identificación errónea

Le hemos dado nuestro poder a la identificación física. Debemos recuperarlo. Esta creencia que nos hemos tragado de que somos nuestro cuerpo no es más una estafa de la antigua naturaleza. Con este solo engaño nos volvemos propensos a una vida de ilusión.

Hasta el día en que espiritualicemos nuestras percepciones, seremos víctimas de la carne. Es una técnica de tus principados generacionales heredados personalmente (la conciencia de la vieja semilla) para mantenerte alejado de tu identificación adecuada. Si te das cuenta de que te ha sido otorgado el dominio sobre tu cuerpo y sobre tus pensamientos, entonces reinarás. Ya no más enfermedades, dolores, o rendirse ante las "creencias de edad avanzada".

No estoy hablando de una promesa de la vida eterna en un castillo en el aire, sino de la vida aquí y ahora en la Tierra.

El Señor no te otorgó la victoria para tu vida eterna. Te la dio para tu vida presente, aquí y ahora mismo. En este mismo instante. Aquí es donde la necesitas: ¡hoy y sobre la Tierra!

Gálatas 2:19-20: "Estoy crucificado con Cristo y sin embargo vivo: pero no vivo yo, sino que es Cristo quien vive en mí. Y si al presente vivo en la carne vivo por el hijo de Dios, el cual me amó y se entregó a sí mismo por mí".

CAPÍTULO 18

Pon a prueba al diablo

El tipo de fe que acelerará la Curación Divina es la fe en la "Represalia Divina". Siempre toma un poco de más. *Pon a prueba al diablo.* ¡Hazle saber a la maldad que no se debería meter contigo!

Eres la semilla del Rey. Si quieres crecer de manera acelerada y obtener más de Dios y de Su poder, ¡lleva a cabo la represalia! ¡La maldad aprenderá a pensarlo dos veces antes de meterse contigo! Estarás entrenando a tu propia carne a que te obedezca.

Esto se llama sujetar a la carne bajo el yugo. Es una manera muy real y bíblica de santificar a la carne desde el espíritu.

> 1 Corintios 9:27: "Sino que disciplino mi cuerpo y lo sujeto bajo el yugo, no sea que, predicando a los demás, quede yo descalificado".

La fe de la represalia trae consigo el poder y la gracia de Dios. Si no hicieras nada, no supieras nada en absoluto y siguieras caminando mediante la fe y tomando tu propio terreno, Dios mismo alzaría tu conciencia a la Suya. Si no estudiaras o leyeras nada jamás, pero simplemente entendieras la autoridad que te ha sido otorgada en la sangre de Jesús y en la gracia de Dios, estarías haciendo cosas aún más grandes que el Señor mismo.

Santificación

La santificación no es una experiencia religiosa. Es un estilo de vida de autoridad en Cristo. Puedes vivir sujeto a la antigua criatura aunque no estés consciente de ello. Esto sería vivir en la negación. Es un estilo de vida perseguido e impotente en el que la mente se encuentra sobre el espíritu. El espíritu se encuentra oprimido y la medicina no lo puede arreglar. No hay enfermedades sin la opresión espiritual. Sin ella no hay malos días, no hay depresión, no hay soledad ni corazones rotos.

El fruto del espíritu es el amor, la alegría, la paz, el poder, el propósito, la salud divina, el dominio sobre esta Tierra. El fruto de la antigua naturaleza (lo carnal) es la muerte y su ama y dueña: la ley del pecado y de la muerte. La santificación es la supervivencia.

El poder de resurrección y de santificación de Jesucristo sobre esta Tierra es la única arma que tienes para separarte de las circunstancias mortales. No estoy hablando sobre la vida eterna. No estoy predicando sobre una sublime moralidad espiritual. Estoy hablando sobre la supervivencia diaria.

> Gálatas 5:22: "Por el contrario, los frutos del Espíritu son: amor, alegría, paz, longanimidad, gentileza, bondad, fe, mansedumbre, continencia: contra estas cosas no existe ley".

Alguien toca a mi puerta

Después de la conmoción de haber comido comida chatarra y sobrevivido, y antes de que pudiera reflexionar al respecto ampliamente, alguien tocó a mi puerta. Estaba en un estado extraño. No estaba teniendo reacciones a la comida, lo cual era asombroso, pero estaba teniendo reacciones de conmoción.

¡Había creído que me sentiría de maravilla una vez que hubiera tenido la victoria de comer! Pero estaba aprendiendo que cuando estás tan aterrorizada como yo lo estaba en ese momento no sientes nada. Me tomaría cierto tiempo poder sentir de nuevo. El miedo me tenía entumecida Puedes sentir miedo y aún así caminar en la fe.

No dejes que las mentalidades religiosas te aparten del juego de la fe con creencias santurronas de que "no puedes tener fe y miedo al mismo tiempo".

He notado que la gente que hace ese tipo de comentarios nunca ha salido en la fe y no tiene testimonio alguno. La fe está en tus acciones. Si el miedo es una reacción, más acciones lo debilitarán y el miedo se desvanecerá si no te inmovilizas por enfocarte sobre él. Sigue moviéndote.

1 Corintios 4:20: "Porque el reino de Dios no consiste en la palabrería, sino en el poder".

Vamos al centro comercial

Cuatro de las hermanas estaban tocando a mi puerta temprano a la mañana siguiente, no dándole tiempo a mi oposición para contrarrestar sus buenas obras. ¡Estaban esperándome, ansiosas de participar en nuestra próxima aventura! La hermana Lynn anunció cuál era el plan: "¡Vamos al centro comercial! No tienes ropa. Hoy vas a usar ropa normal; ropa nueva. ¡Dios quiere que tires esos harapos!".

¿Están locas?

"¿Están locas?", me pregunté. No había intentado comprar una nueva pieza de ropa por diez años. No podía usar ropa con tintes químicos y fibras sintéticas. Estaban viviendo en un mundo de ilusiones.

Sin embargo, sentí que no les podía decir que no. ¿Cómo podía hacerlo? Estaba en su casa. Habían sido tan amables conmigo y estaban ahí para apoyarme. Jamás había experimentado tal tipo de devoción anteriormente. No había ningún dinero involucrado. Sus motivos eran completamente desinteresados y piadosos.

Sabía que sería un viaje al centro comercial tirado a la basura, pero como cortesía a su bondad y respeto por su tiempo y su fe iría con ellas.

¿Por qué no nada más caminar sobre el agua?

Estaba enferma y sentía náuseas en el camino al centro comercial. ¡Los puros gases del carro me estaban debilitando! ¡En verdad creían que compraría ropa nueva y que la usaría! ¡Materiales completamente nuevos! Si fuera tan fácil, ¿no los estaría usando ahora mismo? Estaba involucrada en una batalla mental: mi antigua naturaleza no iba a renunciar a más terreno del absolutamente necesario.

La mente carnal quería generar dudas con su estilo negativo de pensar: "Anda, sólo come, sólo ponte ropa. ¡No es más que la vieja actitud de caminar sobre el agua! Aguanta a que vean que no puedes ni entrar a una tienda de ropa".

Entro a un centro comercial de verdad

Entré a ciegas y sin esperar nada; sin esperanza ni fe algunas en esta aventura. Entramos juntas a una tienda de ropa de Contempo Casuals. Estaba completamente consciente de todas las nuevas telas que estaban despidiendo sus fragancias. El perfume que la vendedora traía puesto me tenía mareada. Mis ojos estaban fijos en la alfombra nueva: ¡las fragancias combinadas de todos estos materiales nuevos me estaban abrumando!

Estaba lista para salir disparada, para correr fuera de la tienda, cuando de pronto cayó la unción del Espíritu Santo sobre mí, justo a tiempo para impedir mi escape. Me vapuleó tan fuertemente que en vez de ir a la puerta más cercana, ¡cambié mi dirección y mi actitud! Me di la vuelta, vi a la hermana Lynn y le dije entusiasmada: "En serio voy a comprar ropa nueva hoy, ¿verdad?".

¡Ahora lo creía! Ahora lo sentía.

¡Era verdad! No estaban probando mis límites: sabían cosas. Imaginarse que aquí, en un pequeño pueblo escondido del Sur, había gente que conocía las cosas profundas de Dios. En California del Sur, donde vivía, no sabía de nadie que estuviera tan al tanto de estos caminos avanzados del Señor.

La primera vez en una década

Por primera vez en una década comencé a probarme ropa nueva. Estaba temblando como una hoja y reaccionando gravemente a los materiales tóxicos. Sabía la única cosa importante que debía saber para mantener mi fe: ¡Dios mismo estaba involucrado!

La atmósfera en la tienda había cambiado y de pronto estaba en la presencia de la Gloria. El Espíritu Santo estaba en el cuarto, ¡alzándome! Estaba respirando como un espíritu, como si el Señor mismo estuviera respirando por mí.

Mi respiración no requería esfuerzo alguno y era más profunda. Todos mis sentidos se habían transformado y mi respiración se hizo tan profunda que llegó a la posición de un espíritu. Estaba inhalando y exhalando desde un área profunda detrás de mi corazón. Fui elevada más allá de mis problemas de manera sobrenatural. Estaba en medio de un movimiento de Dios, viendo a través de los ojos del espíritu y de los ojos de la fe. Mis emociones habían sido trasladadas de la carne a un terreno más elevado. Hasta el color de mi piel había cambiado. ¡Estaba vibrante! Dios estaba saliéndome al encuentro: estas siervas devotas me habían guiado a este descubrimiento fortuito.

Mi espíritu estaba listo y justamente indignado por haber recibido este abuso por tanto tiempo. Mi corazón se apenaba por haber sido privado de todos mis derechos humanos: mi paz, mi consuelo, ropa decente, comida y compañía.

Un mantenerse firme conmigo en sentido literal

La hermana Lynn se mantuvo cerca de mí. "Sólo deja que el temblor ocurra en tu cuerpo", dijo. "Es el diablo que te está intentando debilitar. Ya pasará. Ahora mismo estás resistiendo".

Las hermanas estaban a ambos lados de mí, una a la izquierda y la otra a la derecha. Estaba entre ellas dos. En verdad se estaban manteniendo firmes conmigo: ¡prácticamente me estaban manteniendo firme a mí! Mi espíritu estaba meciéndose, estaba en un estado de epilepsia virtual. "No te enfoques en tus síntomas engañosos", me seguía diciendo la hermana Lynn.

Mientras permitía que la ropa permaneciera puesta en mi cuerpo e ignoraba los síntomas engañosos, Dios me honró con otra onda de Su unción. Otra sacudida de Jesús, otra garantía del Espíritu Santo de que había entrado al Reino de Dios. Estaba rodeado por la Gloria. Estaba siendo sostenida, bendecida y curada. Dios estaba reconociendo mi fe y respondiendo a ella. Dios estaba conmigo. ¡Estaba en éxtasis!

Salmos 3:4: "Mas tú, oh Señor, eres mi escudo; mi gloria y el que realza mi cabeza".

Fui tomada por sorpresa

Miré a Lynn y repetí sorprendida: "¡De verdad voy a tener ropa nueva hoy!". Ahora lo creía. ¡Tendría ropa nueva este día! Me empecé a entusiasmar mucho. ¡Estaba encantada! En verdad estaba usando ropa nueva. ¡Era increíble! Fui tomada completamente por sorpresa. De nuevo parecería un ser humano civilizado.

Había lidiado con mi extraña apariencia evitándola. Nunca veía al espejo: era demasiado raro. No me reconocía a mí misma, ni me importaba. La vanidad no era el problema; mi mente estaba tratando de sobrevivir. Me tomaría un tiempo poder experimentar el lujo de la vanidad de nuevo. Un largo tiempo.

Un restaurante de hamburguesas

Seguimos con nuestra excursión. Las hermanas querían comer en el centro comercial. Imagínate, ¡un verdadero restaurante de hamburguesas! Comería una hamburguesa. Era la misma comida con la que Rachel se había burlado de mí en San Diego. ¡Estaba empezando a entender! Obviamente era la misma persona aquí que en San Diego, pero ahora no me estaba muriendo de hambre.

Les he dicho exactamente las mismas palabras a los clientes de mi ministerio. ¡Les recomiendo que simplemente coman! Me ven como si pensaran que estoy completamente loca y después viene el momento en el que por fin entienden. ¡Entienden la revelación de la represalia divina y comen! Siempre tienen un movimiento curativo de Dios. Nunca lo he visto fallar.

1 Corintios 1:9: "Fiel es Dios, por quien habéis sido llamados a la comunión de su Hijo Jesucristo, nuestro Señor".

En mi situación, *simplemente estaba poniendo al engaño en entredicho, rechazando a las fuerzas malvadas y subiendo la apuesta mediante la fe.* Ver a Dios salirme al encuentro de esta manera era una experiencia nueva y de mucho entusiasmo.

Estoy bien y satisfecha

¡Mi estómago estaba lleno y estaba usando ropa nueva! Quizá podría sonarte primitivo, pero para mí, la supervivencia era un asunto serio.

Deuteronomio 32:43: "Alegraos, naciones, porque va a vengar la sangre de sus siervos, va a dar su merecido a sus adversarios y va a ser misericordioso con su tierra y con su pueblo".

CAPÍTULO 19

Tercer asalto

Había estado alegre y me sentía bien acerca de seguir adelante, con toda una vida por vivir delante de mí. Estaba disfrutando mi nueva familia, yendo a la iglesia, estando en compañía de mis hermanos y hermanas y me la estaba pasando de maravilla. Todo había estado yendo bien y mis reacciones eran mínimas. Había estado comiendo y pasándomela de lo lindo.

Un contraataque

¡Todo cambió en el quinto día! Estaba abatida, hinchada, paralizada por fatiga y dolores musculares constrictivos, con comezón de pies a cabeza, en estado mental catatónico. Había comenzado a reaccionar a la comida que había consumido. ¡Era como si toda la comida chatarra me estuviera alcanzando de nuevo!

Ésa era la historia que la carne quería que me tragara. Era la estafa que la mente carnal me estaba presentando y, por supuesto, ¡los síntomas correspondientes! Mi fiesta de curación se había terminado. Tenía miedo de comer otra vez. Conocía este tipo de reacciones demasiado bien. Mi alegría había sido oprimida. ¡Se había desvanecido! ¡Mi vida buena se había terminado! Después de oír sobre estos ataques, mi nueva familia "mandó las tropas" inmediatamente.

Deuteronomio 32:30: "¿Cómo puede uno solo perseguir a mil y dos poner en fuga a diez mil, sino porque los ha vendido su Roca y el Señor los ha callado?".

Llega la familia de Dios

Las tropas llegaron y hubo muchas lecturas de la Biblia y rondas de oración sobre las Escrituras. Las hermanas se turnaban y leían lo que se sentían guiadas a compartir.

Estaba acostada sobre mi catre viejo y desahuciado, completamente noqueada. No dije nada. Parecía un cadáver. No tenía nada que contribuir. Las hermanas siguieron leyendo de la Biblia y rezando. Yo estaba sin vida.

Mi mente generacional se había ido por la tangente, volviéndose loca, asustándose y volviéndose negativa. "Esta locura no está funcionando. Estás a punto de morir. Ya no puedes comer ese mugrero." Tal era el tipo de pensamientos de ataque que estaba oyendo.

Lynn siguió rezando la Biblia y comenzó a repetir una oración una y otra vez: "Jesús está vivo".

Todos dejaron de rezar. ¡Ella era la indicada! Todos lo supimos en ese momento. Ella era la indicada, Dios la estaba utilizando. Siguió repitiendo la misma frase: "Jesús está vivo. Jesús está vivo."

Hubo un silencio. Entonces, en la siguiente repetición de "Jesús está vivo", el Espíritu Santo intervino desde el espíritu de ella al mío.

Siguió diciéndolo una y otra vez: "¡Jesús está vivo!". De alguna manera, Dios utilizó la frase para impartirle algo nuevo a mi espíritu. Lo acepté y en ese mismo momento supe exactamente lo que Dios quería que hiciera.

Lo entendí

Les dije a las hermanas que sabía lo que tenía que hacer. Era demasiado tarde como para empezar esa noche, así que las hermanas estuvieron de acuerdo y se fueron. Dormí durante la noche y a la mañana siguiente me levanté y por intuición cambié la manera en la que normalmente hubiera liberado un ataque o una opresión.

Durante mis días como psicóloga y como terapeuta de liberación emocional habría liberado una opresión emocionalmente mediante gritos y gritos, sacándola a un nivel de sentimientos. Lo llamábamos una liberación de ira. Pero en realidad es el espíritu de la justificación propia lanzándote un hueso y dejando que tu alma libere su ira.

El impostor sabe bien que todo lo que tiene que hacer es pensar el mismo pensamiento una y otra vez de regreso a tu mente, ¡y entonces tendrás que liberar la ira una y otra vez! El impostor sabe que los pensamientos generan los sentimientos. Primero viene el pensamiento y después las emociones. Además, para los espiritualmente ilusos, si así les queremos llamar, puede añadir algunos síntomas engañosos extra dolorosos y de distracción para el espíritu debilitado.

Eso era precisamente lo que yo estaba experimentando en mi guerra actual. Dios quería enseñarme cómo resistir contra mi mente con mi espíritu. Mi espíritu tenía que reinar sobre mi carne. Mi mente ya no podía ser controlada más por mi carne.

Nací de nuevo. Mi mente carnal estaba predestinada para ser dominada. Esta autoridad le había sido otorgada a mi espíritu por Jesucristo. Tenía que aprender cómo apropiarme de ella. Tenía que saber que tal poder estaba disponible para mí. Aún como un bebé en Él, como una nueva cristiana, la santificación estaba disponible para mí. Era mía.

> Hebreos 10:14: "Porque por una oblación única ha hecho perfectos por siempre a aquéllos que santifica".

La mañana siguiente

Me desperté en la misma condición en la que había estado el día anterior: enferma y miserable. Recordé la noche anterior y la palabra que Dios me había dado. Sabía que tenía que implementarla. Salí de mi catre a gatas.

El plan de la ley del pecado y de la muerte

El enemigo de Dios tenía un plan para el resto de mi viaje. Su plan era quitarme la curación de Dios, quitarme todo lo que había obtenido, generar duda y falta de fe para hacerme enojar porque Dios no me había salido al encuentro ¡y hacerme culpar a Dios! La ley del pecado simple y sencillamente se rehusaba a dejar ir a su víctima tan fácilmente. ¿Qué no me había inclinado ante ella?

La ley del pecado pensaba que tenía el derecho a controlar mi mente. Acomodó su odio y temor sobre mi espalda: le fascinaba golpear mi espalda y atorar mi pelvis entera. Sentía dolor desde la región lumbar hasta las piernas y no me podía dar la vuelta en cualquier dirección. Había quedado anquilosada por este contraataque a mis intentos por seguir adelante. La ley del pecado estaba usando la comida para justificarse a sí misma y a su maldad y así distraerme de su plan impío para que yo no lo pudiera descubrir.

Y como siempre, estaba buscando un chivo expiatorio a quién culpar por sus acciones de subterfugio. El chivo expiatorio en este caso era la comida chatarra frita sureña: era lo que la ley quería que yo creyera.

Este engaño, por sí mismo, me podía matar o alejar de cualquier poder en el futuro. Una buena mentira, una buena estafa ¡podía destruir mi vida! El punto malvado que estaba tratando de hacer era el siguiente: "¡Todo se ha terminado! No puedes consumir comida. ¡Vete a tu casa!".

No soy mi cuerpo

Yo sabía que no era mi cuerpo. Era Su vehículo y estaba aquí por una razón. Había recibido una palabra de la hermana Lynn. La maldad no quería que lograra esta palabra. Esta palabra sería fatal para la guerra espiritual que tenía planeada. ¡La implementación de esta palabra me haría ir más allá del límite y me daría poder, confianza y autoridad!

La oposición quería que me fuera tan pronto como fuera posible. La impostora quería que estuviera lejos de Green Cove, lejos de estos ministros y de regreso al aislamiento. La impostora se estaba volviendo nerviosa. ¡Los papeles se estaban cambiando!

> Salmos 23:5: "Tú me preparas una mesa en la presencia de mis enemigos: tú unges mi cabeza con aceite y llenas mi copa hasta que se derrama".

El plan de Dios

¡Estaba siendo guiada a guerrear! No parecía una guerrera esa mañana. Pero la palabra de Lynn le había hablado directamente a mi corazón. Sabía lo que tenía que hacer, sólo que no sabía cómo hacerlo. Tenía que mantenerme firme en Cristo. ¡Necesitaba recargar mis baterías!

La batalla entre la carne y el espíritu

Desempaqué la pequeña libreta de Escrituras que había recopilado bajo la instrucción de los ministros hace algunas semanas. Había viajado con estas Escrituras y las había leído en el avión. Eran Escrituras de confianza y autoridad y de quién era yo en Cristo. Las había elegido según la guía del Espíritu Santo.

> *Ester 4:14: "... ¿Y quién sabe si habrás llegado a ser reina para un tiempo como éste?".*

No tenía idea de cómo llevar esto a cabo, pero tenía la voluntad de hacerlo. La palabra de Lynn me había inspirado. Sólo no sabía qué era lo que tenía que hacer. ¡Estaba letárgica, entumecida e impotente!

Tenía que revivir en Cristo. Necesitaba algo de poder de resurrección. Tenía que alzarme en mi espíritu y sujetar a mi carne bajo el yugo... tendría que haber un cambio de "guardia", un cambio de autoridad.

> *Gálatas 5:17: "Porque la carne lucha contra el espíritu y el espíritu contra la carne".*

Era la mente carnal contra el espíritu de Dios. Aprendería a llamar refutación a esta rectitud.

CAPÍTULO 20

Jesús esta vivo

"Jesús está vivo" era la palabra que Dios le había impartido a mi espíritu. "Jesús está vivo" era lo que el Espíritu Santo había dicho, lo que había sido dado de un corazón a otro. Cuando la hermana Lynn dijo esa verdad, Dios me había dado una visión, una revelación, una comprensión de que en esa palabra había un propósito más grande para mí. La hermana Lynn lo sintió y por eso continuó repitiéndolo. Tenía que revivir, resucitada en Cristo. ¿Qué no vivía Él en mí?

Tenía Su vida. Había nacido de nuevo y tenía al Espíritu Santo. Ése no era el problema. Mi problema era que eso no le agradaba a mi carne. La carne es obstinada al morir: berrea y patalea. Dios me estaba dando una oportunidad para adquirir poder, autoridad y confianza. Estaba siendo guiada a enfrentarme a mi batalla predestinada. Yo sería quien decidiría esta batalla, yo sería la agresora.

Romanos 6:19: "Hablo en la manera de los hombres debido a la debilidad de vuestra carne: porque lo mismo que entregasteis vuestros miembros a la impureza y a la iniquidad, así ahora entregad vuestros miembros como siervos a la rectitud para santificaros".

Levanto la espada

Efesios 6:17: "Toma también el yelmo de la salvación y la espada del Espíritu, que es la palabra de Dios".

Tenía que escuchar lo que la "enemistad" estaba confesando; lo que yo me había estado tragando. Tenía que recostarme un segundo y entender a mi oponente. Me cuadré en una posición de resistencia.

"No puedes moverte y mucho menos pelear", dijo el diablo. "Estás completamente sin energía: regrésate y acuéstate".

Sentí cómo el pensamiento me golpeaba, cómo golpeaba mi cuerpo. Esto se estaba volviendo interesante. Cuando miraba o escuchaba con una separación, con una conciencia concentrada sobre el pensamiento, con la comprensión de que este pensamiento era mi oponente, ¡entonces podía observar y sentir la conexión!

¡Recibí un golpe! ¡El Señor me estaba educando! ¡Sí, Señor, lo puedo ver! Estaba en una pelea de box. Era una guerra de momento a momento: una pensamiento hostil era un golpe, un engaño era un golpe al cuerpo, un golpe bajo. Tan pronto como aceptaba el pensamiento, quedaba exhausta y completamente debilitada. ¡La mente carnal estaba siendo utilizada para crear cambios de energía! ¡El pensamiento de mi propia mente carnal podía crear un síntoma dentro de mi cuerpo! ¡El pensamiento engañoso me estaba oprimiendo!

¡Mi cuerpo estaba respondiendo al pensamiento! "El poder de Cristo está en mí", contesté.

No oí respuesta alguna. Hablé más fuerte: "El poder de Cristo está en mí. ¡Tengo todo poder sobre ti!".

Sentí cómo el enemigo se inclinaba un poco. Había dado mi primer golpe espiritual. ¡Había dado un golpe!

"No puedes comer el poder de Cristo", me respondió el diablo directamente a mí, a su víctima prevista.

Mi enemigo estaba enfurecido, estábamos agarrados de los pelos, ¡y ambos sabíamos exactamente de qué lado estábamos! La mente generacional había dejado de esconderse con pequeñas amenazas para crear temores y ansiedades escondidos. Mi oposición estaba hablando llanamente y lanzándome su odio. Si yo sabía lo que estaba pasando, ella saldría a primer plano y actuaría directamente. Había sido provocada. ¡Yo había provocado a la maldad!

Agarré mi pequeña libreta

Mi mente carnal estaba diciendo: "¡No puedes comer! ¡Estás hinchada y enferma! Nunca volverás a comer. Todo se ha terminado. Has perdido todas las comidas que recuperaste".

Comencé a luchar de regreso, pero esta vez con mi espíritu. ¡Mi espíritu se había vuelto vivo! Mi espíritu peleó automáticamente con los pensamientos y las creencias de la mente carnal.

"Como mediante la fe", respondí. "Si no es según la fe, es pecado".[1] ¡Zas! Un golpe pequeño.

El diablo regresó al ataque tan fuerte como siempre: "No puedes comer, no puedes digerir la comida. Todo se ha terminado. ¡Estás débil!".

"Más fuerte", me indicaba el Espíritu Santo. "¡Más fuerte!".

El impostor siguió burlándose de mí. "Estás débil".

"¿Estoy débil?" - recuperé mi identidad. "¿Cómo puedo estar débil? Soy una mujer muerta: ¡mi vida ha muerto y estoy oculta en Cristo!".[2]

Un poco de resistencia, pero ya podía ver cómo reaccionaba mi oponente a mis palabras. Mis palabras también generaban una reacción, ¡mis palabras tenían poder! Mis palabras lo tumbaron un poco, no un nocaut completo, ¡pero podían sujetar a mi adversario!

Lo raro fue que todo estaba en el momento. Si intentaba tan sólo decir las Escrituras inconscientemente, no era eficaz. No estaría replicando, respondiendo, atrapándolo en el aire, descubriendo la estafa: estaría balbuceando de manera neurótica.

Me di cuenta de que no había poder alguno en el balbuceo neurótico. ¡Eso es lo que la religión era! Eso era la ley justificándose a sí misma. Respondí con la verdad, en el momento. Fui guiada a responder al error con la verdad y con autoridad.

---

1 Romanos 14:231
2 Colosenses 3:3

Podía sentir las emociones que me estaba lanzando y separarme de ellas. Vi mucho miedo. Podía sentir y ver cómo el miedo se iba haciendo más pequeño; cómo se inclinaba cuando decía la verdad de Dios. Este engaño también tenía una vida, una mentalidad, una voluntad y un propósito propios. Su propósito estaba en oposición a Dios. ¡Siempre diametralmente opuesto!

Una cosa es leer las cosas en la Biblia y creer en ellas, pero experimentar la batalla que la Biblia discute, ver su verdad absoluta y su validez en la práctica, ¡era increíble!

Una refutación de rectitud

"Estás muriendo", dijo el diablo.

"El espíritu vive por la rectitud",[3] contesté. ¡Zas! ¡Di un golpe! ¡Uno fuerte!

Comencé con una refutación imparable. Tenía el poder gracias a mi expresión. Mi propia verdad, saliendo de mi boca, ¡tenía el poder de elevarme! Estaba siendo alzada al expresar palabras de autoridad.

"El Señor mi Dios mantiene firmes a los rectos. ¡Yo soy la rectitud de Dios en Cristo, llamada mediante una vocación Santa, sin tomar nada para mí misma!".[4]

"Estás enferma, estás lisiada, estás acabada y sin ayuda. Mírate a ti misma", el error mintió de regreso.

"Ando en el Espíritu y no satisfago los deseos de la carne.[5] Estoy muy por encima de toda potestad, poder y dominación.[6] Las armas de mi guerra no son carnales, sino poderosas a través de Dios para destruir fortalezas; deshaciendo las imaginaciones y toda altanería que se levante contra el conocimiento de Dios".[7]

Entonces pude ver cómo el miedo asía mi cuerpo como si tuviera enredaderas, aferrándose a su presa como un lobo con un cadáver en su boca.

---

3 Romanos 8:10
4 2 Corintios 5:21
5 Gálatas 5:16
6 Efesios 1:21
7 2 Corintios 10:4–5

El diablo puso un retortijón en mi estómago. "Mírate a ti misma", dijo. "No podías comer hoy y te vas a poner peor".

"Yo no soy mi estómago", repliqué, "porque el Reino de Dios no es comida ni bebida, ¡sino rectitud, paz y poder en el Espíritu Santo![8] Cuanto dista el oriente del occidente estoy alejada de ti.[9] Mi vida está muerta, muerta, renacida no de semilla viciada, sino de semilla incorruptible por la palabra de Dios".[10]

Un punto para el equipo del espíritu: a la antigua naturaleza no le agradó el reconocimiento de la semilla. La guerra de la semilla tenía un poder extra. La oposición recibió un golpe por ahí... me alcé un poco: mi primera señal verdadera de luz. Estaba empezando a sentirme animada. ¡Estaba perdiendo la noción del tiempo!

La batalla era verbal: le estaba hablando fuera de mí, como si hubiera otra persona en el cuarto. La batalla se volvió ruidosa. Estábamos peleando, "agarrándonos con todo".

La decepción me preguntó: "¿Quién crees que eres? ¿Estás loca? Aún no puedes comer. No puedes ir a ninguna parte. Estás muy pero muy enferma".

"Tú estás enfermo", dije, con el volumen de mi voz hecho más fuerte por el Espíritu Santo. "No te confundas conmigo. Yo soy auténtica y tú eres una falsificación, una impostora. Yo soy el espíritu regenerado".

"Una mujer regenerada. Se me ha dado todo el poder.[11] El espíritu conoce todas las cosas.[12] El Reino de los cielos sufre violencia y los violentos lo arrebatan.[13] Tengo la osadía de entrar a lo más santo por la sangre de Jesús [14]... ésa es quien soy. Su rectitud es lo que soy".

Entonces comencé a sentir mis sentimientos verdaderos: no emociones, sino frutos espirituales. La recta indignación, la cual sólo proviene de la batalla, estaba siendo desarrollada. Comencé a levantarme en ella, a volverme en ella.

---

8 Romanos 14:17
9 Salmos 103:12
10 1 Pedro 1:23
11 Mateo 28:18

12 1 Corintios 2:11
13 Mateo 11:12
14 Hebreos 10:19

"¡Cómo te atreves a socavarme! Estoy muy pero muy por encima de todo principado y potestad y poder y dominación.[15] Me ha sido dado el dominio sobre esta tierra.[16] Estoy separada, santificada y salvada".[17]

"¿Tú? ¿Santificada?", respondió el diablo. "Tú eres un desastre".

Le contesté: "Por una ofrenda de sangre única ha hecho perfectos por siempre a aquéllos que santifica".[18]

Un gran golpe: la sangre y la semilla. Se volvió obvio que la sangre y que la semilla tenían un poder extra en el reino espiritual.

Las cosas empezaron a cambiar, lo podía sentir. Tenía a mi ayudante conmigo. El Espíritu Santo estaba tomando las riendas. Me había hecho disponible a mí misma y había estado de acuerdo con las percepciones de Dios. "Su sangre me ha trasladado, estoy redimida y perdonada según la riqueza de Su Gracia".[19]

"Ya no te escucho", proseguí, aún más alto que antes. "Si vivo según la carne moriré, porque la carne lucha contra el espíritu y el espíritu contra la carne. Mi lucha no es contra la carne [20] y la sangre, sino contra los principados y los dominadores de este mundo, contra la maldad espiritual en lugares altos.[21] El primer hombre es de la tierra; el segundo es el Señor del cielo.[22] El primer hombre, Adán, fue hecho alma viviente; el último Adán fue hecho espíritu vivificante".[23]

"Ésa soy yo, viva en Cristo, un espíritu vivificante vivificado junto a Cristo".[24]

"¡Aleluya! Amén. ¡Jesús está vivo! No estoy enferma ni oprimida ni debilitada: estoy viva en Cristo de manera que el poder de Cristo more en mí".[25]

La buena lucha de la fe

Así continuó como una hora y quince minutos, conmigo peleando la buena lucha entre mi yo carnal (el hombre antiguo) y mi yo espiritual (la nueva criatura en Cristo), hasta que mi espíritu quedó vencedor. Fui transformada en ser mi

---

15 Efesios 1:21
16 Efesios 1:21
17 1 Corintios 6:11
18 Hebreos 10:14

19 Efesios 1:7
20 Gálatas 5:17
21 Efesios 6:12
22 1 Corintios 15:47

23 1 Corintios 15:45
24 Efesios 2:5
25 2 Corintios 12:9

mujer de espíritu al expresar mi naturaleza verdadera. Me estaba convenciendo a mí misma de experimentar el poder de la palabra que el Espíritu Santo le había delegado a mi hermana Lynn.

A cada sugerencia hostil de mi pensamiento carnal, yo replicaba con una Escritura de mi pequeña libreta. No ocurrió inmediatamente, ni durante la primera ráfaga de palabras, ni durante la primera refutación, pero pronto ¡*podía ver cómo el pensamiento se alzaba y la Escritura lo atacaba!*

Era como ver una pelea de box. Era golpeada, atacada, recibiría un golpe de pensamiento; sería empujada hacia abajo mentalmente, emocionalmente y físicamente. Entonces golpearía de regreso con una Escritura: más alto, más fuerte, un contragolpe.

Era una batalla guiada por Dios

No estaba solamente lanzando palabras, sino esperando... observando... oyendo... y respondiendo.

Tenía que tener la última palabra, palabra por palabra, pensamiento por pensamiento, conforme avanzaba la batalla. Tenía que estar presente en Su espíritu, en Su momento, en Su reino, como todo gran conquistador.[26] ¡Tenía que saber que tenía la victoria!

Simplemente estaba haciendo cumplirse Su Gracia con Su palabra. No podía volver sin resultado.[27] El amo respaldaría a Su palabra. Yo había ganado la "guerra de la palabra". El pensamiento carnal se había inclinado ante mi autoridad espiritual.

La mente carnal se tenía que inclinar ante las verdades espirituales y la autoridad de Cristo. Todo lo que yo tenía que hacer era levantar la espada y hacer la batalla, la refutación... ¡Era una batalla extraña!

---

26 Romanos 8:37
27 Isaías 55:11

Le di una paliza al engaño

Había visto cómo la palabra aniquilaba al engaño. Esto no era una conversación. Le estaba dando al engaño una golpiza, una paliza. Estaba humillando a mi contrincante en el reino espiritual. Estaba andando a caballito sobre una victoria que el Señor había ganado hace dos mil años.

Tenía una buena razón para estar indignada: ¡cómo se atrevía el diablo a quitarme algo que me había sido dado gratuitamente! ¡Gloria a Dios en las alturas!

Romanos 13:4: "Pues para ti Él es el ministro de Dios para el bien. Pero si obras mal, teme; pues no lleva espada en vano: Pues es un ministro de Dios, un vengador para descargar la ira sobre aquél que hace el mal".

CAPÍTULO 21

La espada no es religión

Hay gente que escucha la palabra grabada todos los días y se aprende cada Escritura de memoria, ¡pero cuando se enferman corren a ver al doctor! No era ese tipo de batalla. Se trataba de la fe en Su palabra, de la fe en la verdad. Puedes escoger cualquier Escritura que tu corazón sepa que es verdad para ti hoy – ahora mismo - ¡y matar al engaño!

No tenía nada: una pequeña libreta; ¡un bloque pequeño del tamaño de una agenda de bolsillo! La recogí en el momento, en la batalla, en la tierra, en el terreno designado para la batalla. Hay un territorio al que vas para recuperar tu terreno: un territorio espiritual, el "sitio" en donde se te otorgará el poder, la confianza y la autoridad. Ahí es donde Dios te instruirá y hará todo lo demás... sólo necesitas estar dispuesto a hacerlo.

No estar en el momento durante una batalla o utilizar la palabra fuera del momento son maneras de quedar impotente: una trampa. Entonces se vuelve una batalla planeada, un plan, una guerra que no es guiada por Dios. ¡Una guerra que puedes perder!

Gálatas 5:18: "Pero si os dejáis conducir por el Espíritu, no estáis bajo la ley".

Ésta es la batalla que te mantendrá en el espíritu. No identificar y tomar parte en esta batalla es sufrir innecesariamente. Haz que se cumpla tu identidad en Cristo.

El plan es la ley

Usar la palabra como una declaración fuera del momento es una batalla mental. Una subida mental no generará santificación. ¡Solamente una batalla "en el momento" tiene poder espiritual y significa liberación del corazón, de la mente, del cuerpo y del alma!

Mantente alejado de las percepciones religiosas de la Biblia. Perderás el mismo poder que necesitas. No permitas que el error convierta a tu espada en condenación; ésta es tu arma vital. Protégete de las interpretaciones religiosas que provienen de la culpabilidad y persecución generacionales. Estas interpretaciones que socavan están diametralmente opuestas a la gracia de Dios. *Cuídate de las proyecciones malvadas y llenas de culpabilidad del impostor en tu propia mente y en las mentes carnales de otras personas que podrían estar oprimidas por este ardid.* ¡La conciencia del pecado no glorifica a Dios, ni te da confianza, poder y autoridad!

Recuerda siempre que es el amor el que satisface a la ley. Si te están enseñando la ley sin amor y verdadera compañía, la enseñanza probablemente está fundada en el engaño.

A la ley generacional y a su santurronería les gustaría hacer del corazón del hombre una especie en peligro de extinción. Éste es un espíritu de control mental y puede ser distinguido por el dolor de cabeza o la opresión que sientes en su presencia. Es intolerable para el corazón. ¡No te dejes engañar por él!

> *Romanos 2:20: "Educador de ignorantes, maestro de niños, que tienes la forma del conocimiento y de la verdad en la ley".*

La Tierra de Niñitos

Si eres parte de una congregación que está oprimida en su mayoría, ¡probablemente estás en la Tierra de Niñitos! La Tierra de Niñitos es un lugar muy peligroso. Es un lugar en el que la maldición prospera; un lugar en el que la maldición reina completamente en la ley. En la Tierra de Niñitos hay un enfoque sobre las obras; un socavar constante y sutil de la obra terminada de la Cruz del Calvario y de la suficiencia de Su gracia.

No sólo no vas a ser curado en la Tierra de Niñitos, ¡sino que ahí hay más minusválidos que en la calle! Hay más gente sana y cuerda viviendo en el mundo fuera de estos ambientes religiosos opresivos. Es un resultado natural de las leyes que han sido colocadas en su lugar; de las leyes que controlan al universo. Si hay menos ley (menos maldición), ¡hay más bendiciones!

Recuerda siempre lo simple y sencillo de Cristo. Lo que Cristo hizo por ti fue separarte de la ley del pecado y de la muerte (la conciencia del pecado) y trasladarte a la Ley Perfecta de la Libertad. Mediante una sola ofrenda de sangre te has vuelto la rectitud de Dios en Cristo, transformado de tu antigua naturaleza en la persona de espíritu que Dios creó: la semilla de Cristo. *No permitas que la mente carnal del hombre anule a la Cruz de Cristo en tu vida.*

El Señor está a punto de conmocionar a la Tierra de Niñitos y de separar a los rectos de la carne. Este movimiento superficial y no auténtico de la carne será expuesto y dejado atrás en el nuevo movimiento del espíritu de Dios.

El nuevo movimiento tendrá una integridad sin compromisos y contará con demostraciones de un poder sobrenatural. El Señor no va a confiar su poder sobrenatural a quienes persiguen la fama y fortuna personales. *El espíritu de exaltación propia está a punto de recibir un golpe sobre la Tierra. ¡Su reino largo y poderoso será reducido!*

En la Tierra de Niñitos siempre eres el pecador condenado: nunca hay separación de identidades. Nunca te enseñan quién eres en Cristo. Nunca te enseñan cómo sujetar a tu mente, pensamientos y cuerpo carnales bajo el yugo. El enfoque de la Tierra de Niñitos casi siempre es sobre un individuo, un hombre o una mujer, sobre una personalidad; no sobre la Cruz de Cristo y el poder de Dios. Los sermones se preparan de antemano y hay mucha palabrería mundana. ¡La gente habla demasiado sobre sí misma! Siempre te dicen que reces más, que leas más, que des más diezmo y que siempre hagas algo más ... por el Espíritu Santo de Dios, pero por el plan carnal. Muchas de estas iglesias religiosas prosperan con el mismo tipo de comportamiento disfuncional codependiente del que Dios te quiere liberar.

¡Deja de darle tu poder al hombre! ¡Es la idolatría en su máximo esplendor! Impedirá tu libertad y tus bendiciones en Cristo.

Si no estás siendo edificado e instruido a salir en la fe y a tomar tu propio terreno, probablemente estás concentrado en las obras. ¡Podrías estar en una disfunción generacional repetitiva! *¡En vez de ser transformado, podrías estar repitiendo y volviendo a experimentar tu pasado sin curar con una familia religiosa nueva! Recuerda que tu gracia es por la fe y tu fe es de acción.* Las obras (intentar llegar a Dios sin la fe) son la manera más rápida que conozco de frustrar la gracia de Dios. Crean una desconexión inmediata. Este sitio de obras y de impotencia se puede sentir y se puede identificar a través de una falta de paz, de una constante necesidad y de una confusión continua. Se basa en nuestro temor más fundamental: el "temor de" ser separados de nuestro creador.

> Romanos 1:18: "Pues la ira de Dios es revelada desde el cielo en contra de toda impiedad y falta de rectitud de los hombres, quienes detienen a la verdad con la falta de rectitud".

La palabra de Dios está en tu corazón (Proverbios 3:3)

La palabra de Dios, ungida en el Espíritu Santo, tiene la última palabra sobre este planeta. Su palabra es la cima de Su poder. Hay otras áreas en la vida en las que debemos estar conscientes de las palabras.

Los pensamientos son palabras

Tus palabras, tus mismos pensamientos, afectan a tu corazón. Los pensamientos que se aceptan son la condición de tu corazón.

Palabras y pensamientos

Esto es muy liberador. Puedes controlar la energía de tu día simple y sencillamente al hablar con palabras rectas y al no aceptar palabras que socavan.

Las palabras que no son honestas y verdaderas pueden disminuir tu poder si son aceptadas.

Tú, como guerrero entrenado y capaz de Dios, nunca serías socavado por la duda o por el error. Tu espíritu está consciente de la batalla de la palabra y tiene una sensibilidad aguda a ella. Tiene una capacidad superdotada y Divina de oír para distinguir, identificar y no aceptar ninguna palabra de persecución.

¡Cuida tu corazón!

¡Nunca dejarías que abusaran de ti verbalmente! Si alguien te atacara y te dijera: "Eres un idiota, un bueno para nada desconectado de Dios que nunca conseguirá nada", discreparías apasionadamente. Responderías vigorosamente, no aceptarías una mentira así. Las palabras de impotencia pueden ser muy sutiles en el reino espiritual. Ya que comienzas a "oír" y a responder de manera apropiada en el espíritu y en la verdad, nunca quedarás impotente de nuevo.

Efesios 4:15: "Diciendo nuestra verdad con amor crecemos en todos Sus aspectos".

Guerra de la palabra

Saber sobre la "guerra de la palabra" cambiará tu vida entera. Con unas cuantas palabras puedes ir de la persecución a la victoria total, al dominio absoluto, tal como yo lo hice en la historia anterior. El poder de la "palabra" se puede aplicar a todas las situaciones de tu vida.

Romanos 10:17: "la fe proviene de escuchar y el escuchar de la palabra de Dios".

Límites internos

Descubre la estafa de tu carne y establece un límite interno para las palabras de la antigua criatura, la cual siempre está tratando de regresar a tu vida. Es tu vida: tú, la persona de espíritu. Una vida que fue comprada y pagada por la sangre de Jesús. Todo el poder te ha sido dado. Mortifica a las obras de la carne. La vida en el espíritu es la muerte de la carne. ¡Mortifica!

> Juan 11:25: "Yo soy la resurrección y la vida.
> El que cree en mí, aunque muera, vivirá".

CAPÍTULO 22

Tu poder está en el nuevo momento

La *negación* significa simple y sencillamente no estar presente en el nuevo momento, no oír ni responder a las nuevas palabras. No necesitas regresar y enfrentarte a tiempos antiguos. Entra al nuevo momento con tus situaciones y oye, oye, ¡oye! Oye las palabras que están siendo dichas en tu mente y responde desde tu yo auténtico. Encontrarás que todo tu poder está justo ahí, en el momento.

Mientras adquirimos terreno salimos en la fe, y así sujetamos a nuestros ídolos al yugo. Somos naturalmente sostenidos por el espíritu. Tu oído espiritual y tu poder espiritual serán aumentados a través de la fe. Tú, la persona de espíritu en la dispensa de la gracia, nunca dejarías que el error oprimiera tu corazón.

Qué maravillosa es nuestra salvación, ya que Dios nos ha dado control sobre el mundo y además una espada para hacer cumplir Su última Palabra sobre todas las situaciones. ¡Tenemos la última palabra terminante sobre todo engaño!

Acababa de tener mi primera "victoria de la palabra".

¿Qué está pasando allá arriba?

Había sido una batalla ruidosa. El pastor y su esposa habían llegado a la casa y oído la conmoción. Habían llamado a las tropas para ver qué estaba ocurriendo. La hermana Lynn fue mandada a investigar. Fue perfectamente oportuno, ya que acababa de terminar la batalla. Estaba alabando en mi victoria. La hermana Lynn estaba tocando a la puerta de manera agresiva cuando le abrí. Me miró y rápidamente evaluó la situación: "Te ves como si acabaras de ganar una batalla".

Aún estaba alabando al Señor. "Lynn, ¡estoy en un punto mucho más elevado que cualquiera en el que he estado antes en mi vida! Me ha sido dada un arma. He recibido confianza, autoridad y poder. Usé la espada, ¡la espada del Espíritu!".

"¡La usé y Dios salió a mi encuentro! Me siento de maravilla. Todos mis dolores han desparecido y mi mente se ha parado por completo. Tengo una energía y fuerza fabulosas. Sé que puedo digerir la comida. ¡Sé que ahora puedo comer lo que sea!". Estaba lista para comer comida chatarra, un buen banquete frito y grasoso sureño y algo de helado de Dairy Queen de postre. Todas mis preocupaciones sobre comida y sobre reacciones habían desaparecido. ¡Las había conquistado con la palabra! ¡Aleluya!

Apocalipsis 1:16: "Y de su boca salía una espada aguda de dos filos".

Bailando con Jesús

Lynn entendió. Comenzamos a alabar a Dios juntas. ¡Nos regocijamos juntas en mi victoria! Lynn sugirió que compartiéramos mi testimonio con el resto del ministerio. Estaban trabajando en la oficina de la iglesia esa mañana. Fuimos y les contamos mi relato de victoria: el personal entero se reunió alrededor de nosotras y se unió a nosotras en adoración. ¡Pararon todas sus actividades por completo para glorificar a Dios! Nos congregamos todos juntos y alabamos al Señor por más de una hora. Fue un día de alegría.

Hasta entonces ése había sido el mejor día de toda mi vida. ¡Estaba bailando con Jesús! Cualquier otra experiencia hasta entonces palidecía en comparación con esto. No había hombre, fiesta, seguridad financiera, ni nada sobre la Tierra que pudiera compararse con el abrazo del Señor. Estaba locamente enamorada.

Aparentemente esto no era nada nuevo para la gente de los Ministerios de la Restauración. La gente con la que me estaba quedando estaba llena de alegría y no había sido afectada, ¡pero no estaba sorprendida! Esto era una experiencia diaria para los ministros de liberación (exorcistas) del Sur. ¡Sólo un día de trabajo cualquiera!

> *Hebreos 10:30: "Porque conocemos a aquél que dijo:*
> *"La venganza me pertenece, yo retribuiré", dijo el Señor".*

Adquirí poder

Mi curación en su totalidad se había impartido desde una hermana que había sido guiada a decir: "Jesús está vivo". De un corazón a otro, bajo la instrucción del ritmo perfecto de Jesús. Por fin estaba desarrollando algunas armas. Estaba aprendiendo cómo resistir, cómo salir en la fe y tener victorias en el espíritu. Todo iba bien.

Ese día había levantado la espada y aniquilado por completo a la maldad, y la verdad se sentía bien. Había sido empujada hasta el umbral de la muerte. Mi alma había sido atacada. Mi cuerpo entero había sido lisiado por el engaño. ¡Casi había sido estafada para dejar todas mis comidas de nuevo y regresar a la nada!

Pero no esta vez. Esta vez había adquirido poder, ¡no renunciado al poder! Esta vez era diferente: me estaba armando. Ya no tenía que vivir atormentada. Ya no estaba disponible para el dolor y la opresión de acuerdo a los caprichos y a las tretas de la maldad.

> *Salmos 23:5: "Tú me preparas una mesa en la presencia de mis enemigos:*
> *tú unges mi cabeza con aceite y llenas mi copa hasta que se derrama".*

Había sido atacada al tomar terreno, lo cual era algo muy natural. Había salido en la fe y había habido un contraataque. La intención de una batalla de la palabra no es reemplazar a la fe de acción. La acción siempre tiene la voz más fuerte en el reino espiritual. La acción es la demostración de la palabra. Sin embargo, es buena idea estar preparado para tener una espada en caso de que haya un ataque después de la victoria.

Mayor acción también es suficiente. En otras palabras, hubiera podido poner las cosas en claro simplemente con descubrir la estafa mediante la acción de fe y haber comido más, mucho más: la represalia fundamental y poderosa de subir la apuesta.

CAPÍTULO 23

Gloria a Dios en las alturas

Estaba cumpliendo con mi propósito al venir a Green Cove, Florida. Estaba aprendiendo de los "Mejores y Más Santos" de Dios. Estaba muy agradecida por la posibilidad de obtener esta revelación invaluable de parte de estos ministros de Dios auténticos y con experiencia. La hermana Nellie, quien era una de las elegidas de Dios en los Ministerios de la Restauración, siempre me decía: "Juliana, hay tres pasos importantes: rendirse, salir en la fe y resistir". Yo acababa de resistir por mí misma.

Lo que Dios me estaba enseñando

Me di cuenta de lo que Pablo quería decir cuando dijo: *"Hermanos, yo no creo haberla alcanzado ya: pero de una sola cosa me ocupo, olvidando lo que queda atrás y lanzándome hacia aquéllas cosas que están delante corro hacia la meta por el premio de la vocación de Dios en Cristo Jesús". (Filipenses 3:13-14)*

¡Estaba comenzando a entender la importancia de esa revelación! ¡Nunca mirar hacia atrás! Me había sido enseñado el llevar eso hasta el límite, el ir directo al grano de la suprema autoridad de Dios sobre todas las cosas. Su voluntad suprema y el reivindicar Su verdad sobre toda cosa tomaban precedencia sobre cualquier otra cosa que pudiera hacer.

Deuteronomio 11:24: *"Cuanto pise las plantas de vuestros pies, será vuestro...".*

Mi curación se trataba de la adquisición espiritual de autoridad, confianza y poder

Hasta esta revelación y demostración, había creído que mi curación se trataba de mi integridad personal. Tenía la creencia de que todas las enfermedades provenían de la impotencia y de renunciar al poder. Creía que la enfermedad provenía de comprometer la integridad y de rendirse ante los ídolos. Claro que esto es verdad hasta cierto punto, pero la verdad más importante era que había sido redimida del error.

Estos compromisos e idolatrías no habían sido mis propios pecados. Eran ataques de mi antigua naturaleza. Yo era dos, de hecho. Fui redimida, trasladada mediante una sola ofrenda de sangre a ser la semilla de Dios: mi esencia espiritual. Mi yo espiritual no podía pecar, era algo imposible. Había sido creada en la imagen y semejanza de Dios. (Génesis 1:27) *"El que ha nacido de Dios no peca, porque la semilla permanece en él: y no puede pecar, porque ha nacido de Dios". (1 Juan 3:9)*

Su gracia es suficiente (2 Corintios 12:9)

No era una pobre víctima despreciable que estaba siendo castigada por Dios, no era un alma cuya seguridad estaba comprometida sobre esta Tierra. No, yo era Santa, al igual que Él es Santo. Su gracia sería más que suficiente. La gracia reina: el hacerse cumplir Su Gracia había sido la lección que había tenido que aprender. ¡La autoridad y gracia espirituales de Dios tienen el dominio completo sobre esta Tierra! ¡No importa bajo qué circunstancias!

2 Corintios 4:7: "Pero llevamos este tesoro en vasijas de barro, para que la excelencia del poder sea de Dios...".

Tenía derechos divinos

¡Me había sido dado el dominio y tenía derechos aquí, en esta Tierra! Derechos otorgados por Dios. Podía efectuar represalias contra cualquier impedimento a la gracia de Dios. Podía recuperar mi salud, mi paz, comida, ropa, etc. Ya no era la víctima de un juego sucio espiritual.

> *Efesios 1:21: "Por encima de todo principado y potestad y poder y dominio y todo nombre nombrado no sólo en este mundo, sino también en el venidero".*

La batalla es por la identificación

Me había enfermado al no saber quién era yo en Cristo y al creer en las costumbres del mundo que hacen a uno impotente. Para socavarme aún más, fui estafada para creer que me podía arreglar a mí misma. Mi único problema era que estaba lidiando con la yo equivocada. Mis propias obras jamás me curarían. Nadie puede esperar la curación a través de la corrección de sus defectos de personalidad.

La curación es la separación, la santificación, una división absoluta del alma y del espíritu. ¡La curación no es más que oponerse al impostor!

> *Hebreos 4:12: "Pues la palabra de Dios es rápida y poderosa y más aguda que cualquier espada de dos filos, penetrando hasta la división del alma y el espíritu, de las articulaciones y de la médula, y es capaz de distinguir los pensamientos e intenciones del corazón".*

A caballito

Lo único que tenía que hacer era andar a caballito hacia una victoria que ya había sido establecida. Como una psicóloga, esto era algo difícil de entender para mí. No importaba si estaba bien o mal, si me había comprometido de manera alguna, si estaba en la integridad, si era una imbécil o si era una reina. ¡Lo que importaba era que sabía que había sido curada por Dios y que Su gracia era suficiente! Mis pecados y mis errores eran perdonados por la gracia.

> *Juan 1:17: "Porque la ley fue dada por Moisés, pero la gracia y la verdad vinieron por Cristo Jesús".*

La hora designada

Quería quedarme y formar parte de esta comunidad. Rachel quería que me quedara. Pero ambas sabíamos que Dios tenía un plan distinto y fui guiada a irme. Me he dado cuenta de que el único error de verdad en la mayoría de los casos es "haberse quedado demasiado tiempo en la feria". Había adquirido mucho, pero era hora de seguir adelante. Aún tenía sensibilidades químicas y necesitaba mayor curación. Dios me estaba diciendo que regresara a casa, y que había cosas que tenía que aprender solamente de Él mismo. Había terminado con mi victoria en Florida. Había obtenido lo que Dios quería que obtuviera.

Nos despedimos

La primera persona a la que le dije adiós fue a la esposa del pastor, Rachel. Habíamos desarrollado una relación ¡y nos amábamos mutuamente con el amor de Dios! Compartió su verdad conmigo: "Juliana, hace dos semanas Dios me dijo que era hora de que partieras, y no te lo dije porque quería que te quedaras".

Yo compartí la mía: "Yo hice lo mismo, Rachel. ¡Me hice como si no hubiera oído! Sé que se ha terminado".

Ambas reímos. Sabíamos que si me quedaba más tiempo, empezarían a suceder "cosas": quedaríamos fuera del plan de Dios y de su liderazgo. Aceptamos este hecho ¡y supimos que la decisión de Dios tenía previsión!

Hasta este día veo el ritmo de Dios en todo lo que hago. Está sobre todas las cosas. Es la ley espiritual, la ley del espíritu. La gracia viene de la fe y la fe siempre será guiada por el espíritu.

Gálatas 5:18: "Pero si os dejáis conducir por el Espíritu, no estáis bajo la ley".

Empiezan a suceder cosas

En otras palabras, sean los que fueran nuestros problemas originales que causaban una falta de armonía, la interferencia (el problema) no era lo que parecía ser. El único error en verdad era que tú o yo no estábamos siendo guiados por el espíritu. *Fuimos guiados mal. El impostor nos guió. Eso es en verdad todo lo que pasó.* La gracia de Dios cubre cualquier error.

Rachel me llevó al aeropuerto en su carro y compartimos cosas maravillosas en el Señor. ¡Era un día glorioso de hermanas que se edificaban entre ellas en nuestro Señor! Ella compartió algunas cosas muy especiales que Dios le había dicho específicamente que compartiera. Le prometí que no revelaría ningún detalle. Sólo diré esto: Fui a casa con ropa puesta y estaba pasada de peso. Me fui con la gracia de Dios y con una curación tremenda, con mucho más en sabiduría impartida, en amistades y con una nueva familia en Dios.

La comida: la broma cósmica de Dios

Rachel me dejó con todo su amor en el aeropuerto. Me senté pacíficamente en el avión de regreso a casa. ¡Tenía una mentalidad que era radicalmente diferente de la que había tenido al llegar! Había menguado en mi carne y crecido en mi espíritu.

>Juan 3:30: *"Él debe crecer y yo menguar".*

Dando gracias por lo que tenía

Había sido bendecida sobrenaturalmente por el puerco, la res y las papas fritas más grasosas del mundo, aparte del helado de Dairy Queen de todos los días. La cocina frita sureña no sólo no me había alterado el estómago, ¡sino que yo también había superado mis reacciones alérgicas! Obviamente no se trataba de la comida.

La comida chatarra era una broma cósmica de Dios. Si Dios fuera una madre judía, hubiera sonado de esta manera: "Te lo dije. Ya, come". Estaba pesando ciento treinta y dos libras, ¡mucho más de lo que había pesado en cualquier otro momento de mi vida!

Dios tenía Sus propias maneras de descubrir la estafa de los engaños.

>1 Corintios 4:5: *"Así, pues, no juzguéis nada antes del tiempo en el que vega el Señor, que iluminará los escondrijos de las tinieblas y declarará los propósitos de los corazones: y entonces cada uno recibirá la alabanza de Dios".*

CAPÍTULO 24

Por mi propia cuenta de nuevo

Regresé a mi casa no tóxica en San Diego. No había terreno ahí: ¡era hora de seguir adelante! Oí claramente al Espíritu Santo decir que no se trataba de aferrarme al ministerio de alguien más. Dios tenía un nuevo propósito. ¡Estaba siendo preparada para el próximo ascenso! Dios tenía un plan, ¡pero se trataba de seguir yo adelante de manera independiente! Tenía que crecer sola en Dios. ¡Tenía que conquistar estas persecuciones de la ley generacional con mi propia autoridad en Cristo!

No estaba libre de ataques después de haber regresado a casa, pero podía comer y usar ropa, y era mucho menos sensible a los químicos. Había obtenido una gran victoria en Green Cove. Había efectuado mi represalia contra gran parte del engaño. Estaba viva, comiendo, y esperaba poder ir hasta el fin con Dios. Este camino tenía un poder que iba más allá de mi comprensión. ¡Me sentí obligada a obedecer!

Apenas estaba empezando a ver la realidad, a volverme en mi verdadera naturaleza. .Sabía que sólo había una manera de lograrlo. Había adquirido poder al tomar terreno, al salir en la fe. ¡Esa acción de la fe había evocado a Dios y a Su gracia! Se trataba de poseer el terreno ¡y aún quedaba mucho terreno por tomar!

Descubriendo otra estafa

Uno de mis numerosos diagnósticos médicos había sido una enfermedad llamada "Síndrome de fatiga crónica". Había perdido mucha de mi creencia en estos síntomas físicos y ahora los consideraba síntomas engañosos del error.

A la impostora de mi alma siempre le agradaba mostrar síntomas físicos dolorosos para socavar mi autoridad recién obtenida. ¡Estaba siendo retada!

La maldad sabía que ahora que yo estaba sola tenía una oportunidad para dejarme impotente; una oportunidad para quitarme mi recién adquirida comprensión de la fe. Yo había entrado a la "fe de la represalia" y mi oposición estaba perdiendo terreno rápidamente. La maldad intentó golpear a mi cuerpo.

La mentalidad hostil de la fatiga crónica

Después de haber regresado de Green Cove, disfruté de diez días considerablemente maravillosos, saludables y llenos de fe. El enésimo día me desperté sobre mi futón nuevo de 100% de algodón (una mejora sobre la mesa de vidrio) ¡y estaba inmovilizada de nuevo! Estaba sin energía, debilitada. Sentí agotamiento en cada músculo de mi cuerpo, en cada hueso y en cada extremidad. Apenas si podía mover mi cuerpo físico fuera de mi nueva cama. Estaba tan cansada que uno se imaginaría que no había dormido en un mes. Todo lo que había estado haciendo era dormir, y aún así quería dormir más.

Mañana

Cada día que me despertaba, empeoraban mis síntomas. Me estaba volviendo más fatigada. ¡Cada día era más difícil levantarse! Estaba en medio de una batalla y consciente de ello, pero no podía activar mi dominio. Tenía que recuperar mi voluntad de la impostora, tenía que alzarme por encima de ella. Cada día me sentía peor, más exhausta, más pesada y más impotente. Estaba debilitada debido al engaño. Sabía que eso era todo lo que era: engaño. ¡Estaba convencida de ello! Lo creía con todo mi corazón.

Refuté con poco entusiasmo, sin convicción alguna. Estaba demasiado cansada como para sentir pasión alguna. ¡Era una guerrera apática! Intenté encararme al engaño con un diálogo pasivo: "Mañana", decía cada día. "Mañana me voy a levantar y a seguir adelante; mañana obtendré la victoria sobre tu engaño... mañana... recuperaré mi vida".

Esto continuó durante ocho días. Cada día era más difícil: mi cuerpo se sentía más pesado y mi mente estaba más nublada. Cada "mañana" estaba más exhausta que el día anterior. No estaba ganando terreno.

Mi yo antigua me estaba engañando mediante una exageración consoladora que me prometía la ilusión de una "libertad del castillo en el aire" futura. Estaba siendo adormecida hacia la negación. La naturaleza carnal era muy seductora con su técnica demoníaca. El diablo, después de todo, tenía mucha experiencia en la creación de un estado vegetativo. ¿Qué guerrero con experiencia permitiría este tipo de pensamiento?

"Mañana. ¡Mañana seré quien soy en Cristo! Dormiré veinticuatro horas más, me levantaré y estaré en mi autoridad en Cristo. Mañana despertaré en la rectitud (1 Corintios 15:34) y sujetaré a mi carne bajo el yugo... Dame tiempo".

Sabía la verdad pero no tenía la fuerza para llevarla a cabo. Era una posición de conflicto. Estaba siendo la víctima de la opresión, ¡aunque sabía que era una mentira! Qué dicotomía más extraña. Había visto demasiado en Green Cove, Florida, como para regresar a este tipo de esclavitud.

La decisión

Durante el noveno día de esta tortura ¡comencé a darme cuenta de que tendría que mantenerme firme y resistir! Literalmente. Tendría que mantenerme firme y resistir ahí. ¡Levántate!

¡Tendría que enfrentarme a esta enfermedad, a este tipo impostor de la fatiga crónica! Tomé mi decisión. ¡Me levantaría! ¡Me saldría de la cama!

"Ya estuvo bueno", dije, sintiéndome más exhausta debido a que mi guerra no había sido reconocida, ni siquiera oída. Me estaba aguantando... esto era, después de todo, una guerra de la palabra.

Tendría que poner algo de fe en mis palabras... subir la apuesta con algo de acción. La acción necesitaba movimiento.

"No me estás oyendo", declaré. "Me voy a levantar, y cuando me levante me voy a mantener parada. Si nunca me vuelvo a acostar, ¡esto se ha terminado! Ya no me voy a rendir ante este engaño. Voy a caminar. Voy a correr. No me voy a sentar. No me voy a acostar. ¡Ya estuvo bueno! Nunca jamás voy a ser estafada de nuevo para quedarme en una posición de "descanso". ¡Esta vida me pertenece y la voy a recuperar! ¡Este ataque se ha terminado!".

¡Esta vez iba en serio! ¡Mi decisión había sido tomada! Me iba a levantar. "me voy a levantar", proseguí. "Y voy a permanecer así. No voy a regresar a esta cama hasta que la oposición sea derrotada. Si no se acaba, entonces moriré parándome y resistiendo, ¡pero no me voy a acostar!". Mi posición había sido puesta en claro.

La identidad restaurada

Mi cuerpo, mi naturaleza carnal, respondió a la amenaza de mi autoridad ahora que estaba bajo órdenes, sabiendo que la amenaza había sido auténtica. De pronto, y automáticamente, me levanté. Fui lanzada hacia arriba en el poder espiritual.

Tenía un nuevo poder. Mi voz estaba resonando con una nueva profundidad: ¡su volumen subió! "No seré controlada por la fatiga crónica o por cualquier otro síntoma físico engañoso. Eres una engañadora crónica. Eres una mentirosa crónica. No estoy sujeta a tus tretas; el poder de Cristo está en mí. No viviré como tú", proclamé. "No viviré sin vida alguna".

Este era el momento que había estado esperando. ¡El momento en el que mi espíritu regenerado se levantaría y lucharía! En mi identidad verdadera de rectitud, ¡este Síndrome de Fatiga Crónica estaba frito!

Lo asombroso

Todo se terminó el instante en que mi amenaza auténtica fue comunicada. ¡Todo mi dolor se había ido! Había desaparecido; una energía poderosa atravesó mi cuerpo como un destello de luz. El ataque había sido derrotado. Yo tenía energía. ¡Tenía poder! Estaba viva radical y espiritualmente. Me había llevado a mí misma a mi naturaleza verdadera mediante mis palabras, y mi espíritu sabía qué hacer. Había recuperado mi voluntad. Había vencido a la pasividad. Mi voluntad debilitada había recuperado fuerzas mediante mi habilidad de separarme de la impostora.

Mi misma elección de no estar de acuerdo con las percepciones de la maldad le había otorgado poder, confianza y autoridad a mi esencia.

Salí de mi cama sin esfuerzo alguno, con una vitalidad tremenda, y seguí adelante con mi día y mi con mi vida. Desde entonces jamás he tenido otro síntoma del ilusorio "Síndrome de Fatiga Crónica" o del también ilusorio "Virus de Epstein Barr", los cuales fueron inventados por la carne.

Había entrado al poder de la resurrección... ¡Estaba viviendo la realidad renacida! La promesa del dominio sobre esta Tierra estaba ahí para que me apropiara de ella. ¡Mi espíritu podía encontrar su propio camino! Tenía un ayudante interno: el Espíritu Santo. Podía rendirme a él, ¡y el espíritu de Dios tomaría las riendas!

Con ese ataque sujeto bajo el yugo, tenía que seguir adelante en mi propósito con Dios. Había regresado a San Diego para seguir adelante, para salir de mi asilo no tóxico, de mi refugio "seguro". Eso no le agradó en lo más mínimo a la oposición a mi confianza y autoridad. En verdad, el ataque se había tratado de eso, de un "crónico" dejar para más tarde mi dominio sobre la maldad. Sin embargo, aún quedaban ciertos problemas de salud que conquistar.

Una oración motivadora

Estaba agradecida de poder comer, pero aún no estaba completamente libre. Estaba agradecida de estar viva, pero aún estaba atrapada en una casa ambientalmente segura, no tóxica y libre de químicos. Pasé por una época de confusión. Fui a iglesias. Oraron por mí. Nada estaba funcionando, algo faltaba. Esto continuó durante una temporada: recibir oraciones sin llegar a ninguna parte, esto es, hasta que una amiga preocupada fue lo suficientemente bondadosa como para traer a su amigo (un guerrero de la oración) de visita. Él accedió a orar por mis enfermedades y por mis reacciones químicas.

Hizo eso mismo: siguió y siguió con una oración de extrema persecución y socavar. Todos sabemos de qué tipo de oración estoy hablando: una con buenas intenciones, pero que te deja mal. Era una oración fundada en la ley religiosa y en la condenación.

No quería ser grosera e insultar a mis amigos, así que en vez de ello decidí guerrear internamente. Mientras esta larga oración continuaba, observé todas las palabras y pensamientos muy de cerca, separándome de cualquier identificación errónea... y de pronto, ahí estaba... la palabra de Dios. . ¡Dios me utilizó para entregarla! Fui lanzada hacia arriba en la rectitud del espíritu y le profeticé una palabra a mi propio corazón. Empecé a hablar las palabras del espíritu.

La palabra profética de Dios

"Ya no te curaré o te libraré de nuevo, hija mía. Si lo hago, siempre perderás la curación. Nunca podrás aferrarte a nada. Siempre estarás impotente. Tú, hija mía, tomarás el resto de tu curación mediante la fe, ¡con tu autoridad en Cristo! Entonces nada ni nadie podrá quitarte algo de nuevo".

Primero quedé encantada. Por fin había oído a Dios otra vez. El Todopoderoso me había profetizado a mí, para mí, a través de mí. Ahora sabía lo que Dios quería que hiciera... tomaría el resto de mi curación mediante la fe, ¡con mi autoridad en Cristo! ¡Recordé lo que estaba haciendo! ¡Estaba aprendiendo mi autoridad en Cristo!

Ése era mi camino personal. ¡Tenía que apropiarme de mi autoridad en Cristo! Le había entregado mi poder al engaño. Había quedado impotente: ése era mi problema. Sin embargo, no era mi verdad.

Todo el poder se me había otorgado a mí. Llevaría a cabo obras aún mayores que las del Señor mismo. Estaba hecha en Su imagen y semejanza. Había sido trasladada mediante una sola ofrenda de sangre a ser la rectitud de Dios. Tenía Su poder, Su dominio sobre esta Tierra. Nada ni nadie se podía meter conmigo ni tomarme a la ligera. Tenía un respaldo tremendo. ¡Todo lugar que mi pie pisara sería mío! (Juan 14:12, Génesis 1:26, Hebreos 10:14)

Los guerreros de la oración creyeron que Dios había hablado desde su oración. También creían que todos éramos unos pobres pecadores, víctimas de la vida. Aún no habían tenido la revelación de la gracia mediante la fe.

Estaban orando en la antigua naturaleza, que era exactamente de lo que Dios me había liberado. Tenía que bloquear el espíritu de condenación apasionadamente, con cada gota de fuerza que tuviera. La religión le había inculcado a estos "guerreros" la conciencia del pecado, la condenación y la culpabilidad. No entendían su verdadera identidad. Y en ese momento aún no estaba lo suficientemente plantada en mi mujer de espíritu recién regenerada como para ilustrarlos.

CAPÍTULO 25

La estafa de la religión

La religión seducirá a una persona para hacerla escuchar las voces de pastores, maestros y líderes autoimpuestos que no tienen el espíritu. No hay aliento en nada de ello: palabras de segunda mano. El maná de ayer. Tener que practicar y repetir "sermones" no es lo mejor que Dios tiene que ofrecer. El Señor nos quiere librar de este síndrome de repetición. *El Espíritu Santo no ofrece oficios religiosos condenatorios e inventados que se enfocan sobre la conciencia del pecado.*

La religión quiere hacerte sordo a la voz del Amo. Ésa es la estafa de la religión. La religión quiere que pienses que sólo puedes llegar a Dios a través de otra persona; que no tienes un Reino personal. La religión quiere que no estés consciente de tu posición en esta Tierra. No quiere que sepas que eres un contratista independiente de Dios. No eres un buscador codependiente de Dios a través del hombre. Nada puede estar más alejado de la verdad.

¡El Reino de Dios está dentro de ti!
(Hebreos 12:28)

El objetivo de esta estafa es mantenerte en tu antigua naturaleza, inclinándote ante el hombre sin saber jamás quién eres. Es un espíritu de control que proviene principalmente de las manipulaciones de la justificación propia (un tipo de brujería), la cual es una fachada de la ley.

Yo jamás he visto al Señor de los Señores y al Rey de Reyes responder a quejas, súplicas y declaraciones de desesperación. Jesús te ama, al "tú" que Él ha creado. No eres la carne del "pobre tú" que está por lo suelos. En verdad es la enemistad de Dios la que está orando y pretendiendo que es tú.

> *Romanos 8:7: "El pensamiento de la carne es enemigo de Dios".*

Ese tipo de oración es una declaración de la identidad equivocada. Al menos podrías resistir y decir su mentira de manera directa. Di lo que realmente está diciendo: "No entendí. Aún estoy sufriendo en la carne. No hay santificación alguna. No lo hizo. La Cruz no tiene fuerza alguna. Regresa, Señor, ¡y sálvame!".

> *Romanos 6:9: "Sabiendo que Cristo, resucitado de entre los muertos, ya no muere".*

La verdad es que el Espíritu Santo sólo había estado esperando para hablar. Yo sólo tenía que sacar del camino a mi mente carnal, a mis pensamientos y a los de ellos. Le di las gracias a mi amiga y al guerrero de oración por la bendición y les di las buenas noches... ¡me fui a la cama con confianza, en éxtasis y alegre! Había oído a Dios. Eso era todo lo que importaba. Había salido de mi desierto y ¡Dios me estaba hablando de nuevo! ¡Aleluya!

¿Que tome qué? ¿Y cómo?

Me tomó un par de días bajar del "viaje" ¡y darme cuenta de que no tenía la más mínima idea de qué era lo que Dios quería que hiciera! No sabía cómo proceder.

¡Sus pensamientos están más elevados!

> *Isaías 55:9: "Tan altos como los cielos están por encima de la tierra, así se elevan mis caminos sobre vuestros caminos y mis pensamientos sobre vuestros pensamientos".*

¿Qué autoridad en Cristo? Necesitaba una palabra para explicar Su palabra. ¿Qué quería Dios que hiciera?

Sabía que tenía que mudarme fuera de mi refugio, pero, ¿cómo? Aún era demasiado sensible a los químicos como para mudarme a otra casa. ¿Cómo iba a sacarme mi autoridad en Cristo (la cual aún no había adquirido) de mi ambiente no tóxico?

> Marcos 1:22: "Y se maravillaban de su doctrina: pues les enseñaba como alguien que tiene autoridad y no como los escribas".

Nellie me inspira a mudarme

Me convencí de que se trataba de mudarme a una residencia normal. Comencé a buscar lugares a dónde mudarme. ¡Reaccioné a todas las casas que vi! Si la casa tenía una alfombra nueva, sufriría de espasmos de cuello, dolor muscular y vómitos. La pintura fresca desencadenaría otra serie de reacciones.

Enfoqué todo mi tiempo de día en buscar un nuevo lugar dónde vivir. Cada casa tenía su propia serie de reacciones complicadas. Algunas de las casas habían sido rociadas recientemente con pesticidas y otras con herbicidas. Había otras que tenían fragancias de detergente provenientes de lavanderías, desodorantes, pelos de perro, olores a gato, líquidos de limpieza, jabones de vajilla, mohos, polvo. La vida tenía toxinas. ¡Yo reaccionaba a la vida!

Hasta reaccionaba a la energía de vecinos que estaban demasiado cerca. Sentía todo y reaccionaba a todo. Todo el día y todos los días buscaba nuevos lugares que alquilar, y en la noche regresaría a la misma casa de siempre. No estaba logrando nada. No podía encontrar ningún lugar en donde pudiera vivir. ¡No podía encontrar ningún lugar al que podía entrar sin tener reacciones violentas! Permanecí en mi refugio otro día, otra semana, otro mes.

Quedarse demasiado tiempo en la feria

Me había tardado demasiado en mudarme. Me he dado cuenta de que Dios hace que las situaciones sean muy incómodas cuando es hora de seguir adelante. Tenía que dejarlo ir y seguir adelante. Dios me estaba pidiendo que me mudara a una nueva residencia. Estaba atrapada en una dicotomía: ¡no podía quedarme y no me podía ir! Estaba interpretando las señales y eran bastante claras: ¡Necesitaba algo de la autoridad que Dios había mencionado! No estaba acumulando ninguna autoridad adicional al quedarme en mi casa "segura".

La obtendrás quitando ídolos

Ya había tenido la experiencia de incendios forestales cuando me había tratado de quedar en una casa supuestamente libre de químicos en Arizona. Toda persona ambientalmente discapacitada quiere mudarse al aire puro. Tenía todo el sentido del mundo.

Cada vez que intentaba la mudanza al aire puro tenía alguna experiencia sobrenatural malvada. Era la manera de Dios de decir: "No, ésa es la dirección incorrecta. Aquí no la vas a obtener. Estás añadiendo ídolos. La vas a obtener quitando ídolos".

La magnificación de las cosas negativas es la manera de Dios de decir: "¡Ya se acabó! Déjalo ir. Confía en mí. Yo puedo hacerlo bastante mejor".

Los ídolos siempre están disponibles y traen consigo la maldición, la cual se puede identificar como ocurrencias extrañas y antinaturales; desgracia... el lugar equivocado en el momento equivocado... la trampa de la persecución de la ley. Una vida entera de sufrimiento.

Refuerzos

Les hablé a mis viejos amigos de Florida. Estaba a dos mil millas de cualquier tipo de apoyo espiritual auténtico. Había una mujer ahí, la hermana Nellie, una parte íntegra del ministerio de liberación.

Nellie fue guiada al teléfono y estaba dispuesta a mantenerse firme conmigo a través del teléfono. Mejor imposible. No hubiera podido encontrar a nadie localmente, desde Los Angeles hasta San Diego, que tuviera la fe necesaria para apoyarme en mi mudanza a una casa tóxica como todas las otras.

Cada vez que intentaba discutirlo con un amigo o con cualquier persona con tendencias espirituales oía un sinfín de dudas. Un ministro hasta dijo lo siguiente: "Eso es una locura. ¿Qué te hace pensar que eso va a pasar?".

Aprendí a no compartir mis ideas de fe con gente sin fe; al menos no cuando se trataba de mi resistencia personal.

Juan 10:27: "Mis ovejas escuchan mi voz. Yo las conozco y ellas me siguen".

La hermana Nellie

Nellie no conocía la duda. Era una sierva perfecta y sincera de Dios que había dedicado su vida entera al Señor. Era una mujer de fe consistente y firme. No se dejaría conmover.

Según Nellie, si una persona está teniendo una reacción física a algo, la solución es ir directamente hacia ello. Ella no tenía duda alguna. Jesús lo hizo, eres curada por su Gracia, aprópiate de ella. Simple y sencillamente comienza a caminar hacia Dios...

Le hablé a Nellie y le conté sobre mi aprieto. "Nellie, es obvio, tengo que seguir adelante. Tengo fe en ello. Creo que es la voluntad de Dios".

"Comprendo", dijo Nellie. "Dios está tratando de arrancar tus raíces de ahí, de ascenderte".

"Sí Nellie, pero lo raro es que cada vez que voy a un lugar que podría alquilar me enfermo más. No puedo ni entrar. Sufro enormes ataques. Camino por la casa sólo para verla y siento dolor físico. Nellie, ¡a veces los síntomas se tardan días en desaparecer después de haber aparecido!".

"Eso cambiará", dijo Nellie. "Cambiará ya que te mudes".

"Nellie, si me voy de aquí y me mudo, ya no podré regresar. ¿A dónde iré? ¡Estaré sin techo!".

Un espíritu de dejar las cosas para más tarde

"Es un espíritu de dejar las cosas para más tarde", concluyó Nellie, "un espíritu de dejar las cosas para más tarde que te está manteniendo atorada. Sólo vete y escoge un lugar para alquilar".

"¿Qué debería de buscar?", le pregunté.

"Toma algo que te agrade. Eso es todo lo que tienes que hacer. Toma algo que en verdad te agrade".

Continuó con una oración: "Gracias, Dios Padre, ya que no has guiado a Juliana hasta aquí para no guiarla el resto del camino. Tendrá su hogar en paz. Tú se lo proveerás. Te alabamos por adelantado por ello".

"Ahora hablo con el espíritu de dejar las cosas para más tarde en el nombre de Jesús", prosiguió. "Y te digo que no hay poder alguno más que el poder de Dios. En nombre de Dios, debes dar por terminados tus reclamos sobre el alma de Juliana. Por la sangre del Cordero, debes irte. Amén".

"Cuando seas atacada", dijo Nellie, "toma la comunión".

1 Corintios 10:16: "El cáliz de bendiciones que bendecimos, ¿no es acaso la comunión con la sangre de Cristo?".

Hechos espirituales

Lo extraordinario de la hermana Nellie es que decía cosas que eran completamente profundas, pero las decía de una manera muy sutil. Cuando la hermana Nellie hablaba, no había drama alguno, no había emociones carnales. Hablaba con mucha calma, como si lo que estuviera diciendo no tuviera ninguna importancia.

Nellie hablaba con hechos espirituales. No estaba tratando de impresionar a nadie ni de verse bien. Sólo estaba diciendo lo que ella sabía que era cierto. Por esto mismo era muy difícil interpretarla; Dios te la tenía que revelar. Ya que habías entendido su consagración a Cristo harías lo que fuera que te dijera que tenías que hacer. Sabías que era Jesús.

Una vez le pregunté a la hermana Nellie si alguna vez se había casado o tenido hijos. Contestó: "No, pero he tenido muchos hijos e hijas espirituales en el Señor".

Su apariencia era idéntica a su personalidad: sencilla y franca. Era alta, delgada, con el pelo estirado hacia atrás, con una apariencia casi rigurosa, sin maquillaje, afeites o adornos, sin ropa hecha para satisfacer a la gente. Conforme Dios te la iba revelando, comprendías su belleza. La sinceridad de su corazón brillaba a través de su apariencia "remilgada". El ministerio de la liberación no se trataba sobre la personalidad, la gente, la fama o la reputación. Tenías que estar seguro sin lugar a duda de que Dios estaba usando a alguien para ayudarte. Yo sabía que Nellie era así.

La fe estaba en camino

Su oración trajo la fe. Ella estaba de acuerdo conmigo y presentía que la hora de mudarme había llegado para mí. Escogería una casa que me gustara.

Tenía muchas preguntas, dudas y reflexiones cruzando por mi mente. ¿Qué pasaría si no pudiera vivir en la nueva casa? ¿Cómo podría vivir en una casa a la que ni podía entrar?

El espíritu de dejar las cosas para más tarde quería distraerme de mayor progreso y estaba llenando mi mente carnal con pensamientos interrogativos. ¿Qué si...? ¿Y entonces? ¿Y ahora? Más ídolos de la mente carnal. ¡Temor y dudas! La inquisición de la impostora.

CAPÍTULO 26

La inspiración llena de fe

La interpretación de Nellie de mi situación era clara. Los espíritus de temor y de dejar las cosas para más tarde me estaban atacando. Había quedado inmovilizada. ¡El único requisito para esta expedición en búsqueda de una casa sería que la casa me gustara!

"No te preocupes por tu cuerpo", me aconsejó Nellie. "Múdate y Dios te saldrá al encuentro ahí". Mudarse era la clave. Dios me saldría al encuentro después de mudarme; no sólo por mi plan, sino por mi demostración, mi acción.

> Mateo 6:25: "Por esto os digo: no os angustiéis por vuestra vida, qué vais a comer o qué vais a beber...".

¡Nellie era una inspiración llena de fe!

¡Nellie era una inspiración llena de fe! No se preocupaba sobre si sus oraciones o palabras eran ungidas o no. La palabra era Jesús y tenía su propia fuerza. Ella no tenía tendencia alguna al escándalo y alboroto, sino que su fe se basaba en los hechos. Cuando hablabas con Nellie estabas hablando con una mujer apoyada en la Roca.

Estaba completamente tranquilizada respecto al plan de Dios. Había quedado claro al hablar con Nellie. Me estaban pidiendo que saliera en la fe, y entonces Dios me saldría al encuentro del otro lado de ese paso. ¿Qué más podía ocurrir? ¡Mi autoridad se aumentaría conforme fuera necesario! Sería aumentada por medio de mi paso de fe. ¡Yo sería engrandecida! ¡No había ninguna otra manera!

Estuve de acuerdo con Nellie y al siguiente día alquilé una casa.

Sin apoyarme sobre mi propio entendimiento (Proverbios 3:5)

Escogí un lugar al que ni podía entrar y me mude a él. La casa tenía una cantidad enorme de adversarios, pero me gustaba. Era una casa encantadora en la falda de las montañas de San Diego. La casa era como una cabañita de cuento de hadas en un escenario de Hansel y Gretel. Era el alquiler temporal perfecto. Me mudé mediante la fe.

No seré conmovida

Nellie creía que era la Voluntad de Dios y ¡yo sabía que tenía una compañera de resistencia que no sería sacudida!

> Hebreos 12:28: "Puesto que recibimos un Reino que no puede ser conmovido, retengamos la gracia...".

Mudándome a una casa de verdad

Mi "casa de resistencia" fue elegida rápidamente. Poco después de eso decidí comenzar a ocuparla. La casa tenía dos cuartos, una sala, una cocina y un área de comedor. Era una pequeña casita vieja, pero era encantadora y pintoresca.

Todo lo que escribo ahora lo escribo desde el punto de vista de alguien preocupado ambientalmente:

Lo primero que noté cuando entré a la casa fue la alfombra de la sala, la cual era vieja y mohosa. Podía oler el polvo y el moho. El momento en el que entraba a la casa ¡mi cuello comenzaba a sufrir espasmos debido al moho! Esto a su vez causaba dolor en mis hombros y una opresión en todos mis músculos, lo cual desencadenaba una serie de reacciones que incluían migrañas. No había nada que hacer más que esperar a que desapareciera. Me había mudado.

La casa de alquiler estaba amueblada. Yo no tenía muebles, así que la mudanza fue tranquila: unas cuantas bolsas cafés de papel llenas de ropa, unos cuantos platos, algunos utensilios de cocina. No había acumulado mucho en mi último lugar de residencia. Todo lo que tenía era la promesa de Dios respecto a mi futuro.

Evité la sala, era demasiado intensa. La enfrentaría más tarde conforme adquiriría más fuerza. Rápidamente pasé a un cuarto más pequeño al final del pasillo. Este pequeño cuarto daba al jardín. Tenía una puerta de vidrio corrediza y una terraza. ¡Simplemente adorable!

Me permití sentir la belleza por un pequeño instante, e inmediatamente volví a mi dilema. Tenía que escoger en cuál cuarto dormir. Tal cuarto se volvería mi cuarto de resistencia. Era alérgica a todo en la casa, sin excepción alguna. Tendría que ocupar esta casa cuarto por cuarto.

Lucas 19:13: *"Ocupad mientras vengo".*

El cuarto trasero

Me mudé al cuarto trasero solamente porque era, según mis cálculos, menos tóxico que el cuarto del frente. Eché un vistazo al cuarto del frente y olfateé una combinación de cosas tan asquerosas que me asfixié, temblé, quedé completamente confundida y cerré la puerta de golpe. Era simple y sencillamente demasiado por hoy. ¡Mi primer día en el trabajo!

Pensé que el cuarto trasero tenía una puerta de vidrio corrediza que proporcionaba algo de aire: ¡un escape! Nunca podría dormir fuera, como lo hace alguna gente ambientalmente minusválida. Eso sería aún peor: el moho, los gases y los alérgenos aéreos. Simplemente no era una opción.

Un paraíso tóxico de madera comprimida

Había los suficientes intoxicantes en este cuarto como para hacer aparecer más que sólo un poco de ansiedad. El cuarto tenía paneles de madera comprimida. ¡Madera comprimida! Sabía muy bien lo que era la madera comprimida. Toda la comunidad ambientalmente sensible, así como sus especialistas del sistema inmune, habían predicado sobre el tema ampliamente.

¡Los toxicólogos siempre habían sido particularmente insistentes en advertir sobre los venenos mortales que estaban involucrados en la fabricación de las tablas de aglomerado! La madera comprimida consistía de madera de imitación: piezas de cartón cepilladas que estaban pegadas con pegamento. ¡El tipo tóxico de pegamento que te podía matar si lo olías! ¡Los venenos del pegamento de madera comprimida podían destruir tu cerebro! Había oído que estas tablas de aglomerado podían despedir gases tóxicos aún años después de que han sido fabricadas. Hasta décadas.

Estas tablas de aglomerado no estaban clavadas a las paredes como madera de verdad. ¡Estaban pegadas con más pegamento! Todas las cuatro paredes estaban cubiertas con el estilo de tabla de aglomerado: muy atractivo, muy agresivo, ¡y muy mortal!

Es mejor ser ignorante en estas áreas de investigación.

1 Corintios 2:5: "Para que vuestra fe no se fundase en la sabiduría del hombre, sino en el poder de Dios".

Calefacción de gas

El cuarto tenía un calefactor de gas pegado a la pared, justo encima de la tabla de aglomerado pegada con pegamento. ¡Más gases! Se volvió obvio que mis caseros no habían pensado en que el calor haría que de la tabla de aglomerado se liberaran gases tóxicos del pegamento.

"Ellos no durmieron en este cuarto. Por eso probablemente siguen estando con vida", comentó la exaltación propia en mis pensamientos.

Prendo el gas
(Un paso hacia la identidad adecuada)

Tomé un paso de fe y prendí el gas. "ya estoy aquí", pensé, "tengo que intentarlo. ¡Ahora definitivamente estoy en la categoría de confiar en Dios o morir! ¿Qué más puede pasar si lo intento hasta el final?".

"Calefacción de gas", comentó mi mente carnal. "¿Estás durmiendo en un cuarto con calefacción de gas?".

Ya tenía más poder que el que había tenido en mi refugio. ¡Podía distinguir mis pensamientos! ¡Una ventaja de la fe! Con un solo paso de fe ya estaba siendo separada de la voz de la antigua naturaleza.

"¿Estás segura?", preguntó la maldad. "¿Por qué no mejor usas tu calentador eléctrico portátil? Esto no se trata de asfixiarse, se trata de seguir adelante, de tener una casa cómoda, de seguir con tu vida. Sé suave contigo misma", continuaba diciendo el espíritu de exaltación propia, "¡ya has pasado por suficientes cosas!".

Ocupo

Decidí traer todas mis pertenencias a este cuarto pequeño. Ahí era donde comenzaría a resistir. Estaba completamente sola. Todo lo que me pertenecía en este mundo estaba conmigo. O adquiriría algo empezando por aquí o esto sería con lo que dejaría al mundo.

Un último intento por cambiar el plan de Dios

La oposición siguió con sus bromas. Estaba tratando de usar el as de la "soledad". "No pongas tu bolsa cerca del calentador de gas. Si tienes que salir corriendo de la casa, no quieres que todas tus pertenencias sean tóxicas. Tu ropa quedará arruinada. ¡Todo será destruido por el olor del gas!".

"¿Qué si el gas te mata durante la noche? ¿Qué si te envenena hasta matarte?", continuó diciendo la impostora. "Nadie sabe que estás aquí. No hay nadie que pueda venir a ver cómo estás; estás completamente sola en el mundo. No tienes familia ni amigos. Ésta no es una buena idea. ¡No tienes un plan B! No tienes nada en qué apoyarte si ocurre una emergencia. Nadie sabe dónde estás. Nadie te va a encontrar para revivirte".

La conciencia del pecado estaba intentado golpearme emocionalmente y hacerme cambiar de opinión a través de los pensamientos de la mente carnal: estaba intentando robarme la esperanza, llevarme a la lástima por mí misma, abatirme y distraerme de mi posible victoria.

La manipulación era demasiado obvia y yo no era tan vulnerable a la rutina de "nadie me va a encontrar". ¡Tenía cosas más importantes que hacer! Permanecí consciente. Mi paso de fe me había otorgado el poder de santificación. Pude establecer mis límites.

"Esta resistencia queda entre yo y Dios. ¡Lo que tengo es suficiente para Dios! Dios obrará con lo que tengo. Me saldrá al encuentro en donde estoy", respondí.

Salmos 62:6: "Alma mía, descansa sólo en Dios, pues de Él viene lo que espero".

Son altas las apuestas

De alguna manera no estaba sintiendo la soledad. De hecho me estaba sintiendo con mucha esperanza. ¡Estaba esperando un milagro! Quien yo era en realidad, un espíritu vivificado en mi identidad adecuada, sentía que estaba siendo guiada por Dios. La semilla humana tenía sus propios temores y sus cálculos predispuestos... me sentía con esperanza, pero no segura.

Me acosté sobre la cama que estaba en el cuarto amueblado, una cama de verdad: no un futón de 100% de algodón, no una mesa de vidrio, no un catre viejo del ejército. Una cama normal con ropa de cama normal. Coloqué mi cabeza sobre una almohada de verdad – un cabezal cómodo y normal. "¿Estoy soñando? ¿Una almohada de verdad?".

"¿Qué importa?", pensé. "Con la calefacción de gas prendida, se perderá el rastro de unos cuantos gases de ropa de cama y de materiales sintéticos entre las toxinas más grandes". No estaba guerreando por una cama. ¡Las apuestas eran mucho más altas que la ropa de cama! Esto era una cuestión de vida o muerte. Dios me libraría, o no lo haría. Se aparecería, o no lo haría. Despertaría curada o no tendría a dónde ir, a dónde voltear. ¡Había llegado la hora!

Me levanté una vez más para cerrar mi puerta de vidrio corrediza. Estaba empezando a hacer frío: era de noche en San Diego. Regresé a mi cama. Me encontré oliendo el gas y oyendo los ruidos de la calefacción prendiéndose y apagándose mientras estaba acostada con los ojos abiertos.

Tan tóxico como puede ser posible

La naturaleza antigua (la carne) no estaba de acuerdo con mis nuevos alrededores y tomó esta oportunidad para resumir su posición al respecto. "Oh Dios mío, oh Dios mío. La puerta corrediza está cerrada. Las ventanas están cerradas. No hay aire aquí dentro, no hay aire que pueda ser respirado ni por gente normal y saludable. Estás en una cama normal, hay gases saliendo de las paredes y del calefactor de gas. Todo en este cuartito. ¿No puedes oler el cuarto? ¿No puedes oler lo que está pasando?".

¡La impostora estaba histérica! "¿Dónde está tu olfato? ¡Esto es tóxico! ¡Tóxico! ¡Tan tóxico como puede ser! ¿Te has vuelto loca? Esta no es una resistencia, ¡es un suicidio! Estás en negación. ¡Estás en una completa negación!".

Aquí estoy, Señor

Puse mis ojos sobre Jesús de nuevo. "Aquí estoy, Señor, en un cuarto perfectamente encantador, en una cabaña del estilo rústico de San Diego por excelencia, con una preciosa puerta de vidrio corrediza que tiene vista a un encantador jardín frente a las extraordinarias montañas de San Diego. ¡Impresionante! Aquí estoy, Señor. Aquí estoy. Pongo mi confianza en ti".

La enemistad aún estaba influenciando mi toma. "No hay manera de saber qué va a pasar", se burló el engaño. Ignoré el comentario. En la fe, en la victoria, esto era ideal. Me encantaba la cabaña. Esto podía ser el cielo o el pabellón de la muerte.

Mi espíritu regenerado tenía su propia opinión: "Esto es fabuloso; éste es el comienzo de mi verdadera vida". Me dormí, adormecida por el sonido de un calefactor de gas que estaba produciendo gases.

CAPÍTULO 27

El siguiente día

Cuando desperté la mañana siguiente, la mente carnal comenzó a hablar rápida y agresivamente justo en el instante en que abrí los ojos: "Mírate a ti misma. Mírate a ti misma", dijo, con un enmarañamiento premeditado derramándose de su conciencia malvada: un veneno que inutilizaba mucho más que cualquier calefactor de gas. "No te puede mover", prosiguió el engaño. "Estás inmovilizada. Podrías estar paralizada, asfixiada. Huele el cuarto. Abre una ventana, ¡abre todas las ventanas y las puertas de inmediato! ¡Sal de aquí! ¡Sal!".

Borracha por los gases

Yo, "yo", no podía pensar. Mi verdadera mente no estaba funcionando y mis pensamientos no se estaban formando. Estaba completamente incoherente.

"No estás incoherente", prosiguió la agresión. "Estás borracha por los gases. ¡Así se siente estar envenenada! ¡Así se siente cuando tienes enfermedad ambiental y duermes en un cuarto tóxico! Te has rematado. ¡Nunca te recuperarás de esta exposición autoinflingida!".

Me doy un empujón

Me salí de la cama mediante un empujón con todas mis fuerzas. La enemistad de Dios no había terminado de hablar: "No te puedes mover, estás exhausta. Estás en el piso. Eso no es levantarse de la cama, eso es rodar al piso. ¡Te vas a morir en esta casa!".

Tenía que salir de esto de alguna manera. Tenía que reunir el coraje necesario para hablarle a Nellie.

No podía ver; mis ojos estaban completamente hinchados. Gateé hasta el baño. Estaba aguantando. Agarré el toallero para levantarme. Me vi a mí misma a través de las hendiduras que quedaban de mis ojos. Estaba verde e hinchada, como un boxeador que acaba de perder una pelea. Empujé mi espalda contra la pared mientras unas sugerencias más hostiles me atacaban.

"Esto se debe a todos los gases que respiraste durante toda la noche. Han dejado sus estragos. ¿Qué esperabas? ¡Tienes enfermedad ambiental! Acabas de dormir en un cuarto con madera comprimida, gas, fibras sintéticas y nada de aire. Estás más enferma de lo que jamás has estado en tu vida. Vivir en la calle sería mejor que esto. ¡No puedes vivir aquí! ¡No lo lograste! Dios no está involucrado. Dios no te liberó, al menos no esta vez. ¡Sal ahora mismo! Sálvate a ti misma mientras todavía te queda un poco de vida".

¿Dónde está Dios?

Me sentía pesada; drogada, según creía, por las toxinas. No me podía concentrar para nada. Apenas si podía respirar. Estaba asfixiándome.

"¿Qué puedo hacer?, me pregunté. "¿Dónde está Dios?". Me levanté con el toallero como con un punto para lanzarme, un punto de apoyo. Me empujé y tambaleé de una pared a otra. Aún no tenía la fuerza como para caminar. Intenté caminar por mí misma y mis piernas desfallecieron. Me agarré de la perilla de la puerta del baño. Había quedado entre dos cuartos: el cuarto trasero y el baño.

"Si puedo llegar a la sala", pensé, "puedo llegar al teléfono y hablarle a Nellie". Me asigné una misión a mí misma. Me arrastraría hombro con hombro contra las paredes para mantenerme en pie: un pequeño paso de lado a la vez hasta llegar a la mesa en el área de comedor, que era donde se encontraba el teléfono. Mi cuerpo estaba sin vida; era como arrastrar un cuerpo muerto.

No tenía ganas de hablar con nadie. No estaba rebosando del deseo de comunicarme con alguien. Sólo quería decirle a Nellie qué estaba pasando. Un contacto solamente: "Hola. Me estoy muriendo. ¡Adiós!".

No sabía lo que diría. Quizá Nellie ni estaría en casa. Pareció como una hora de esforzarse para cruzar las paredes. Todo me dolía. No tenía flexibilidad alguna, estaba tan pesada y rígida como madera. ¡Quizá me había fusionado con la tabla de aglomerado!

Tenía un problema relacionado con Dios

Finalmente llegué a la silla y me colapsé sobre ella mientras intentaba reunir mis pensamientos. De nuevo, ¿cuál era mi problema? Ah sí, claro, mi problema definitivamente era: "¿Dónde estaba Dios?". Tenía un problema de "dónde estaba Dios". Esa fue mi conclusión: si Dios estuviera aquí, entonces no tendría este problema.

La impostora metió la cuchara en el mismo instante en que tomé algo de control sobre mi mente y describí mi problema. "Sí, ¿dónde está Dios? ¿Dónde está Dios ahora? Como que ya pasó un poquito de la enésima hora. ¡Se ve como que no va a llegar nadie!".

Recogí el teléfono. No podía ver los números de los botones, mis ojos todavía estaban demasiado hinchados. Marqué "0" y la operadora me transfirió a Información, donde la persona a cargo me dio el teléfono de Nellie. Pero cada vez que me lo daban lo olvidaba. No había pluma o lápiz sobre la mesa para escribirlo. Oiría el número de teléfono, lo olvidaría y volvería a pasar por todo el proceso otra vez, hasta que finalmente, en el cuarto intento, me acordé. Entonces conseguí que una operadora me conectara. Apenas si estaba funcionando mi cerebro.

Nellie estaba en casa

"Bueno".

"¡Nellie, estás en casa!".

"¿Quién habla?", preguntó Nellie. No había reconocido mi voz.

"Soy yo, Juliana", dije. "Soy yo. Dormí en la casa en el cuarto trasero con la calefacción de gas prendida. Estoy en el terreno, ¡pero Dios no me curó! Estoy enfermísima. No puedo ni pensar claro. Nellie, creo que estoy envenenada".

"Reza conmigo", dijo Nellie.

"No puedo, Nellie". No podía pensar. "No puedo sentir nada".

"Entonces reza en el espíritu", dijo Nellie.

"Nellie, no me estás entendiendo. No la voy a hacer. No puedo vivir aquí y no puedo regresar. ¡Jamás he estado más enferma! ¿Dónde está Dios?".

Salmos 46:6: "Dios está en ella, no vacilará: Dios la socorrerá al despuntar la aurora".

Nellie tomó la Biblia, impávida, y se sintió guiada a leer el primer salmo. Comenzó a leer fuerte y con calma, como si nada estuviera pasando.

"Me estoy muriendo: ella no es sacudida. Me estoy volviendo loca: ella no es perturbada ni en lo más mínimo". Su fe había permanecido intacta. Dios había elegido bien. Quizá tenía a una sola persona para ayudarme, pero la que tenía no vacilaría por la maldad. Valía lo mismo que un ejército de gente sin rectitud. Una sierva buena y llena de fe.

Nellie siguió leyendo el primer salmo de la Biblia, algo acerca de mí recibiendo un consejo impío. "Estás recibiendo un consejo impío", declaró.

Nadie podía discutirlo. Lo volvió a leer. Ambas lo sentíamos ahora. Había un poder en las palabras que ella había sido guiada a leer.

No sólo era una lectora de la Biblia de manera religiosa. Eso no era lo que estaba ocurriendo. La hermana Nellie estaba leyendo Su palabra llena de luz, sabiendo de su poder, en una fe plena y en el conocimiento de la habilidad de la palabra para liberarme por sí misma. Sabía que Jesucristo respaldaría Su palabra.

1 Pedro 1:25: "Mas la palabra del Señor permanece eternamente".

"La entrada a Tu mundo da luz"
(Salmos 119:130)

Esa semana entera había estado viendo y oyendo la misma Escritura en mis estudios y en todas partes: "La entrada a Tu mundo da luz". Esa Escritura parecía aparecerse por todas partes. Nunca le había puesto atención y de pronto estaba inundando mi vida. Nellie, quien no es fácilmente disuadida cuando se trata de Dios, estaba muy consciente del fondo de tal hecho: "la entrada a Su mundo da luz". Yo había oído su comentario respecto a ese versículo anteriormente.

Pero en ese mismo instante apenas si estaba oyendo su lectura de la Biblia. Estaba tan desesperada: acababa de perder mi oasis perfecto. Estaba completamente desencantada. Estaba en una resistencia a la que Dios no le había salido al encuentro, y no tenía a dónde ir desde ahí. La vida que había esperado se había terminado.

Nellie siguió leyendo el primer salmo. Nada de oración ni nada más, solamente el primer salmo con mucha calma.

El consejo impío sigue

La mente de mi alma, la impostora de mi identidad espiritual, estaba evaluando la situación con un montón de sugerencias oportunas y hostiles. "Ahora estás sin techo y muriéndote. Muy pronto estarás fuera en la calle con gases, aire tóxico y mohos, en donde no puedes sobrevivir. Acabas de dormir en un cuarto tóxico, en el peor cuarto en el que has dormido en toda tu vida: un cuarto que tenía las suficientes toxinas asquerosas como para matar a diez personas ambientalmente enfermas. Estás enferma, con náuseas, fea, hinchada tanto que nadie te podría reconocer, y estás recibiendo noticias bíblicas, algo sobre un consejo impío. No puedes vivir en esta casa", balbuceo la exaltación propia. "¡Ésa es tu realidad!".

¡La mente generacional carnal se volvió desenfrenada! "Estás muriéndote, eso es todo. Se ha terminado. No vas a vivir otro día. ¡Prender el gas fue la cosa más estúpida y psicótica que has hecho en toda tu vida! Todos tenían razón. Ésta no era una manera de ser curada, ¡es una manera de ser exterminada!".

Estaba siendo inundada con malas noticias, condenada y acusada de haber sido mal guiada, mal aconsejada.

Nellie aún estaba leyendo el primer salmo: "... Dichoso el hombre que no camina en el consejo de los impíos, ni va por la senda de los pecadores, ni se sienta en el banco de los pérfidos. Mas se complace en la ley del Señor, y medita sobre su ley día y noche. Será como un árbol plantado al lado de los ríos de agua, que da el fruto a su tiempo; su hoja jamás se ha de marchitar; y todo cuanto hace prosperará. Así no son los impíos: mas son como la paja que se lleva el viento".

"Por eso los impíos no aparecerán en el juicio, ni los pecadores en la congregación de los rectos. Porque el Señor conoce el camino de los rectos...".

Nellie sigue leyendo

Nellie seguía leyendo, inmutable. Yo todavía estaba sentada y aturdida en la mesa del área de comedor. Había un pasillo entre la sala y la puerta principal. Yo estaba como a treinta pasos en línea recta de la puerta principal.

De pronto, mi vista se dirigió hacia la puerta, donde algo captó mi atención. Creí que alguien estaba en la puerta. "Oh no", calculó mi mente carnal. "Eso era lo que me faltaba, ¡un invitado! Tengo que esconderme. No haré nada de ruido y nadie sabrá que estoy aquí. ¡No puedo lidiar con nada más ahora mismo!".

Me desconecté de Nellie y de su lectura de la Biblia. Mi preocupación ahora era esta nueva situación en la puerta principal. No oí a nadie frente a la casa; no hubo un timbre y nadie tocó a la puerta, pero algo o alguien estaba allá afuera. ¡Lo podía sentir, lo podía presentir!

Me concentré en la puerta. Al principio, lo que estaba viendo parecía como una gran luz deslumbrante del sol. ¡Una mancha solar! Pero era más que una mancha solar. Lo sabía intuitivamente. Una mancha solar no tiene una presencia, no es un ente. Esto estaba vivo. ¡Podía sentir una energía! Mantuve fija la vista: me sentía atraída a la puerta, obligada a observar. No quería ninguna interferencia en este instante. Necesitaba la liberación, el escape, la paz: no la intromisión.

Entonces la mancha solar comenzó a crecer. Al principio estaba del otro lado de la puerta, allá afuera. ¡La luz alrededor de la enorme mancha era tan brillante que se podía ver a través de una puerta gruesa de madera! ¡Era como si mi puerta se hubiera vuelto transparente! Miré mientras mi puerta era rodeada por la luz. ¡Esta luz estaba intentando entrar a mi casa! Quería entrar: tenía toda mi atención cuando logró atravesar mi puerta principal, ¡hasta que la luz estaba dentro de mi casa! Estaba hipnotizada. No podía ver nada más. Entonces, la "luz" consumió el pasillo. Pasó tan rápido que no tuve tiempo de decírselo a Nellie. Simplemente me quedé sentada ahí, aturdida, ¡mientras esta personificación de luz brillante se movía a través de mi casa!

La iluminación móvil serpenteó silenciosamente a través del pasillo. Pasó por el pasillo y luego por mi sala, como si estuviera buscando algo. Tenía una cierta determinación. Estaba ahí por un asunto de negocios. Parecía tener una misión, una dirección.

Estaba conmocionada, mas no atemorizada. Ocurrió tan rápidamente que ni tuve tiempo de interpretar lo que estaba ocurriendo. Seguí observando mientras esta fuerza increíble de luz radiante se comenzó a concentrar en un camino más directo. Entonces se dirigió justo a mí. Parecía que yo sería el blanco. Entonces, la luz me encontró y se paró donde estaba. Se quedó así en frente de mí por un instante... se quedó ahí y tomó una pausa... ¡y en ese mismo momento me di cuenta de que ésta era la luz de Dios! ¡Ésta era la luz del mismo Señor Jesucristo!

> *Juan 8:12: "Entonces les habló Jesús de nuevo, diciendo: "Yo soy la luz del mundo: aquél que me siga no andará en tinieblas, sino que tendrá la luz de la vida".*

Una inyección de luz

Tan pronto como comprendí esto, la luz se metió a mi cuerpo. Esta enorme personificación de iluminación espiritual pasó a través de mi cuerpo. Quedé sin habla. Sentí el calor, el fuego de Dios - literalmente hablando - mientras entraba por el área de mi plexo solar y salía por el otro lado. La luz no permaneció, ni fue a otras partes del cuerpo. Simplemente pasó a través de mí, como si yo estuviera recibiendo una inyección gigante de la Luz del Señor. Y entonces desapareció.

No pasó nada más. Sólo una visita de la luz. Nada de revelaciones, ni conversaciones ni órdenes. La luz de Dios entró, salió y se llevó todos mis síntomas consigo: todo mi dolor, mi opresión, ni ataque mental, mi lupus y mi enfermedad ambiental. ¡El consejo impío había sido callado! Ya no estaba hinchada. Era hermosa de nuevo: lo podía sentir. ¡Estaba libre!

La entrada a Su palabra había traído la luz a mi casa, a través de mi puerta, a través de mi cuerpo, ¡y me había liberado! La única testigo que tenía era la hermana Nellie, que estaba a dos mil millas: una mujer, una mujer de la tercera edad en el teléfono; una veterana en el Señor. Ella había sido mi línea de apoyo de Dios. Nellie no sólo había permanecido cuerda, lo cual es algo bueno cuando estás siendo atormentada mentalmente, sino que también muy estable y completamente centrada en Cristo.

Isaías 55:11: "Así la palabra que sale de mi boca no regresará a mí sin resultado, sino que logrará lo que yo deseaba y prosperará en lo que la mandé a hacer".

CAPÍTULO 28

Siento la presencia del Señor

Nellie lo había sentido mientras estaba en el teléfono. Se quedó en la línea, orando y aún leyendo el primer salmo. Por algunos minutos ni estuve consciente de que ella seguía ahí. Yo andaba en otra dimensión: ¡la dispensa de la gracia había vencido a mi carne!

"Nellie, estaba siendo curada", dije.

"Lo sé", respondió. "Jesucristo acaba de entrar a tu casa, ¿verdad? Sentí la presencia del Señor".

Salmos 16:11: "... En tu presencia está la plenitud de la alegría...".

Nos regocijamos

Ahora estábamos riéndonos, rezando, alabando: pasándonosla de lo lindo en el Señor. De manera increíble, todos mis síntomas habían desaparecido milagrosamente conforme la luz se extendía por mi cuerpo. Me sentía de maravilla. ¿Cómo podía ser cierto? Estaba aquí, en una casa tóxica - ¡y me sentía de maravilla!

Nellie me sugirió salir y comer más comida chatarra para celebrar mi victoria. Ella creía que debería celebrar yendo a comer panqueques y helado. Estuve de acuerdo, pero no fui tan lejos. Comí mi comida de siempre. Estaba feliz.

"¡Fiú! ¡Puedo vivir en una casa! Puedo vivir. Estaba tan agradecida a Dios. Imagínate a Dios entrando por mi puerta con Su luz asombrosa y pasando justo a través de mi cuerpo para liberarme". Era inimaginable.

La palabra de Dios no había regresado sin resultado. Esa palabra de Dios, para mí, estaba viva y activa, más aguda que cualquier espada de dos filos. Había penetrado para dividir alma y espíritu, articulaciones y médula; juzgaba los pensamientos e intenciones de mi corazón. (Hebreos 4:12)

De maravilla en el Señor

¡Estaba de maravilla en el Señor! Había estado muerta y ahora tenía vida, ropa, una casa en dónde vivir y una cama en dónde dormir. Podía comer comida. Tenía una nueva esperanza y un nuevo entusiasmo por vivir. Me consagré a Jesús y recé. "Tengo un propósito predestinado de servirte, Señor. Te amo y estoy muy pero muy agradecida. Eres todo para mí, eres todo lo que tengo, todo lo que necesito, ¡todo lo que deseo!".

No tenía ni la más mínima intención de dejar ir la orla de Su manto.

Mateo 14:36: "Quedaron sanos tantos como tocaron".

Yendo de resistencia en resistencia

Zacarías 13:9: "Y meteré esta tercera parte en el fuego y la purificaré como se purifica la plata...".

Entonces pude vivir en la casa de alquiler a la que me acababa de mudar y, de nuevo comencé a aprender sobre cómo resistir. Había aprendido de nuevo que no podía evaluar algo del otro lado de la montaña. Tenía que entrar a mi territorio mediante la fe y enfrentarme a los gigantes en el terreno. No había ninguna otra manera de ser curada. Ninguna otra cosa había funcionado después de tantos años de intentar.

La fe como curadora

El plan de Dios de tomarlo mediante la fe me estaba curando. Se estaba volviendo un viaje extraordinario. Todo se estaba volviendo una resistencia. ¡Estaba yendo de resistencia en resistencia!

Mi milagro nunca hubiera ocurrido en mi casa ambientalmente segura. Hubiera seguido siendo la misma yo, tenido los mismos problemas, el mismo Dios, la misma fe, los mismos papás, el mismo camino, el mismo cuerpo, el mismo destino ... pero mi salud se hubiera seguido deteriorando en una casa ambientalmente segura, porque no había fe en ella.

Estaba aprendiendo que la falta de la fe es lo mismo que la falta de la gracia; la gracia es por la fe (Efesios 2:8). La fe está en la acción de demostrar que Dios tiene el control. Esto era demasiado inverosímil para mi mentalidad. Era un concepto que no conocía en ese entonces, esto sobre la fe como curadora. Había sido bendecida. Tenía el privilegio de explotar el poder de Dios... de efectuar represalias: ¡Y apenas estaba empezando!

2 Corintios 3:18: "Y todos nosotros, con la cara descubierta y reflejando la gloria del Señor como en un espejo, nos transformamos en su misma imagen de gloria en gloria, conforme al Espíritu del Señor".

Tomando más terreno

No había nada más que hacer que tomar más terreno, y aún quedaba mucho terreno por tomar. No me quedaría sin terreno por mucho tiempo. Aún no me he quedado sin terreno: siempre queda más. Está el terreno de la santificación continua. Está el terreno del espíritu, de vivir más de tu naturaleza verdadera. Está el terreno del dominio. Todo esto está disponible para ti mediante la fe.

1 Corintios 3:18: "Si algún hombre parece ser sabio según el mundo, hágase necio para llegar a ser sabio".

He notado que existen dos tipos de gente cuando se trata del terreno: un tipo es humilde y quiere ser ascendido en el Señor, mientras que el otro está en negación. La negación suena así: "Dios me está bendiciendo, ¡todo está bien!". O como lo hacen los religiosos: "Cuidado, no quieres tentar a Dios", como si la fe fuera una afrenta a Dios. Éstas en verdad son declaraciones de duda sobre la gracia de Dios.

El terreno de la negación debe ser conquistado antes de que se pueda demostrar cualquier movimiento de Dios. ¡No hay luz en la negación! El que un creyente necesite salir y tomar terreno no le quita la bendición. El terreno es una manera de hacer más profunda nuestra relación con Dios.

¡No hay fe en la negación! ¡Es un movimiento de control del impostor! ¡El impostor quiere que evites cualquier ganancia de autoridad, poder y confianza sobre él! Si no has tomado nada de terreno aún, tu carne (los pensamientos de la mente carnal) podría estar controlando tu vida.

> Mateo 6:33: "Buscad primero el Reino de Dios y su rectitud y todo lo demás se os dará por añadidura".

El terreno del moho
(El cuarto mohoso)

Había otros cuartos en mi casa de alquiler a los que todavía no podía entrar. Había un cuarto que estaba tan lleno de polvo y moho que nadie quería entrar en él. Sabía que si había llegado hasta aquí tendría que continuar y recuperar todas las cosas que había cedido durante mi enfermedad. Decidí dormir en ese cuarto. En serio, ¿Qué importaba? O estaba en autoridad sobre mi cuerpo o no lo estaba. O tenía dominio o no lo tenía. El dominio no era selectivo: incluía a todas las cosas.

> Salmos 8:7: "Le diste el dominio sobre las obras de tus manos; bajo sus pies todo lo pusiste".

Ignoré el polvo, los olores de moho y los comentarios de otra gente que había visto este cuarto. Me mudé a él. Tenía una recién encontrada confianza. Sabía lo que Dios quería que yo hiciera: resistir por mí misma. No había ninguna Nellie esperando entre bastidores. Tenía que aprender y crecer en el espíritu. Tenía el celo de una mujer recién curada.

La primera noche

La primera noche en que dormí en el nuevo cuarto estaba confiada de que sería liberada inmediatamente a la mañana siguiente. Tenía altas expectativas. No tenía razón alguna para no esperar la gracia completa e inmediata: Dios me había salido al encuentro y acompañado hasta el final. No había habido retrasos, o al menos no desde que había comenzado a efectuar represalias y recuperar mi terreno, al menos no desde que Dios me había comenzado a enseñar la fe.

Romanos 6:14: "Pues el pecado no tendrá dominio sobre vosotros, pues no estáis bajo la ley, sino bajo la gracia".

La primera mañana

No fue una liberación inmediata lo que ocurrió. Cuando me desperté no me sentía para nada bien. No estaba tan preocupada de mi cuerpo y de mi estado de ánimo: sabía que debilitaría a los síntomas engañosos conforme avanzara el día. Definitivamente no iba a ceder el cuarto; esa noche dormiría en ese cuarto de nuevo. Seguí con mi día, apenas con la suficiente energía como para abrirme paso por él.

La segunda noche

Después de dormir en el nuevo cuarto la segunda noche, me sentí peor. Estaba segura de que sería liberada y de que las reacciones serían debilitadas. No sería seducida por los engaños. ¡Para entonces conocía las mentiras que pueden ser creadas por la mente carnal y los síntomas que acompañarían a las sugerencias engañosas! La mente era el cuerpo. Los pensamientos creaban las sensaciones del cuerpo, ya fueran dolores o alegría. El problema era que había pensamientos que no podía ver y mentiras de las que no me podía defender. Tenía que llegar un poco más alto en el Señor para percibir las tretas de la maldad.

La tercera noche

Dormí en el cuarto peligroso otra vez. Estaba comenzándose a sentir bastante tóxico. No podía imaginarme qué estaba pasando mal. Estaba resistiendo y sin embargo no estaba siendo curada. No podía entender cómo era posible. Continué con mi día.

La cuarta noche

Después de dormir en el cuarto por la cuarta noche me empecé a sentir bastante enferma. Estaba empezando a perder algunas de las comidas que había recuperado. Tenía problemas al orinar: mi orina se estaba volviendo lechosa y había un poco de sangre en ella. Estaba quedándome en este cuarto, pero no estaba ganando la batalla. Me había atorado de nuevo.

Los espíritus de duda y de incredulidad me estaban acosando. "Esto es malo para la salud", comentó la duda. "Estás perdiendo comidas. Estás viva ahora porque puedes comer de nuevo. ¿Te acuerdas de cuando te estabas muriendo de hambre? Pesar sesenta libras no es ninguna broma. Cuando no puedes comer, todo tu cuerpo se colapsa. Tú, de toda la gente, deberías saberlo. Has logrado unas mejoras tremendas. ¿Por qué te duermes en un cuarto mohoso y asqueroso? ¡No hay ninguna razón para dormirse en un cuarto que te vuelve enferma! Ningún ser humano sobre la Tierra dormiría en un cuarto que es tóxico para él si tuviera otra opción. ¡Tú tienes otra opción! ¿Qué estás esperando? Ya tienes una infección renal. Apenas si puedes comer. ¿Te estás esperando a que no te quede ninguna comida? ¿A regresar a donde estabas?".

Había una ráfaga de negatividad dirigida hacia socavarme. Si la aceptaba, ¡mi identidad se vería comprometida! La maldad estaba preparando su caso, haciendo su exposición de apertura ante el jurado.

No podía regresar

Me había quedado estancada. No podía salir del cuarto y regresar al cuarto del que ya había sido liberada, porque entonces no estaría tomando mi terreno. Si regresaba a los otros cuartos me estaría echando hacia atrás. Para ese entonces ya sabía que si dejaba que me echaran para atrás, quedaría vulnerable para ser derrotada. Pondría en riesgo lo que ya había tomado. Estaría guerreando en retirada, peleando batallas que ya había ganado antes una y otra vez... sin avanzar para nada.

Aguantándome

Si regresaba al otro cuarto, me habría entregado a la retirada. No tendría la victoria del nuevo cuarto. Consideré que un movimiento de ese tipo sería más peligroso que perder mis comidas. Al menos estaba en mi terreno aquí, en el cuarto mohoso. Aquí tenía un propósito espiritual. Allá estaría cediendo terreno.

Decidí quedarme en el cuarto mohoso y peligroso, en el cual estaba siendo atacada. Había perdido algunas batallas, pero no había quedado fuera del juego aún. No estaba acostumbrada a la derrota en la guerra. Me había acostumbrado a caminar en milagros.

¡Señor, Señor, Señor!

Todos los días buscaba al Señor. Estaba orando, buscando, preguntando: "Señor, ¿qué puedo hacer? ¿Qué quieres que haga? ¡Entré a este cuarto mediante la fe y no estoy recibiendo la curación que esperaba! Señor, ¿qué querrías que yo hiciera? ¿Dónde debo dormir? ¿En qué cuarto está Tu voluntad? ¿Por qué no me estás saliendo al encuentro si estoy en la fe?".

Eso era lo que no podía entender. ¿Cómo era posible que Dios no me estuviera saliendo al encuentro? Sabía que era la voluntad de Dios que tomara este cuarto y que venciera a todas mis reacciones a esta casa. "Señor, ¿qué es lo que no estoy viendo? ¿Qué tiene este cuarto de diferente?".

La oposición tenía respuestas y soluciones a todas mis preguntas. "Más te vale mudarte al otro cuarto", comentó el diablo. "Ahí tenías paz y te estaba yendo tan bien: de hecho mejor de lo que te ha ido en mucho tiempo. Estabas alegre. Ahora estás enferma y miserable. Más te vale hablarle a un doctor y decirle sobre tu infección renal para tener una opinión profesional sobre tu estado".

Ya no más doctores

"No voy a ir a ningún doctor", repliqué. No me iba a tragar ésa. Había visto demasiado y caminado demasiado lejos con Dios como para ser estafada y hablarle a un doctor. Si estaba segura de cualquier cosa era de lo inútil que eso habría sido. Me podía decir a mi misma que tenía que salir de un cuarto; para eso no necesitaba ayuda médica.

"Tienes razón", prosiguió el diablo. "Los doctores no te pudieron ayudar cuando te estabas muriendo. ¿Cómo podrían ayudarte si te vuelves a enfermar? ¡Más te vale salir de ese cuarto!".

Señor, ¿dónde estás?

"¿Quieres que me quede en este cuarto o que me salga?", pregunté. "¿Qué quieres que haga? He hecho todo lo que puedo hacer, Señor. Estoy resistiendo en mi terreno y esperándote. ¿Dónde estás?".

> *Efesios 6:13: "Por esto, recibid la armadura de Dios para que podáis resistir en el día malo y, habiendo hecho todo, manteneros firmes".*

Regrésate

Mi condición empeoraba cada día. No cedí el cuarto, pero no estaba mejorando. Estaba perdiendo comidas diariamente. Estaba siendo amenazada mentalmente. Todos los días oía lo siguiente en mis pensamientos: "Vas a perder todas tus comidas. No vas a poder comer. Salte de este cuarto, ¡no vale la pena! Estás destruyendo tus riñones. ¿Qué, todavía no es demasiado esfuerzo? Regrésate, ya te toca disfrutar un poco. Todavía puedes comer algunas cosas. Todavía puedes dormir y vivir en esta casa. ¿Por qué vas a arruinar lo que tienes? Te mereces algo de paz. Cuídate a ti misma. Regrésate. A la retirada."

Parecía que entre más débil quedaba yo, más agresiva y variada se volvía la historia sobre mi retirada al viejo territorio.

Terrorismo espiritual

He encontrado que la voz de la maldad siempre te amenazará para que pierdas el poco terreno que has acumulado. Es una treta para generar un temor de perder lo que ya has obtenido. El impostor quiere que te concentres tanto en aferrarte a lo que ya tienes que no sigas adelante. Quiere asegurarse de que no estás acumulando más poder sobre ella. La voz de la maldad quiere mandarte de regreso... parar tu avance... robarse tu victoria. Sugiere paz, paz, siendo que no hay paz

> Jeremías 6:14: "Paz, paz, siendo que no hay paz".
>
> Juan 10:10: "El ladrón sólo entra para robar, matar y destruir. Yo vine para que tengan vida y la tengan abundante".

El día ocho

Para el día ocho las cosas no se veían nada bien para mí. Para ese entonces lo único que estaba haciendo era prácticamente rezando en el cuarto y pidiéndole al Señor que me guiara. Mi vida estaba puesta en espera. Estaba demasiado enferma como para salir de la casa. ¡Y finalmente oí de parte de Dios! Obtuve mi respuesta. El Rey de Reyes y Señor de Señores, el gran Yo Soy, el Santo Señor de Israel me habló. Esto es exactamente lo que dijo, ni más ni menos, sólo esta orden: *"No te contengas, no me vayas a fallar ahora".*

¡*"No te contengas, no me vayas a fallar ahora"* era la palabra que el Señor me había dado! No había entendido. Pensé: "¡Esto es una locura! Estoy en el cuarto, ¡no me di a la retirada! No puedo comer. Mis riñones tienen una infección. ¿Cómo me estoy conteniendo?".

"No te contengas". ¡Creía que había salido en una enorme fe y aún así Dios estaba haciendo una evaluación de que yo me estaba conteniendo! Tenía que saber de qué manera me podía estar conteniendo. Había creído que ese paso de fe, mi voluntad de apoderarme de este cuarto, había sido enorme.

"No te contengas"

Comencé a reflexionar sobre este concepto de "no te contengas". "No te contengas, eso no tiene ningún sentido, Señor. ¿A qué te refieres con *no te contengas*? ¿Es cierto? ¿Me estoy conteniendo? *"No te contengas".* ¿Qué significa eso – *"no te contengas"*? Señor, ¡no voy a regresar al otro cuarto! ¡No he cedido este cuarto! ¡No voy a ceder este cuarto!".

No oí nada más. Ni una palabra. Dios no diría nada más. El-Saddai había hablado y era todo. Había impartido lo que quería decir. Le había dado Su revelación a Su hija: "no te contengas".

Nada más que tres pequeñas palabras "No te contengas". Me he dado cuenta de que Dios no es un parlanchín: es un Dios de pocas palabras. La gente que sigue y sigue con estos enormes y complicados discursos de "así dice el Señor" no está haciendo más que entretener sus propias imaginaciones. Dios no habla como Shakespeare, para eso mismo creó a Shakespeare. Dios es Dios: profundo, sucinto y muy simple y llano. Demasiado simple para mí, que era una humana compleja.

1 Corintios 1:27: "Mas Dios eligió lo necio del mundo para confundir a los sabios".

1 Corintios 3:19: "Porque la sabiduría de este mundo es necedad ante Dios".

"No te contengas". Había empezado a estar de acuerdo con Dios, a verlo de su manera. Me estaba tratando de decir algo. Estaba agradecida de poder oírlo. Ya habían pasado nueve largos días.

"¡No te contengas!". De alguna manera tenía que concordar con lo que sabía que era la palabra impartida del Señor. "Sí, Señor, no contenerse. Sí, Señor, tienes toda la razón. Te alabo, Señor, por tu palabra y por tu revelación. Estoy de acuerdo contigo, Señor. No quiero ser alguien que se contiene. ¡Te quiero dar todo lo que tengo! Si estoy conteniendo algo, Señor, ¡lo quiero dejar ir! No me contendré, no lo haré... me rehúso a contener cualquier cosa".

Y eso fue todo... lo había entendido. Lo estaba viendo y sintiendo. ¡Sentí cómo el Espíritu Santo pasaba la revelación a mi corazón! Ahora lo sabía. Sabía que lo había entendido. ¡Había comprendido lo que significaba! "No te contengas". Acepté el significado de la palabra guiadora de Dios.

¡Toma lo que te está tomando!

Estaba siendo amenazada con perder mis comidas, con no adquirir nuevas comidas como lo había anticipado y con perder las que ya había adquirido.

Cuando lo vi de esta manera, todo quedó claro. Sus pensamientos estaban más elevados... estábamos hablando de una línea de pensamiento completamente distinta. (Isaías 55:9)

Lo que tenía que hacer y entender, a los ojos de Dios, era que lo que estaba siendo contenido era donde estaba tomando lugar el ataque de fe y no en donde yo creía que estaba. Tenía que tomar ese terreno, el terreno que me estaba tomando a mí, y tomar más aún de él. Tenía que añadir algo de terreno, subir un poco las apuestas. Las apuestas eran altas. Tenía más poder del que podía ver: Dios le estaba dando poder y confianza a mi fe y engrandeciendo mi corazón.

¿Qué era lo que estaba conteniendo?

Mi capacidad de comer estaba siendo amenazada. "No comerás, perderás las comidas que has adquirido" era la intimidación que había estado oyendo.

Eso era lo que se estaba conteniendo. Tenía que efectuar mi represalia. Tenía que ir más adelante. Me estaban propinando una paliza mientras estaba atorada. Estaba llevando a cabo la batalla en el territorio que mi oposición había elegido. Dios me estaba demostrando la estrategia espiritual: "Saliste en la fe, lo cual estuvo bien. Resististe, lo cual estuvo bien. Ahora no te contengas. No te rindas, no dejes que te amenacen, ni te inclines ante los síntomas mentirosos. Oye lo que te está diciendo el Espíritu. Termina con este ataque".

Adelántate al engaño, sube las apuestas, pon en entredicho... efectúa la represalia... ¡y descubre la estafa! Sí, lo entendí. Había sido cegada por los síntomas y sacudida hacia el miedo. O tenía fe o no la tenía. O estaba curada o no lo estaba. Aquí no había grises. ¡Una resistencia gris era vulnerable! Iba a tener que poner las cartas sobre la mesa, para ponerlo de una manera (en este caso sería mi cuerpo).

Descubre el engaño (ponlo en entredicho)

En un juego de cartas esto se llamaría "descubrir el engaño (ponerlo en entredicho)". Estaba siendo instruida a descubrir el engaño del diablo, a ponerlo en entredicho. Iba algo así: "Impostor, ¡déjame ver tus cartas! ¡*Te veo!* Tienes toxicidad, problemas renales y la amenaza de perder más comidas. Yo tengo a Jesús; a Su sangre y gracia. ¿Crees que puedes subir la apuesta si tengo eso? Sabes que estoy curada. Tengo la fe necesaria para descubrir tu engaño, para ponerlo en entredicho, ¡y te ordeno que me enseñes tus verdaderas cartas! Estoy descubriendo tu estafa. Sé muy bien lo que estás haciendo".

Romanos 13:1: "Pues no hay poder que no sea de Dios".

Salí y comí unos panqueques y helado, la comida que mi hermana Nellie había sugerido sabia y proféticamente hace unas cuantas resistencias. No contendría ninguna comida, no sería amenazada por la duda. Comí toda comida que aún no había comido, que aún no había recuperado por la fe hasta ese instante. Dios tenía que tener todo el poder sobre la comida en mi vida. Recuperé mi poder de la comida de nuevo. ¡Tenía que recuperar toda mi comida de una vez por todas! ¡Un festín de comer mediante la fe!

Lo vi como Dios lo veía

Tenía la visión. Estaba comenzando a verlo como Dios lo veía. Con la verdad de Dios comería todas las comidas que no había podido comer antes: comidas que nunca hubiera pensado en comer antes de meterme en el conflicto del cuarto. El peligro se había terminado para cuando había terminado de atragantarme. Me sentía de maravilla; mis riñones se sentían bien y mi orina era clara. Tenía la alegría y la paz de una buena victoria. ¡Había conquistado al ataque!

Esa noche regresé al cuarto y dormí profundamente. Al despertarme la mañana siguiente me sentía de maravilla. Me sentía tan bien en ese cuarto que desde entonces lo elegí como mi cuarto y pasé el resto del tiempo en esa casa durmiendo en un cuarto que hasta la gente no alérgica pensaba que era asqueroso. La gente entraría al cuarto, estornudaría y tosería, y haría sugerencias sobre conseguir una máquina de ozono porque el cuarto estaba tan mohoso.

Cuando Dios libera a uno, es algo supernatural: simplemente ya no tienes el problema. Había enfrentando al engaño y le había hecho saber que no me podía echar atrás. Ya no sería estafada por la ley. No me contendría. Mi mentalidad había sido cambiada. Ya no era una víctima... ¡era un vehículo de represalia!

Proverbios 3:5: "Confía en el Señor con todo tu corazón y no te apoyes sobre tu propio entendimiento".

Los principados generacionales intentarán amenazar a una persona que está adquiriendo poder al salir en la fe. Querrán inculcarle miedo con la voz de alerta de la distracción, manifestando: "Vas a perder todo".

Cuando la voz de "vas a perder todo" es escuchada, es hora de tomar más. En otras palabras, "no te contengas, no me vayas a fallar ahora" era la esencia de lo que estaba ocurriendo: una interpretación fundamental, una realidad espiritual. No estaba siguiendo adelante. Estaba siendo estancada por un ataque espiritual que no podía ver.

Podía ver mis riñones y sentir mi dolor. Podía oír al temor y a la duda. Todo eso no era más que una distracción que no tenía nada que ver con lo que estaba pasando en verdad espiritualmente. Estaba enfocada sobre un pedazo de terreno: el "cuarto nuevo". Tenía un plan de fe, tenía que crecer un poco más que mi entendimiento.

La ilusión de alergias al moho y al polvo había sido expuesta. El que el ataque de amenazas agresivas y sus percepciones tuvieran poder sobre mí había sido conquistado.

CAPÍTULO 29

Toma más terreno

Sabía que tenía que seguir adelante, seguir luchando. Me estaba volviendo muy consciente de este "síndrome de contenerse" y de cómo podía ser perjudicial para mi salud. Mi misma vida dependía de ello.

> Hebreos 10:38: "... mas si cualquier hombre se retira cobardemente, mi alma no se complacerá en él".

Siguiendo adelante

¿Qué seguía? Dios tenía toda mi atención. No quería volverme una víctima de la desgracia. Quería seguir adelante tan pronto como fuera posible. Tenía una lista de terreno. Las siguientes cosas con las que tenía que lidiar (que recuperar) eran...

Catorce dientes en mi boca que no tenían empastes

Durante mi enfermedad, mi última intervención médica antes de mi colapso total había sido una desgraciada aventura dental guiada por la ley del pecado y de la muerte, ¡una desgracia de la maldición en sí! Los principados generacionales de furiosa idolatría habían guerreado por mi alma violentamente.

Había sido diagnosticada con envenenamiento tóxico por amalgama de mercurio. Había habido muchos dentistas y pruebas para validar el diagnóstico. Las pruebas de laboratorio tuvieron como resultado treinta páginas de mediciones de mercurio en la sangre. Las pruebas llegaron a la clara conclusión de que quitar todo el mercurio de mi boca sería un gran beneficio para mí y probablemente me llevaría a una curación completa.

Mi internista personal me persuadió a que lo hiciera. Estaba seguro de el envenenamiento debido a mercurio constituía todo mi problema. ¡Había quedado convencido por los resultados de las pruebas! Estaba extático de haber encontrado la fuente de toda mi miseria, y me aconsejó que me quitara todo el mercurio de mis empastes. En la mente de mi doctor no cabía lugar a duda de que la toxicidad del mercurio era la causa de mi enfermedad ambiental y de mi supresión inmune. Estaba seguro de que la cura llegaría al quitarlo.

Este hombre había sido mi doctor desde el principio de mi enfermedad. Había intentado varias alternativas y maneras convencionales de curarme. Era un hombre tremendamente solidario y se había vuelto un buen amigo. Yo sabía que era sincero y que no se trataba de ganar dinero. Realmente él creía que esto me ayudaría. Había pasado gran parte de su propio tiempo investigando qué podría ayudar a la gente con enfermedad ambiental como yo.

Yo había sido su primer paciente ambientalmente enferma. Desde entonces había tomado un gran interés por la enfermedad, y convirtió a sus consultas en un centro de tratamiento para la gente con enfermedad ambiental. Había ido a varios seminarios sobre disfunción ambiental e inmunológica en los cuales se aconsejaba la eliminación de toxicidad de mercurio. Creía firmemente en la idea.

Mucha gente alegaba que se había curado por completo después del proceso de extirpación de mercurio. No puedo decir que compartía su entusiasmo, ¡pero cualquier esperanza, cualquier intento de resolver mi problema, era más que bienvenido en ese punto de mi vida! Revisamos todas las pruebas: toda la literatura validaba las investigaciones de mi doctor sobre los empastes tóxicos de mercurio.

Con suerte de seguir con vida

Aprendimos sobre todas las enfermedades que el mercurio podía causar en el cuerpo humano, destruyendo todo el sistema inmune, bajando el número de linfocitos T y generando virus en la sangre. Los resultados de mis pruebas eran altos: estaba alérgica y tóxica por este envenenamiento de mercurio. Según las pruebas médicas, tenía suerte de seguir con vida.

El tatuaje de la amalgama

Había otras manifestaciones bastante obvias de mi envenenamiento. ¡Tenía el tatuaje de la amalgama de mercurio! El tatuaje de mercurio es una señal, un presagio: un apéndice de diagnóstico al arsenal de pruebas de mercurio. Tenía varios de ellos: un caso claro de envenenamiento de mercurio. El tatuaje de mercurio se presenta cerca de un empaste. No está en el diente en sí, sino que es una marca separada del metal de mercurio en sí. Las encías que rodean al diente lleno de mercurio se vuelven azules. Esta decoloración indica envenenamiento. Es una llamada de atención para un diagnóstico de envenenamiento de mercurio. Era evidente para todos: era necesario que me sacaran el mercurio tan pronto como fuera posible.

Hay un dentista para cada tipo de odontología

Tuvimos que buscar por todas partes para encontrar a este tipo de especialista. No queríamos al chico nuevo que se acababa de subir al carro, queríamos a un creyente veterano.

Problemas electromagnéticos

Este nuevo dentista era muy avanzado: tenía máquinas que podían hacer pruebas de envenenamiento y que hasta podían hacer pruebas de disfunción eléctrica en la boca. Mis dilemas dentales seguían creciendo. Mi nuevo dentista se dio cuenta de que también tenía discrepancias electromagnéticas en la boca. ¡Mis dientes estaban siendo polarizados!

El nuevo experto dental concluyó que esta polarización negativa estaba afectando mis sistemas cerebral, nervioso e inmune, ¡sacando a mis órganos de su sincronización! Tenía unas gráficas enormes, diagramas de cada diente y del órgano correspondiente al cual tal diente afectaba y podía controlar.

Por ejemplo: un diente bicúspide superior derecho afectaba a los pulmones. Si tal diente contenía mercurio o se encontraba electromagnéticamente comprometido, acabaría con las funciones normales del pulmón. Pronto me daría cuenta de que mis problemas dentales de toxicidad de mercurio apenas eran el principio de mis tragedias. Aparte tenía graves interrupciones electromagnéticas: disfunciones que venían de un implante viejo. De hecho yo tenía uno de los primeros implantes dentales que jamás se habían puesto en una boca. Lo había hecho experimentalmente (gratis) en la clínica dental de USC cuando iba a la universidad. Fue un implante exitoso: mi cuerpo lo aceptó y jamás había tenido ningún problema con él. Ocupaba el espacio de dos dientes que faltaban, y sin él no tenía un cuadrante inferior izquierdo para masticar.

Sácalo

Me dijeron que sería un pequeño sacrificio para recuperar mi salud. ¡De todos modos no podía comer! La extirpación de estos implantes para restaurar la electricidad también estaba en una fase experimental. Tuve la suficiente suerte de tener un dentista que estaba bien versado en todas estas nuevas estrategias científicas.

El implante tenía una cuchilla de metal que estaba metida aproximadamente tres cuartos dentro del área de las encías. Estaba metida muy dentro de mi tejido y ya había estado ahí un buen tiempo. Había oído que algunos de los implantes originales habían sido rechazados, pero el mío seguía ahí sin problema alguno: se había vuelto parte de mi boca. El implante involucraba tres dientes: el diente a cuyo lado estaba y los dos que había repuesto. Además tenía coronas encima. Todo esto tenía que ser extirpado mediante cirugía. Dejé que se llevara a cabo la operación.

Luego tuve que lidiar con otra situación: no podía tener anestesia. Esto se traba de desintoxicar, no de añadir más toxicidad. ¿Cómo íbamos a extirpar este implante que amenazaba a mi vida sin anestesia? No había manera alguna no tóxica de hacerlo: lo tendría que hacer a la brava, sin anestesia.

Extirpación de mercurio

Mi dentista opinó que primero deberíamos sacar el mercurio. Primero se le quitó la amalgama de mercurio a catorce dientes. Me mandaron a casa. Me sentía tan rara: hasta había habido un par de dientes en el frente a los que les habían sacado los empastes, los cuales estaban escondidos detrás y mantenían juntas las coronas. Las coronas también se tenían que quitar. Ahora tenía dos lengüetas en vez de dientes frontales. No me veía muy atractiva. De todos modos no era como que iba a salir a ninguna parte, y además el mercurio sería reemplazado con un material menos tóxico de todos modos. Era algo temporal que podía salvar mi vida. Lo acepté y me fui a casa esperanzada.

No podía verme en el espejo: ¡me estaba dejando de parecer a mí misma! Estaba empezando a parecer alguien que no podía pagar sus servicios de odontología. Quitar los empastes y las coronas era más caro que ponerlos, pero me dejó con una apariencia desesperada e indigente. Me veía como si fuera pobre: estaba vestida de manera desharrapada con ropa no tóxica, y ahora no tenía dientes.

El dentista y mi doctor me animaron. "Pronto se terminará", concordaron. "Seguiremos adelante y sacaremos todas las coronas y el implante que está generando la disfunción electromagnética. Pronto serás una nueva mujer", me dijeron. Estaban esperando que esta curación llegaría tan pronto como la presión electromagnética se aliviara y que la amalgama tóxica de mercurio fuera quitado. Era mi único camino a la restauración de mi salud.

No me sentí mejor después de que me quitaron el mercurio. En vez de eso me sentí mucho peor. Me dijeron que no me sentiría mejor hasta que mi boca fuera electromagnéticamente restaurada. Entonces todo el progreso comenzaría de golpe. Hice otra cita para que me quitaran el implante.

Temblando, azul y con frío

Esa mañana fui manejando al consultorio dental con la esperanza de recuperar mi vida. La operación era más de lo que yo había esperado. Mi cuerpo entró a un trauma: el implante estaba metido más profundamente de lo que había parecido en la toma de rayos X. Se volvió una operación mayor.

Comencé a temblar de pies a cabeza y al dentista le daba miedo darme anestesia debido a mis alergias. Casi quedé inconsciente debido al dolor. No alcancé a desmayarme: sólo temblaba. Mi cuerpo se puso frío como el hielo y comenzó a temblar involuntariamente, como un pájaro a punto de fallecer. Temblé y temblé. Entré en choque, me puse azul y luego se terminó la operación.

Me fui a casa a morir

Cuando me fui a casa ese día, fui a casa a morir. Era el colmo. Era mi última cirugía, mi último dentista y mi último doctor. Mi última oportunidad de ponerme bien.

Decaí tanto después de eso, me volví tan intolerante químicamente, que no podía dejar mi refugio "seguro" ni para intentar conseguir ayuda, y nadie podía entrar. Cada día me ponía peor, más sensible, más alérgica a todo. Al principio parecía como si estuviera simplemente en el proceso de recuperarme de la operación...

Entonces, cuando simplemente no me podía parar

Al principio creí que durante el procedimiento de extirpación del mercurio, una parte del mercurio se había filtrado hasta mi flujo sanguíneo, así provocando más toxicidad. Ése era el razonamiento dental. Después estaba la teoría de la "crisis de curación". "Claro. Hay síntomas de empeorar antes de que te mejores", me dijeron. ¡Descubrí que una crisis de curación es un término que se usa cuando nadie se quiere responsabilizar por sus acciones! Cuando estás poniéndote peor, no mejor, y no hay ninguna curación a la vista, el espíritu de justificación propia normalmente suena algo así: "Oh, la verdad es que te está yendo de maravilla. ¡Sólo estás pasando por una crisis de curación!".

A lo que se referían era a que, a pesar de que me estaba volviendo más enferma - y aún si me estuviera muriendo, no pudiera dormir, comer o dejar mi casa – era un resultado positivo. Sólo estaba en un estado de flujo temporal de cambio de guardia. La curación estaba en camino. La curación se había estancado, ¡pero pronto se mostraría! Eventualmente, lo que había sido entusiasmo médico (la certeza de todos de que experimentaría una curación absoluta) se volvió un juego de espera, y luego un acto de desaparición.

Es difícil para cualquier persona reconocer conscientemente la culpabilidad inconsciente de este tipo de experiencia inhumana.

Pronto se volvió claro que no estaba en medio de una crisis de curación. Estaba en una crisis de "aferrándome con todo a la vida". ¡Estaba en una crisis de "en el nombre de Dios, ¿qué ha pasado aquí?"! Estaba completamente confundida, completamente oprimida y completamente fatigada. Estaba en una crisis de "tan bajo como puedes caer y aún seguir viva".

CAPÍTULO 30

Lo que realmente había ocurrido

Ahora compartiré contigo (para cualquiera que ha tenido una operación o cualquier procedimiento médico innecesario) el peligro de darle nuestro poder a la profesión médica, para aclarárselo a todo corazón y espíritu humano, a todo lector. Te diré lo que realmente había pasado.

Mi barómetro de rectitud

Si la verdad es luz y la luz es una revelación dada por Dios, entonces cuando camine hacia Dios tendré más vida. Tengo más luz, y por lo tanto mi espíritu es sostenido. *"... el Señor sostiene a los rectos" (Salmos 37:17).* Es algo natural.

Romanos 8:10: "El Espíritu vive por la rectitud".

Cuando mi espíritu tiene el control, como Dios lo creó, tengo todos los frutos del espíritu. Es quien soy. No tengo que suplicar por él, rezar por él o ayunar por él. ¡Soy él mismo!

¡Soy la rectitud de Dios, la persona de espíritu, con salud Divina! Nuestros espíritus deben controlar nuestros corazones. La mente del espíritu debe vencer a la mente carnal con la verdad. Eso es la salud. "Pero si os dejáis conducir por el Espíritu, no estáis bajo la ley". (Gálatas 5:18)

La ley del pecado y de la muerte

Estar bajo la ley es estar en la maldición. La maldición de la ley trae consigo la muerte, y sus raíces están en la idolatría. La ley del pecado y de la muerte (la conciencia del pecado) es simplemente la conciencia de la culpabilidad y de la condenación. Es la conciencia generacionalmente heredada de la persecución y de la desconexión con Dios.

Estamos en una batalla muy activa con la ley del pecado y de la muerte en contra de la Ley Perfecta de Libertad. Esta batalla está en el centro de cada problema al que nos enfrentamos en nuestra vida cotidiana. Nuestra libertad en Cristo se opone a la ley de la religión. Siempre estamos en una batalla con el espíritu de la condenación y de la culpabilidad contra el perdón y la gracia.

La batalla es del Señor cuando se lucha desde la verdad del espíritu. (1 Samuel 17:47, 2 Crónicas 20:15) Cuando estás en la batalla de verdad, serás alzado a percibir, en integridad espiritual, la condenación y la culpabilidad que la ley utilizaría para robarse tu gracia.

Debemos identificar a la libertad y separarla de la ley del pecado y de la muerte. ¡Entonces ya no seremos engañados por este malvado apagar a la Ley Perfecta de la Libertad Dios! ¡Su gracia es suficiente!

2 Corintios 12:9: "Te basta mi gracia, pues mi poder triunfa en la debilidad".

Yo creo que lo que Dios quería decir cuando le dijo a Pablo, "Mi gracia es suficiente para ti", era – y sigue siendo -exactamente eso: "suficiente". Es suficiente. Cubre tu situación. Cubre tu espina personal. ¡La tienes! ¡Estás curado!

Tómala y haz cumplirse Su gracia. Hacer cumplir Su gracia es la verdadera adoración de Dios.

Estamos luchando para ver sobre las tinieblas, para distinguir la verdad del error, la carne del espíritu, la voluntad de Dios de la mente carnal. (1 Juan 4:6)

Si estamos privilegiados en Cristo para ver esta batalla fundamental por lo que es realmente, podemos lidiar con ella directamente y reclamar la autoridad que nos pertenece. Todos nuestros otros (supuestos) problemas se disiparán. *Son tan sólo síntomas de esta batalla entre la carne y el espíritu.*

Romanos 8:13: "Porque si vivís según la carne, moriréis...".

El verdadero problema

Tenía un problema: mi problema era que había sido engañada por las creencias de dentistas, de diagnósticos médicos y de otras opiniones variadas del mundo. Esto no significa que todos los dentistas y doctores son poco sinceros. Simple y sencillamente significa que en muchas ocasiones ellos mismos son engañados. Están mirando el problema pensando que tú eres tu cuerpo, ¡como si tu cuerpo te controlara!

Cuando entendemos que somos criaturas espirituales que son potencialmente controladas por la gracia, vemos las cosas de diferente manera. Comenzamos a adquirir una perspectiva espiritual. Nosotros, como creyentes, podemos crecer y profundizar en nuestra sabiduría sobre esta área.

Un diagnóstico espiritual

¡Estaba involucrada en una batalla espiritual! Mi naturaleza antigua andaba imparable y había tomado el control de mi espíritu. Mi espíritu había sido asaltado y sujetado bajo el yugo por la impostora: ¡ahora mi espíritu estaba luchando por su autoridad!

Mi destino, mi propósito, no se estaba cumpliendo. Me estaba muriendo de opresión espiritual, de impotencia. No tenía la suficiente luz en mi cuerpo como para sobrevivir. No estaba recibiendo ninguna luz de parte de los tratamientos. Cada vez que pasaba por un nuevo "tratamiento" dental o médico, mi corazón y mi espíritu se confundían más y se retiraban más y más, sin esperanza alguna y perdiendo la luz, la verdad, el poder y la rectitud. Pronto quedé con el tanque vacío. Me había desviado del camino del destino. Me había vuelto la víctima de buitres.

Juan 6:63: "El espíritu es el que vivifica; la carne no aprovecha nada".

Una estafa carnal

Ninguno de mis síntomas tenía nada que ver con mis dientes, con mi cuerpo, con la energía electromagnética, con la toxicidad del mercurio, con el aire, etc.

Todas ellas eran distracciones, justificaciones propias de la naturaleza carnal y síntomas falsos de la impostora (mente carnal) misma. La impostora me había puesto una trampa para eliminarme (de mi destino). Estaba saboteando mi poder inevitable sobre ella al distraerme hacia un punto de vista médico, engañándome a creer que yo era en verdad mi cuerpo. Estaba haciendo lo que mejor sabía hacer, intentando salvarse al engatusarme para que dejara mi dominio para más tarde.

No soy mi cuerpo

No soy materia, soy espíritu. ¿Cómo me puede curar la materia? Sólo podía ser engañada si la materia se hacía pasar por mí, atrayéndome hacia la negación y llevándome por el mal camino. Ya que hubiera sido descarriada sería más fácil seducirme a inclinarme ante sus ídolos generacionales. Entonces la maldad me daría su segundo golpe: culparme, condenarme y castigarme por su error. Ésta es la falta del perdón de la ley. Entre menos luz tuviera, sería más receptiva a la condenación. Entre más condenación y culpabilidad, tendría más opresión.

Entre más opresión tuviera (el espíritu vencido por la ley), ella tendría más poder para engañarme. Al tragarme este diagnóstico material, me había identificado con las percepciones de la carne y, junto con ellas, con los caminos de la ley. De hecho estaba concordando con la opresora de mi espíritu. Había perdido mi separación de la maldad, había perdido mi realidad y había adoptado las ilusiones de la impostora. Aquí mismo se había cumplido su malvado objetivo: la renuncia a mi identidad adecuada. ¡El blanco había sido mi rectitud todo este tiempo!

Romanos 7:24: "*¿Quién me librará de este cuerpo de muerte?*".

Salmos 18:21: "*El Señor me recompensó de acuerdo a mi rectitud*".

Oportunista de la ley

¡La oposición no podía tocarme en Tierra Santa! La Tierra Santa era guiada por Dios. La mente generacional había intentado primeramente sacarme de balance y luego me había despistado para atacarme. Ya que me extraviara, sacudida fuera de mi camino, podía comenzar a inflingir un engaño tras otro. Habría una espiral hacia abajo de culpabilidad encarnada, literalmente hablando. Para aceptar la culpabilidad tendría que renunciar a mi gracia (el perdón). Tendría que tomar una decisión consciente: culpabilidad o gracia. Con la opción de la culpabilidad, la ley prevalecería y su maldición florecería, alcanzando su plenitud y regocijándose al tener una oportunidad de golpearme mientras estaba en el suelo.

La ley del pecado y de la muerte estaba guerreando de manera agresiva contra mí. Yo había olvidado quién era yo misma. Sin embargo, la maldad tenía una memoria eterna y quería mantenerme en las tinieblas.

CAPÍTULO 31

La perspectiva natural (conciencia material)
(Cómo se manifestó en mi mundo y en mi cuerpo)

Me volví más sensible y mucho más alérgica a la comida y al ambiente. Ya no podía levantarme de mi cama. Ya no podía salir de mi casa. Había sido tan debilitada por el engaño y me había vuelto tan ambientalmente enferma que cualquier germen, virus, gas, espora de moho, químico y energía sobre la Tierra tenía poder sobre mí.

Perspectiva bíblica (sacudida)

Efesios 4:14-15: *"No seáis niños, sacudidos por todas partes, arrastrados por todo viento de doctrina, por el capricho y la astucia de los hombres, en los cuales acechan para engañar".*

Eso es lo que me pasó: fui sacudida

Mi problema original era que estaba siendo sacudida y engañada por el error que se movía a través de la gente y creaba ídolos a través de la codependencia. Entre más buscaba la salud, ¡más era sacudida! Estaba descubriendo que la sacudida médica era una treta de maldad más grande que la sacudida de relaciones personales.

No estaba resolviendo mi problema de "ser sacudida", ¡sino haciéndolo peor! Por eso me estaba volviendo más enferma con cada tratamiento. El problema no era la solución. Obviamente todo esto es perfectamente claro en retrospectiva, pero en ese instante, ¡Dios, ten piedad!

No me había cuidado a mí misma. La revelación que el Señor me daría eventualmente, la que me resucitaría de entre los muertos, tenía que ser implementada. ¡Mi integridad emocional y espiritual había sido comprometida! Era un golpe duro para mi corazón.

Romanos 8:28: "Y sabemos que Dios ordena todas las cosas para bien de los que le aman, para bien de los que han sido llamados según su propósito".

Salmos 103:4: "El que rescata tu vida de la destrucción y te corona de gracia y bondad".

La solución verdadera (efectuar represalias) (El terreno de la toxicidad de mercurio y otras ilusiones dentales y médicas)

Ahí estaba: una nueva casa, nueva comida y ¡catorce dientes sin empastes debido a la locura de quitarles el mercurio! Había quedado con catorce dientes con hoyos enormes. Tenía que dejar ir mis creencias dentales previas y reemplazar los empastes mediante la fe. Los dientes eran lo que seguía en mi lista. ¡Ya no podía evitarlo! No quería darme el gusto del "síndrome de contenerse".

Escogí al único dentista que no se involucraría en la "aventura de la toxicidad de mercurio". Había rehusado tomar parte en el plan de sacar el mercurio, ya que no creía que en ese instante yo tenía la suficiente fuerza como para pasar por el procedimiento. Él no había creído que era una solución adecuada para mi dilema. Como podrás imaginarte, los dentistas no eran nada populares para mí en esa época de mi vida. Tenía que confiar en uno para que rellenara mis dientes.

Ahora sé que es Dios

El doctor Carter examinó mis dientes, se volvió hacia mí y dijo, "Juliana, no sé cómo decirte esto, pero han pasado tantos años sin que tuvieras empastes en tus dientes, que todos se han desplazado y ahora hay unos espacios enormes entre ellos. Normalmente usaría oro, porcelana o compuestos de cerámica, pero en tu situación, la única aleación que podría mantener juntos tus dientes es la de mercurio".

"Siento tener que decírtelo", prosiguió el doctor Carter. "Lo irónico de la situación es que la única manera en que puedo rellenar tus dientes de manera eficaz es poniendo tres veces la cantidad de mercurio que habías tenido originalmente en tus dientes".

"Desafortunadamente", dijo el doctor Carter con una expresión de incomodidad, "tendría que ser mercurio completamente nuevo. No me gusta ni trabajar con él, pero ¡no queda ninguna otra opción! ¡Es la única manera de rellenar hoyos de ese tamaño!".

Bravo, Jesús

Quedé bastante entretenida. ¡Tres veces la cantidad de mercurio que la original! Me reí. Era una broma cósmica, ¡una risa celestial! "Acabo de volver al punto de partida", pensé. "Dios debe estar ensañándome lo ridículo de este concepto, y lo voy a probar al meterme en la boca tres veces la cantidad de mercurio que había tenido originalmente". ¡Estaba riendo en la alegría del Señor! Dios mismo estaba subiendo la apuesta, destruyendo las ilusiones. ¡Ésta iba a ser una magnífica Represalia Divina! ¡Tres veces la cantidad de mercurio nuevo y apestoso! ¡Bravo, Jesús!

Le respondí a mi dentista: "Doctor Carter, ésas son buenísimas noticias. ¡Estoy segura de que Dios está de acuerdo!". Me fui después de haber hecho la cita para que llenaran un cuarto de mi boca con amalgama de mercurio completamente nueva.

El día D (del dentista)

Llegó el día en el que tenía que ir al consultorio del dentista. Le di la vuelta a la cuadra en mi carro tres veces, con tanta ansiedad que ni podía encontrar el edificio. Finalmente lo encontré, alcancé a estacionar mi carro de alguna manera y entré.

Entre Dios y yo

No le conté a mi dentista todos los problemas que había tenido después de la extirpación del mercurio porque sabía que si sabía de mi historia no querría estar involucrado en el reemplazo del mercurio. Eso quedaba entre Dios y yo. Nellie no estaba entre los bastidores. Yo estaba creciendo. ¡Sabía que el Hijo de Dios tenía la autoridad para perdonar el pecado! (Mateo 9:6)

Esta vez Dios tenía el control

Me senté mientras oía mi música de alabanza, con las bocinas sobre mis oídos, oliendo los gases de mercurio y oyendo taladros, y pronto todo había pasado. Podías sentir la presencia de Dios en el cuarto: había un flujo supernatural. No sentía dolor, no necesité novocaína entonces y desde entonces jamás la he necesitado en ningún procedimiento dental. Esta vez Dios tenía el control. Fui guiada. No había nada que pudiera hacer más que esperar. Me fui a casa sintiéndome bastante bien. Simplemente me fui a la cama con una calma total y me desperté de la misma manera al siguiente día. Corta madera. Carga agua. Como un cristiano.

Salmos 78:35: "Y recordaban que Dios era
su roca, y Dios el Altísimo su redentor".

CAPÍTULO 32

La mañana siguiente

Debido a mi enfermedad, siempre había tenido dolor en la espalda, y como resultado usaba una faja lumbar con frecuencia. Al despertarme esa mañana se me había olvidado ponerme la faja porque no sentía ningún dolor. No entendí la conexión entre el dolor de espalda y el añadirle mercurio a mis dientes. ¿Por qué sentiría mi espalda una mejora después de añadir mercurio? Claro que no había ninguna conexión entre mis dientes y mi espalda, con la excepción de mi barómetro de rectitud. Mi fe, mi poder y mi integridad se habían visto aumentados y mi cuerpo estaba pasando por lo mismo.

Los engaños habían sido eliminados y el error había sido vencido. Tenía mayor curación. Aprendí una cosa una y otra vez: no te puedes curar de lo que no existe. La identificación adecuada equivale al poder en el reino espiritual. Si no existe tal cosa como la toxicidad de mercurio, entonces no puedes ser curado al quitar el mercurio. Sin embargo, sí me curé debido al plan de Dios de la Represalia Divina: el contraataque de subir la apuesta y de la demostración de fe, es decir, la acción de haber puesto todo el mercurio de regreso. Tres veces la cantidad de mercurio era algo con mucho poder de fe de represalia.

2 Samuel 22:21: "El Señor me retribuye según mi rectitud, según la pureza de mis manos me recompensa".

Las creencias del mercurio intentaron sacudirme

Hubo tentaciones durante la semana después del reemplazo de mercurio. Mientras seguía con mis cosas y tocaba objetos dentro de mi casa, experimenté una nueva sensibilidad, como si estuviera sufriendo reacciones a todo. Mi mente carnal continuamente me recordaba lo tóxico que es el mercurio, y que yo había añadido capas de toxicidad mortal.

"Es mercurio nuevo", me recordaba, "completamente nuevo; mucho más tóxico que el mercurio viejo que ya ha perdido sus gases", sugería agresivamente cada día. "Te lo deberías de haber sacado por completo".

Sí, ¡claro! ¡Ésa no me la tragaba por nada del mundo!

Subiendo la apuesta

En verdad no había nada sobre lo cual luchar.

> *2 Corintios 10:3: "Pues aunque caminamos en la carne, no combatimos con los medios de la carne".*

No tenía nada de nuevo. Sabía que guerrear no arreglaría nada. Decidí seguir adelante mediante la fe. Tomé la decisión de volver a poner todo el mercurio en mi boca.

Una cantidad mayor de mercurio resolvería estas pequeñas irritaciones. Este esfuerzo por oprimirme hacia reacciones de "temor a" pronto sufriría la represalia. Identifiqué al espíritu de justificación propia, el cual estaba acusando a las toxinas e intentando distraerme de mi verdad. Los enemigos de nuestra verdadera esencia siempre nos dirigirán hacia el pensamiento médico o psicológico, lanzando una curva para llevarnos a la negación. La negación equivale a menos luz; la negación equivale a las tinieblas.

La intención es lo que cuenta

El pensamiento engañoso siempre está culpando a algo que no sea la mentira en tu mente, la cual es la que en verdad está creando el síntoma en tu cuerpo. Estaba aprendiendo cómo lidiar con las tinieblas.

> *Hechos 26:18: "A abrirles los ojos para que pasen de las tinieblas a la luz y del poder de Satanás a Dios, de manera que puedan recibir el perdón de sus pecados y la herencia entre los que se encuentran santificados por la fe que está en mí".*

Ahí viene más mercurio

Continué con mi Represalia Divina. Hice otra cita y llené otro cuadrante de dientes con mercurio. Estaba haciendo lo amenazante. Si sufría cualquier reacción después de mis citas dentales, hacía otra cita tan pronto como era posible.

Mis síntomas siempre se resolvían mediante una nueva dosis de mercurio completamente nuevo. ¡Tres veces la cantidad! Las cosas estaban cambiando rápidamente. Ahora estaba eufórica en vez de sufrir de reacciones relacionadas al miedo. Si me quería sentir de maravilla, todo lo que tenía que hacer era ir y pasar por otro procedimiento dental. Era como si Dios hubiera tomado las riendas. Ahora mi dentista estaba reconstruyendo las coronas y completando la restauración total de mis dientes. No sentía ningún dolor. No usaba novocaína. El dentista estaba asombrado.

Estaba en un movimiento de Dios milagroso y palpable.

Otro ídolo muerde el polvo (el mercurio, o Mercury)

"Ya era lo suficientemente ridículo", pensé, "que me hubiera tragado este concepto de la toxicidad de mercurio a un nivel de sentido común". El verlo expuesto como una completa estafa de la maldad era edificante para mi alma. Una gran curación provino de esta represalia del mercurio: más energía, más vida, más fe, más rectitud y más identidad adecuada. Otro ídolo más había sido vencido.

1 Juan 5:21: "Hijitos, guardaos de los ídolos. Amén".

Menos sacudida

Ahora tenía dientes normales. Podía masticar bien. Tenía comida y podía comer, masticar y digerir. Podía sonreír y verme presentable. Tenía una casa normal en la que podía vivir. Estaba usando ropa normal. ¡Esto era algo enorme para alguien que hace unos cuantos meses había estado muriéndose sin esperanza alguna! ¡Un sueño hecho realidad! Y esto no ocurrió debido a años de tratamientos médicos, sino exactamente lo contrario. Estaba deshaciendo los tratamientos médicos. Estaba en el proceso de dejar atrás cada ídolo. No era una recuperación lenta o gradual. Apenas llevaba tres meses y medio en mi viaje de Represalia ¡y me sentía de maravilla!

Esto era sólo el comienzo de una vida de fe.

Me relajé, respiré profundamente y empecé a disfrutar el vivir en una casa de verdad. Comencé a salir a la comunidad y a conectarme con otra gente.

Mi casa era un alquiler de seis meses. Los dueños regresarían pronto y sería hora de seguir adelante. Había sido una época maravillosa para mí. Había adquirido mucho territorio y tenido muchas victorias. ¡Viví en paz por primera vez en muchos años!

CAPÍTULO 33

La siguiente jugada

Estaba entre jugadas. Sabía que Dios quería que me mudara de regreso a Los Angeles: el lugar perfecto para vivir para una persona ambientalmente preocupada que estaba saliendo en la fe. Los Angeles tenía de todo: smog, polen, tráfico y humanidad masiva. Era un paraíso tóxico. También tenía más vida, y la vida era lo que estaba recuperando.

Hay un tiempo para todo propósito (Eclesiastés 3:1)

No estaba segura de si ya se había acabado mi tiempo en San Diego. Me quedé una temporada más en la ciudad tranquila de San Diego, y Dios honró mi decisión.

La última casa en San Diego

Se había abierto una puerta. Se había cerrado una puerta. Mi decisión había sido tomada y me mudé a la siguiente casa en San Diego. Iba a seguir efectuando represalias.

La siguiente resistencia

En esta casa había cuartos a los que podía entrar ¡y cuartos a los que ni me podía acercar! Tenía más tolerancia química desde mi última victoria y mucho más resistencia y poder espiritual.

Había un cuarto en la casa con una nueva alfombra: una alfombra completamente nueva que había sido instalada justo el día anterior. ¡Los propietarios creían que me estaban haciendo un favor! ¡Apestaba a formaldehído, el olor de una nueva alfombra! Cerré la puerta que llevaba al desastre de la nueva alfombra y proseguí a usar el resto de la casa.

Tomando el cuarto de la nueva alfombra de formaldehído (El dejar atrás otro ídolo)

El formaldehído es considerado como un enorme riesgo ambiental para un sistema inmune en riesgo, así como para cualquier persona alérgica. Muchos alegan que es un químico muy peligroso. Es mucho más peligroso que otros gases mortales. Mucha gente había adquirido enfermedad ambiental solamente debido a ser expuesta a formaldehído.

Atacada en el cuarto

Cada vez que entraba al cuarto con la nueva alfombra mi cuerpo entero empezaba a sufrir espasmos y me daba dolor de cabeza. No sabía nada que pudiera hacer para parar estas reacciones. Tenía que evitar el cuarto o arruinar mi día.

Un sentido espiritual

Decidí convertir a tal cuarto en un lugar de alabanza. Se lo daría a Dios. ¡Convertiría al cuarto poseído en un santuario para el Señor mismo! Si no podía vivir en él, no permitiría que fuera desperdiciado. Estaba harta de ceder territorio, harta de espacio desperdiciado, harta de puertas cerradas y harta de vivir con temor de esto y temor de esto otro.

> 1 Pedro 5:7: "Descargad sobre Él todas vuestras preocupaciones, pues él se cuida de vosotros".

Preparando un santuario

Cada día entraría y añadiría nuevas cosas. Estaba decorando un santuario, preparando una ofrenda para el Señor. Hice unas blondas blancas hermosas y cubrí y decoré varios muebles. Hice un altar hecho a mano con almohadas de terciopelo y raso rojo. Todos los días escogía flores durante mis caminatas diarias por la naturaleza, cada una de ellas escogida justo para el Señor.

Todo en el cuarto era un sacrificio, un pensamiento, un sentimiento, una consagración: una alabanza a Dios. Reflejaba el aprecio por todo lo que yo tenía. Dios mismo me había dado todo lo que tenía. Quería mostrar mi agradecimiento: dar algo de regreso. Mi corazón estaba lleno de amor a mi Salvador, y yo quería casarme con él, ser Su mujer, lo cual, claro está, ya era. Pero yo quería una ceremonia, algo romántico, algo íntimo. Cada día añadía algo nuevo: más velas, más regalos. Lo añadía lentamente, con amor, con un gran cuidado, con pasión, como alguien acariciaría a un amante. Le estaba haciendo el amor a Cristo.

1 Crónicas 16:29: "Adorad al Señor en ornato santo".

Salmos 95:6: "Venid, adoremos, prosternémonos de rodillas ante el Señor, nuestro creador".

El cuarto adquiere nueva vida

La vibración en el cuarto comenzó a aumentar: el cuarto comenzó a adquirir vida propia. La energía del cuarto comenzó a cambiar. El cuarto en sí había quedado ungido, como si alguien viviera en él. Se volvió tangiblemente obvio que en el cuarto estaba ocurriendo algún tipo de actividad sobrenatural. La atmósfera del cuarto era intensa de una manera extraña, ¡y la unción estaba intensificándose cada día!

Ahora podía entrar y adorar de manera agradable por unos quince minutos. Entonces me saldría, pero sin correr o caminar rápido. Cada día necesitaba menos tiempo de recuperación. Estaba siendo sostenida en la unción misma del cuarto. El cuarto se había iluminado: tenía unas hermosas lámparas de velas que estaban hechas de vidrio y que estaban colgando de las paredes. El cuarto parecía estar iluminado aún cuando no había velas o luces prendidas. "El cuarto" se había vuelto un lugar muy especial. El Rey del Universo y yo nos la estábamos pasando de maravilla juntos. Fui a comprar mi vestido de novia.

Katrina es asesinada

Cada día pasaba algunas horas entrando y saliendo del cuarto, decorándolo y evitando reacciones. Era un proyecto continuo.

Katrina, una hermana espiritual de Los Angeles, vino a visitarme un día. Ella no sabía que había convertido al "cuarto de la alfombra nueva" en un lugar de adoración. No le había dicho eso, ni le había enseñado el cuarto a nadie. Me pidió que le enseñara el cuarto que le había dicho que había estado decorando. Entró al "cuarto".

Katrina es asesinada en el espíritu

¡Entonces Katrina fue asesinada en el espíritu! La unción en el cuarto se había vuelto extremadamente poderosa. Tenía el tipo de unción que una congregación logra después de una semana de alabanza dedicada y consagrada, de ayuno y de adoración: una unción de resurrección. Katrina tenía regalos espirituales y sensibilidad, y era una estudiante consagrada en el espíritu de Dios. Compartíamos a Dios juntas y teníamos el lazo extra que tiene la gente espiritualmente sensible.

Entró al cuarto y cayó al suelo: había sido asesinada en el espíritu. "Esto nunca me ha pasado antes, Juliana", exclamó Katrina. "Nunca he sentido una unción tan fuerte en mi vida. ¿Se curó alguien aquí dentro? ¿Qué está pasando aquí?", quería saber.

Katrina confirmó mis sospechas de que algo estaba ocurriendo espiritual y sobrenaturalmente en ese cuarto. No le dije que estaba teniendo un romance con el Señor: parecía demasiado personal en ese instante, algo así como una intimidad sagrada. ¡Creo que ella sospechaba algo!

Aún tenía reacciones

Todos los días en el "cuarto" prendía velas, cambiaba el agua de las plantas y de las flores, añadía cositas, adoraba y alababa al Señor y luego me salía. Aún podía sentir cómo el formaldehído afectaba a mi cuerpo. Aún estaba reaccionando al cuarto. Estaba preparando el cuarto para algo. Aún no había llegado.

No tenía la victoria a partir de decorar el cuarto ni una revelación sobre qué hacer a continuación.

La noche de bodas

Finalmente, presentí que había llegado la hora. El santuario había sido completado. Decidí simplemente ir y dormir en el cuarto, el cual aparentemente había sido posicionado para tener vida propia. Me sentí guiada, llamada a adquirirlo, pero de una manera diferente. ¡Una resistencia inusual!

Me puse mi hermoso vestido de bodas blanco y llené el cuarto con flores de boda escogidas personalmente. Me puse el anillo de bodas de oro que el Señor había escogido para mí en una de nuestras excursiones. Entré al cuarto y le cedí la situación entera a Dios. Sólo permanecí en el cuarto. ¡Dormí en el cuarto en el que no podía entrar y del cual no podía salir sin riesgo! Me casé con el Señor esa noche. Estaba maravillosamente feliz.

La mujer de Cristo
(Apocalipsis 21:2)

La mañana siguiente me desperté, casada con Jesús. Nunca experimenté una reacción a ese cuarto de nuevo, ni a ninguna alfombra nueva en ninguna parte. Fui completamente liberada. Me di cuenta de nuevo de que las cosas no son lo que parecen.

Estaba aprendiendo más sobre las maneras en las que Dios cura. Mi educación sobre la curación era muy tangible debido a que mi enfermedad incluía una reacción inmediata a los químicos y a la comida. La enfermedad ambiental tenía una forma de magnificar las ilusiones físicas mayor a la de cualquier otra enfermedad. Todas las enfermedades, claro está, están basadas sobre ilusiones similares: engaños heredados e inventados de la mente generacional.

Estaba aprendiendo que la enfermedad en sí no podía sobrevivir en un sistema de fe. Una persona podía ser curada si la fe era más alta que el error o que la falta de armonía. La fe llevaría a una persona a la verdad. Obviamente si tuvieras la verdad desde el principio no necesitarías ser curado, serías el destinatario de la salud Divina. El pensamiento positivo no tiene poder espiritual, es un ascenso mental. Más que todo, es la mente carnal estafándote a que creas en una exageración del castillo en el cielo mientras te mantiene en su reino, en su jurisdicción, en la ley. No hay gracia alguna en ella. La gracia es un atributo espiritual. La fe misma llevará a una persona a tomar su posición adecuada como "... la cabeza, y no la cola de su propio cuerpo". (Deuteronomio 28:13)

CAPÍTULO 34

Ídolos de "miedo a"

La enfermedad se basa sobre el engaño. El engaño necesita que una persona se incline ante él para oprimir su espíritu, para lo cual usualmente usa el "miedo a" algo. El "miedo a" es un ídolo de la mente carnal, su cabecilla.

Marcos 3:27: "Nadie puede entrar en la casa de un hombre fuerte y saquear sus cosas a menos de que ate antes al fuerte; sólo entonces saqueará la casa".

Es un sistema de control mental. Contemplar el "miedo a" cualquier cosa meterá a tu mente en un lío y te sacudirá hasta tu propio infierno personalizado e inconsciente de principado generacional. ¡El "miedo a" tiene muchos giros y engaños!

El pasado

El "miedo a" puede ser utilizado para volver a estimular comportamientos anteriores, disparadores anteriores y maneras de actuar anteriores. Los disparadores no te pertenecen, son inventados a partir del pasado generacional de las "criaturas antiguas". Estos disparadores se ven ladeados, así como la propaganda política sesgada de los reportajes de noticias. Son las percepciones de la culpabilidad y de lo profano. Enfocarse en ellas significa perpetuar la impotencia. Las percepciones de la mente carnal son utilizadas para justificar su existencia y distraerte de tu realidad.

Nueva criatura/Nueva ciudad

En Cristo, somos curados porque ya no estamos sujetos a la antigua criatura. Somos trasladados a ser espíritu. La persona de espíritu tiene la capacidad de separarse de la antigua criatura y de las manipulaciones del "miedo a" del sistema de control mental.

Si estos antiguos patrones no son identificados y sujetados bajo el yugo por el espíritu, nos gobernarán. Los engaños no identificados pueden cerrar nuestros corazones mediante pensamientos, dejándonos entumecidos y desapasionados. Ése es el plan de la maldad: ¡dejar a nuestros corazones endurecidos y entumecidos!

El plan de Dios para nosotros es que nos conectemos profundamente entre nosotros desde nuestro corazón de corazones: profunda y auténticamente. El amor cubre una multitud de pecados y satisface a la ley. Hemos nacido con una herencia que nos ha dado el dominio sobre todos estos supuestos achaques humanos. No son para nada lo que decimos que son o lo que nos han enseñado a creer que son.

Para llevarle la delantera a este pasado generacionalmente heredado, uno tiene que vivir como una persona de espíritu.

Dios me estaba guiando de regreso a Los Angeles, a la Ciudad de Ángeles, ¡para hacer eso exactamente!

> 2 Corintios 5:17: "De modo que el que está en Cristo es una criatura nueva; lo viejo ya pasó y observad: apareció lo nuevo".

Los Angeles sería un terreno tremendamente fabuloso para conquistar. Era hora de ir a casa a una ciudad de verdad, a un lugar con serios retos, ¡retos enormes para mí! L.A. era la maestría del espíritu para los vehículos de represalia: un lugar que llevaba a batallas más avanzadas.

Un infierno tóxico

Los Angeles tiene fama de ser una de las ciudades más tóxicas del mundo entero: las emisiones de carros, los derrames de sustancias químicas, el smog y un constante rociado de pesticidas por todas partes. L.A. es en definitiva una ciudad ambientalmente inconsciente. Nadie con enfermedad ambiental ha elegido o le ha sido recomendado vivir ahí. A la comunidad ambientalmente enferma de L.A. le había sido advertido que saliera de ahí tan pronto como fuera posible, ¡que corriera a las montañas! En el mundo de sistemas inmunes que estaban en riesgo, todo se trataba de "correr al desierto y al aire limpio y seco".

> 1 Corintios 1:27: "Mas Dios eligió lo necio del mundo para confundir a los sabios".

Mudándome de regreso a Los Angeles

Esta siguiente mudanza se hizo con prisa. Había buscado en toda la ciudad, por todas partes. Y tengo que admitir que había sido intimidada. Era difícil para mí tomar una decisión. Las multitudes, los perros ladrando: siempre había algo. Finalmente, me había estancado por tanto tiempo que estaba empezando a tener síntomas físicos. No me estaba moviendo, y mis intestinos tampoco. Sabía que estaba en problemas. He notado que las entrañas del hombre y el corazón son sinónimos en el espíritu. Para mí la disfunción intestinal era normalmente una indicación de que me estaba moviendo en la dirección equivocada, fuera de propósito. En este caso, y literalmente hablando, ¡en verdad no me estaba moviendo para nada!

Mi situación en ese momento me inspiró a dejar la caza por el lugar perfecto y a mudarme tan pronto como me fuera posible. Tomé un apartamento amueblado que estaba inmediatamente disponible.

> Lamentaciones 1:20: "¡Mira, oh Señor, en qué angustia me encuentro! Mis entrañas se estremecen; mi corazón se consume en mi interior...".

Wilshire Blvd., Westwood
(Una de las calles más concurridas del mundo)

El apartamento al que me mudé tan pronto como fue posible estaba en un enorme edificio de condominios en el bulevar Wilshire. Ésta sería la primera vez en mucho tiempo en la que viviría en una gran ciudad. Hace dieciocho años que no había vivido tan cerca de otros seres humanos. Había escogido este lugar tan sólo porque estaba disponible inmediatamente. El tráfico sobre Wilshire jamás se acababa: ¡era considerada una de las calles más congestionadas del mundo!

Al principio era medio emocionante, pero poco después me empecé a dar cuenta de que mi vieja ciudad había cambiado. No había gente estadounidense en mi edificio: ¡un edificio entero sin un solo estadounidense! Los apartamentos estaban muy pegados, podía sentir cómo la energía de los otros inquilinos atravesaba las paredes, podía oír sus conversaciones, oler cómo se cocinaba su comida. Vaya cambio, comparado con vivir en la naturaleza.

Estaba acostumbrada a oír a los pájaros cantar en mi ventana, en las montañas. Ahora oía el ruido del tráfico y de las sirenas. Estaba acostumbrada a tener gentiles y hermosos venados viéndome a través de la ventana de mi cocina todas las mañanas. Ahora estaba experimentando cómo las madres de hombres persas judíos me acosaban para preguntarme primero si era judía y luego si era soltera. Los tiempos habían cambiado.

Sin paz en Westwood

Pasaba mis noches completamente despierta. Me sentía como si estuviera viviendo en la sala de emergencias de un hospital. Las ambulancias chirriaban toda la noche y la proximidad a UCLA y a otros hospitales en el área hacía que siempre hubiera sirenas rugiendo: siempre había un alma traumatizada yendo al hospital a recibir algún tratamiento de emergencia.

El tráfico rugía veinticuatro horas al día, siete días por semana, sin descanso alguno. La autopista pasaba cerca. El bulevar Wilshire era una intersección importante que conectaba a la gente entre la playa, el centro de la ciudad, Century City y Beverly Hills. ¡Estaba viviendo en medio de una humanidad masiva! Los camiones se paraban en cada esquina toda la noche y empezaban de nuevo temprano en la mañana. No había pausas. No había paz.

Mientras intentaba dormirme, me di cuenta de que mi cuarto estaba justo sobre el cuarto de calefacción. Dentro de ese cuarto estaban todas las máquinas que hacían funcionar al edificio. Su ruido no era un zumbido constante, no era un ruido al que alguien se podría acostumbrar. Había doce calentadores separados y cada cual hacía su propio ruido. No un solo siseo, sino siseos diferentes: siseos ruidosos acompañados de sonidos metálicos que empezaban y se acababan. Uno continuaría mientras el otro se paraba, con diferentes tonos en diferentes ocasiones.

Oía una variedad de volúmenes, todos los cuales eran inconsistentes. No me podía ajustar al sonido ni podía tocar mi música sobre él. Era como un grupo musical grande y desafinado que no podía tocar armoniosamente. Era algo más fuerte y extraño que cualquier otro sonido que hubiera oído en mi vida: tenía su propio ritmo y su propio pulso. ¡Lo único que podía dominar al ruido del tráfico era el cuarto de calefacción haciendo sus ruidos metálicos justo debajo de la ventana de mi cuarto!

No había dormido en toda la semana ¡ni por un momento! Toda la noche había siseos y ruidos como escupitajos que venían del cuarto de calefacción, y aparte había pitazos de bocinas de claxon, llantas chirriantes, gases y todo tipo de ruidos de camión. Estaba exhausta y estaba quedando agobiada. Apenas si podía pensar.

Inspiración a través de un mal consejo

Un amigo que era ministro iba a tener una junta en Westwood. Su iglesia no quedaba lejos de mi nuevo hogar. Fui a la junta y le pedí su consejo. "Sé todo sobre ese problema", dijo el pastor Bob. "A mi esposa Carol se le dificulta dormir en la ciudad, así que usa tapones de oído. Se los pone antes de irse a dormir y pone música de alabanza en el cuarto".

Ya había probado el plan de la música de alabanza y no había funcionado. Mi situación era diferente. No me quería esconder, quería una solución de fe. Me sentí socavada por la sugerencia. El socavar espiritual no era el plan de Dios. Sin embargo, después de pensar un rato sobre sus palabras, me volví inspirada.

¡Dios quería que tuviera otra victoria! Estaba aquí en L.A. para crecer, para adquirir fe; no para ponerme tapones en los oídos. Aunque, para ser honesta, si me hubiera permitido dormir bien, lo hubiera aceptado con gusto. Sin embargo, no lo hizo, ¡ni lo haría! Con frecuencia los consejos malos eran buenos para mí, ya que me hacían sentir y pensar de manera diferente. No había venido a L.A. para ceder mi territorio: estaba aquí en Cristo para tomar mi terreno. Tan pronto como tuve ese pensamiento supe que lo sabía. Sabía... lo que tenía que hacer.

Empecé a pensar claramente, recordando que no debía ser echada hacia atrás como una víctima. Ya estaba hasta el colmo de eso. Comencé a pensar como una guerrera. Comencé a pensar en fe. No me inclinaría ante el ruido: Dios era Dios y el ruido era el ruido ¡y yo tendría mi paz sin importar dónde estuviera!

Efectuaría represalias

Me enfrentaría a la situación: se la daría a Dios. No me echaría hacia atrás. No había llegado hasta aquí para echarme hacia atrás ahora. ¡Andaba imparable en la fe! ¡Demostraría Su poder! Tendría mi paz.

¡Sí! ¡Señor, sí!
(Marcos 7:28)

Sabía exactamente lo que tenía que hacer. No podía decirle a nadie: sonaría como si estuviera loca. Esa noche no me pondría las sábanas sobre la cabeza, ni usaría audífonos, ni música, ni tapones para los oídos, ni ruido blanco, ni cerraría bien las ventanas y las cortinas. ¡No! Esta noche no sería guiada por la aprensión y la evasión: ¡esta noche sería distinta! *Tomaría mi paz, haría cumplirse mi gracia. Demostraría la victoria de mi Rey.*

¡Pásale adentro!

Esa noche fui a mi casa con un plan. El instante en el que abrí la puerta de mi departamento me apresuré a ir hacia las ventanas. Estaban bien cerradas, y las abrí de par en par con todo. ¡Después abrí las persianas de par en par también! Abrí todas las puertas de vidrio corredizas en la sala, las cuales estaban sobre los camiones, el tráfico y los gases. Abrí las puertas tanto como pude.

Casi estaba viviendo en la calle. ¡Apenas estaba en el segundo piso! "¡Pásale adentro!", comencé a gritar. "Pásale adentro. ¿Quieres robarte mi paz con tu ruido? ¿Crees que mi paz depende del ruido? ¡Ignorantes impíos! Traigan sus carros, sus camionetas, sus camiones, sus gases y sus sirenas. Órale, vengan con todo", los reté mientras continuaba invitando al ruido a que apsara. Abrí todas las ventanas y todas las puertas. Abrí cualquier cosa que permitiría que entrara el ruido y que lo alentaría a entrar.

Entré a mi cuarto, y mientras lo hice sentí cómo mí espíritu se alzaba. Mi ayudante, el Espíritu Santo, estaba conmigo. Había obtenido la atención de Dios: ¡mi fe sería honrada y reconocida!

Corrí hacia mis ventanas que estaban sobre el cuarto de calefacción y las abrí de repente: más y más, hasta conseguir la apertura lo más grande posible. Abrí las persianas y luego abrí las ventanas chicas que estaban del otro lado del cuarto para tener un poco más de ruido de tráfico. Esto dejó que entrara un poco más de drama de sirenas. "¡Pásale! ¡Pásale!", estaba gritando como una loca. "Pásale. Haz ruido. Haz ruido, todo el ruido que quieras y después ¡haz todavía más ruido!". ¡Le estaba subiendo la apuesta al ruido!

¡Más ruido!

Esta no era la hora de ponerse religiosa, era la hora de agarrarse con todo. ¡No había dormido en una semana! Abrí todo lo que pude encontrar. Hasta prendí el abanico en mi pequeño baño (el baño no tenía ventana) para obtener algo más de ruido. Invitaba a pasar a cualquier pequeño ruido que pudiera encontrar. Estaba yendo hacia algún lugar, lo estaba sintiendo en el espíritu. Me había vuelto justamente indignada, ¡que era exactamente donde debía estar! ¡Cómo se atrevía cualquier oposición a Dios a venir contra la paz de Su vehículo!

¡Estaba efectuando mi represalia desde una posición de rectitud, desde mi posición en Cristo! Después de todo, yo era la rectitud de Dios en Cristo. ¿No me había sido dado el dominio sobre todas las cosas en esta Tierra? Sí, me había sido dado tal dominio. Yo sabía que me había sido dado tal dominio. Sabía que

Él lo había hecho. Sabía que Él me lo había dado ¡y nada me convencería de lo contrario! ¿No me había sido prometido un dulce sueño?

Proverbios 3:24: "Si te sientas, no tendrás temor;
si te acuestas, tu sueño será dulce".

Dormiría en la promesa

Era un extraño escenario: todas las luces prendidas y todas las ventanas abiertas. Parecía como si alguien estuviera teniendo una fiesta en la terraza que pasaba directo a mi departamento completamente abierto e iluminado. ¡No parecía haber en mi departamento ningún cuarto que fuera conducente al sueño! Dormiría en el caos total, dormiría en la promesa del sueño ¡y no en la atmósfera de mi cuarto! Me estaba moviendo de manera espontánea y comenzándome a sentir satisfecha, como si hubiera puesto las cosas en claro y establecido mis límites en el mundo espiritual...

Me acosté sobre mi cama y simplemente declaré cuál era mi posición: "Me voy a dormir". Tenía confianza. Le daría esto a mí Señor.

Entonces coloqué mi vista sobre Jesús, así conectándome al amante de mi alma. "Señor, mañana tendré la paz total, ¡duerma o no duerma! Me desvelaré toda la noche y te alabaré, te alabaré toda la noche y mañana me sentiré de maravilla. Habré quedado refrescada: te encomiendo este cuidado". Y entonces hice justo lo que había dicho que iba a hacer. Me relajé y decidí alabar a Dios toda la noche. Mi corazón estaba lleno de alabanza, y dentro de unos cuantos minutos había quedado profundamente dormida.

Isaías 60:18: "No se oirá hablar más de violencia
en tu país, ni de opresión y destrucción en tus confines;
a tus muros llamarás "Salvación" y a tus puertas "Alabanza"".

¿Me lo había imaginado?

Dormí como un bebé toda la noche. Cuando me desperté ya eran las diez de la mañana. Había dormido doce horas. ¡No podía oír el ruido del cuarto de calefacción! ¡El ruido del tráfico había sido minimizado! Lo podía oír, pero no me molestaba: el volumen era mucho más bajo y tolerable... ¡el ruido había perdido el poder de perturbar mi paz!

El ruido del cuarto de calefacción se había parado. Los doce calentadores estaban en completo silencio. ¿Cómo podían haberse detenido? ¿Los había imaginado? ¿Me había vuelto loca por fin? Le hablé a dos amigos que habían sido testigos del ruido del cuarto de calefacción: ellos tampoco lo podían aguantar. Una amiga había intentado dormir conmigo para consolarme, y a la mitad de la noche se había tenido que ir por el ruido del cuarto de calefacción. La invité de regreso.

¿Qué pasó?

Gloria regresó a mi departamento, entró al cuarto, abrió las puertas y dijo: "¿A dónde se fue? ¿Cómo pudo haberse ido? ¡No oigo el siseo de los calentadores! ¡Era el ruido más fuerte que había oído en toda mi vida! ¡Nadie podía dormir con ese ruido tan irritante! ¿Qué fue lo que lo paró? ¿Qué hiciste? Dime la verdad: ¿hiciste que la gerencia del edificio apagara ese horrible ruido?".

CAPÍTULO 35

Tuve los dulces sueños que me habían sido prometidos

Desde esa noche dormí mejor en ese cuarto de lo que jamás había dormido en mi vida. Nada me molestaba. No estaba consciente de ningún ruido, estaba completamente protegida de cualquier alboroto. Había cumplido mi parte, subido la apuesta y puesto al engaño en entredicho. Había mostrado mis cartas. Había tenido el triunfo. Tenía el poder de Dios de mi lado. Podía subir las apuestas cuando quisiera y necesitara hacerlo. Tenía derechos y tenía respaldo en las alturas para protegerlos. ¡Su gracia se había hecho cumplir!

Éxodo 15:6: "Tu diestra, Señor, es gloriosa en la potencia; tu diestra, Señor, ha abatido al enemigo".

Permanecí en paz en el bulevar Wilshire por un rato y después me mudé a una casa cómoda en una zona más callada. Dios me empezó a llamar para atender a otra gente con el ministerio.

Creía que se trataba sobre la fe

Ésta era una época en la que el Señor me había estado enseñando mi ministerio, preparándome para Su servicio. Quedé encantada cuando me pidieron que presidiera el ministerio en una junta privada en una casa. Sería mi primer ministerio sola.

Estaba entusiasmada de poder servir al Señor y planeé lo que iba a decir. Tomé el ser exacta bastante en serio: quería comunicar la verdad de Dios sin ningún error. Tenía como diez páginas de fichas bibliográficas: recordatorios, notas, avisos y revelaciones. ¡Ésta sería mi primera actuación como una ministra!

Estaba completamente preparada. Estaba saliendo de mi casa para ir a la junta y cuando abrí la puerta de mi carro para irme, el Señor me dijo... una palabra que en verdad no hubiera querido oír.

"Creía que esto se trataba sobre la fe", interrogó el Señor.

Sabía exactamente qué era a lo que Dios se estaba refiriendo. Lo entendí intuitiva e inmediatamente: mi naturaleza antigua se estaba estancando, haciéndose la tonta, pretendiendo que el comentario no había sido dicho. Quizá mi antigua naturaleza podría seguir el plan original de la impostora si el comentario era ignorado. Yo había pasado mucho tiempo formulando el plan de ataque de mi ministerio.

Está bien, Señor

"Claro que se trata sobre la fe, Señor", contesté. "Por eso estoy yendo en la fe. Estoy yendo a mi primera actuación, a mi nuevo ministerio, en la fe".

No hubo respuesta, no hubo negociación, nada de hacer tratos.

Lancé las fichas fuera del carro a través de la ventana, me reí y estuve de acuerdo con Dios, dándome cuenta de las intenciones de la ley. "Está bien, Señor, se trata sobre la fe. Iré sin nada y tu Espíritu Santo me guiará y hablará a través de mí".

> Isaías 49:2: "E hizo de mi boca una espada afilada, a la sombra de su mano me escondió, e hizo de mí una flecha aguzada...".

El ministerio guiado por Dios está en el momento

Los ministros en Cristo están en el momento de Dios, en el Reino de Dios, guiados por el Espíritu de Dios a hacer Su voluntad.

Yo era una nueva ministra. ¡Quería estar lista para cualquier cosa que pudiera pasar! Dios quería enseñarme dónde estaba mi verdadero poder. No en discursos elegantes y preparados, ni en mi conocimiento, ni siquiera en las revelaciones dadas por Dios, sino en no hacer nada más que ser guiada. Hay un tiempo para todos los propósitos del cielo, y sólo Dios sabía lo que ocurriría. Era una oportunidad de aprende-mientras-lo-haces y un programa de entrenamiento de durante-el-trabajo combinados y empaquetados en la vocación de Dios.

Jeremías 15:16: "Pues tu nombre se invocaba sobre mí, oh Dios de los ejércitos".

Romanos 8:28: "Y sabemos que Dios ordena todas las cosas para bien de los que le aman, para bien de los que han sido llamados según su propósito".

Entrenamiento durante el trabajo

Durante esa primera noche en el trabajo fui guiada a orar por cierta gente. Nunca lo olvidaré. Puse mi mano sobre la cara de una mujer que tenía una herida roja y grande, con un tumor que sobresalía como un furúnculo en forma de cilindro.

¡El tumor se cayó en mi mano!

No había hecho nada sino rezar: no había expulsado, ni confesado, ni predicado. Había puesto mi mano sobre su cara y un tumor se cayó en mi mano. No sabía qué hacer con él: ¡de hecho grité y lo dejé caer! Todos rieron en la alegría del Señor.

¡La mujer estaba curada!

Había sido un tumor canceroso, y el doctor de la mujer lo había querido extirpar. Ella se había rehusado a tener la operación, ¡creyendo en vez en Dios para que le diera un milagro! Todos nos regocijamos y pasamos el resto de la noche orando, adorando y alabando al Señor.

Mi actuación no preparada

Esa primera noche hubo varias curaciones y ninguna de ellas tuvo nada que ver conmigo o con la preparación de la mente carnal. El plan de la carne hubiera apagado la noche entera y todos los milagros de Dios.

1 Corintios 2:4: "Y mi palabra y mi predicación no se basaban en discursos de la sabiduría del hombre, mas en la demostración del espíritu y del poder".

Aprendí que la gracia para el ministerio proviene solamente de la fe; la fe en que Dios se mostrará y hará algo. Se trataba de demorarse y sólo esperar al Señor.

El apagar del plan

El Señor quería que me diera cuenta de que hablar apoyada en el plan de las fichas bibliográficas era el plan de la mente carnal, de la impostora que quería verse importante e inteligente, que quería imitar lo que creía que se veía bien. ¡Quería impresionar a la gente! Cuando el espíritu de Dios no está liderando el ministerio, se le está robando el poder de Dios a los vehículos de Dios. Mientras estamos brillantemente preparados y siendo entretenidos para los demás conforme leemos nuestro plan, Dios nos está dirigiendo, hablándonos y dándonos Su plan.

Nunca he quedado avergonzada mientras espero a Dios: he efectuado mi ministerio estando abatida, desvelada, sin unción, sin preparación, sin oración ni lectura de Biblia, y siempre me pareció que entre peor era la condición en la que estaba, mejor era lo que me daba Dios.

Señores y señoras, sólo reléjense y no dejen que su oposición los condene a tener que estar en un lugar especial en su corazón, su espíritu, sus emociones o hasta su fe. Disfruten el hecho de que lo único que tienen que hacer es lo que Dios les está pidiendo que hagan.

2 Corintios 12:9: "... Mi poder triunfa en la flaqueza".

La ley y la Iglesia

Muchos de los hombres y mujeres que hoy en día desempeñan ministerios se encuentran en un sistema ideológico de impotencia y persecución: la conciencia del pecado. Esto es lo que Dios quiere corregir. Cuando tomemos nuestro lugar de autoridad espiritual recto y dado por Dios, ¡la iglesia se convertirá en el hospital!

Aquéllos que desean saber quiénes son en Él tienen Su autoridad y su completo dominio en esta Tierra. Estos vehículos combinados, resistiendo en su autoridad, ¡tendrán el poder de curar corazones, mentes y cuerpos por todo el mundo! Estos siervos consagrados tendrán toda Su capacidad de ver la verdad y de no ser engañados.

Juan 14:12: "Las hará [las obras] aún mayores que éstas...".

La voluntad de Dios en este momento es el darle autoridad, confianza y poder a Su cuerpo. Seremos reunidos (tejidos juntos en el amor), (Colosenses 2:2) y reinaremos sobre el engaño en la Tierra. Nos resistiremos juntos en la verdad, en la fe y en el propósito. Ya hemos sido curados.

Isaías 53:5: "Y a causa de sus llagas hemos sido curados".

1 Pedro 2:24: "Por cuyas heridas fuisteis curados".

La herencia curadora
(Mateo 10:8, 1 Corintios 12:28)

¡Al Hijo de Dios le ha sido dado el poder de perdonar los pecados! ¡Este perdón fue y sigue siendo la curación de tu cuerpo, mente y corazón! Si no lo estás experimentando, expulsa al engaño de tu mente, descubre la estafa y haz cumplir tu gracia dada por Dios. ¡Elige vivir en esta Tierra con todo el poder! ¡Tu herencia en Cristo está completa!

No hay nada que tengas que hacer más que caminar plenamente en ella.

CAPÍTULO 36

Más cuentos sobre la Represalia Divina

Voy a compartir unas cuantas historias para clarificar lo simple de la "Represalia Divina". Creo que la mejor manera de enseñarla es a través del testimonio.

> *1 Pedro 1:19: "Sino con la preciosa sangre de Cristo, como la de un cordero sin mancha ni defecto".*

> *Apocalipsis 12:11: "Ellos le vencieron por la sangre del Cordero y por la palabra de su testimonio...".*

La Cherokee verde y maloliente

Cuando me fui de San Diego estaba manejando un Nissan viejo y destartalado (no tóxico, claro está), el cual era deseable debido a su condición destartalada. Al igual que cualquier pertenencia de una persona ambientalmente enferma, era un objeto de segunda mano que apenas si podía andar: un vehículo usado, viejo y rechazado. Lo manejé mediante la fe. Tenía 240,000 millas, ¡pero al menos no tenía ese olor que tienen los carros nuevos! Era un carro que yo creía que podía tolerar químicamente: me tomaría meses encontrar un carro decrépito adecuado para mis alergias, y me tomaría muchas investigaciones y muchas reacciones horribles. En resumen: mucho sufrimiento.

No iba a ser fácil encontrar "el" carro destartalado que había durado suficiente tiempo como para ser librado de su olor a carro nuevo pero que al mismo tiempo era lo suficientemente nuevo como para no gotear gasolina, dejar escapar gases, etc. Te puedes imaginar la caza...

Esta vez sería distinto. Estaba a punto de empezar un jubileo de carro: a obtener el carro que yo quisiera. Estaba a punto de comprar un carro que me gustaría y que yo desearía.

Viviendo de maravilla en el Señor

Busqué con el olfato, hablando literalmente, y encontré un carro que me gustaba, incluyendo su olor. Era una hermosura de carro, una Jeep Cherokee verde. Me agradaba la idea de sentarme alto y estaba confiada en que los olores serían conquistados igual que todo lo demás. En esa época era una mujer de 100 libras que medía cinco pies y cuatro pulgadas, y éste sería mi primer carro grande en el que me podría sentar alto. Me fascinaba. Estaba en mi apogeo, oliendo gases de carro nuevo y sentándome por encima de los demás vehículos. Estaba viviendo de maravilla en la victoria: ésa era la vida curada. Estaba en la gracia. Todo iba bien. Tuve unas cuantas semanas fabulosas... y entonces, de repente, ¡empecé a tener síntomas!

Lo inesperado

Lo gracioso respecto al territorio es que cuando crees que sabes qué es lo que está pasando, cuando piensas que ya sabes lo que viene, sucede algo completamente inesperado.

¡Mi pie, mi piecito de talla cinco y medio comenzó a sentir un dolor terrible eventualmente! Mis pequeños tendones se encontraban irritados por estar manejando un carro mucho más alto y grande que al que yo estaba acostumbrada. Mi pequeño pie no podía extenderse lo suficiente apropiada o poderosamente como para llegar hasta el acelerador o al freno.

La distancia entre el asiento y los pedales tenía una extensión mayor a la que yo había creído. Mi pie se estaba colapsando bajo la presión. Ya llevaba tres semanas con mi carro nuevo: no lo podía regresar. Ni lo podía manejar sin sufrir un dolor espantoso: mi pie y mi tobillo estaban hinchados y doloridos. Consideré mis opciones.

Opción número uno

Encontré a un especialista de pie y tobillo. El doctor examinó mi pie y tobillo debilitados y me diagnosticó con tendones irritados y un desgarre de ligamento. "Este tipo de desgarre ocurre frecuentemente con gente más baja que maneja furgonetas y camionetas grandes", me dijo. "Cuando hay un estiramiento demasiado grande los tendones reciben demasiada presión. No es algo infrecuente. Lo he visto muchas veces antes".

Estaba asombrada de lo fielmente que se había alineado a sí mismo con la interpretación de la mente carnal. "Debe ser algo psíquico que tienen los doctores", pensé, "de golpearte donde tienes tu temor más vulnerable. Es una perspicacia casi demoníaca".

Continuó: "Tenemos que considerar todo esto, y tienes que dejar que tu pie descanse al menos tres meses para que se pueda curar. ¡Nada de manejar!".

El doctor recetó terapia física, medicamentos para el dolor y descanso. "Perder un carro es mejor que perder un pie", fue lo que dijo al despedirse.

Ya no podía manejar mi carro, y ahora tenía que ir a terapia física para arreglar el daño que había causado al manejarlo tanto tiempo. ¡Nunca manejaría mi carro nuevo de nuevo! Ése era el punto de vista médico.

Permanecí impávida. Los médicos sin fe habían perdido su aguijón desde hacía mucho tiempo: ¡su proceso de intimidación casi era alentador en esa época de mi vida! Decidí no tomar la terapia física, la cual tomaría un año de aplicaciones de hielo, estimulación eléctrica y ejercicios en una alberca con calefacción. Ya sabes cómo irían las cosas: mucho tiempo, mucho dinero (probablemente lo que costarían dos carros) y mucho dolor: todo mezclado con contratiempos de desesperación. Súmale el ataque mental de la confusión y el constante pregunte y pregunte de la impostora diciendo: "¿Dónde está Dios?". ¿Quién sobre esta Tierra ha escapado a esta tortura?

Demorándome

Tiré a la basura la receta de píldoras para el dolor al darme cuenta de que tendría que estar tan consciente como fuera posible para poder tomar el terreno.

¡Tomar el terreno drogada no era ninguna opción! Evalué más mi situación y las sugerencias médicas: era obvio que tendría que luchar con al menos un año de vida perseguida y discapacitada. Sabía que me podía curar más rápidamente. ¿Para qué perder el tiempo? Mi creencia en mi cuerpo físico siendo mi identidad había cambiado en definitiva. ¡No me la iba a creer! Sólo me tomaría mi tiempo... demorándome.

> Isaías 40:31: "Pero los que esperan al Señor renuevan sus fuerza, remontan el vuelo como águilas, corren sin fatigarse y caminan sin cansarse".

Plan provisional

Le hablé a mi hermana espiritual Linda y ella se ofreció a llevarme en su carro a donde yo necesitara mientras llegaba mi curación y yo averiguaba qué estaba pasando. Me recogería todos los días y entre las dos haríamos lo que yo tuviera que hacer durante el día. Era muy divertido, pero no me sentía bien respecto a estar consumiendo su tiempo y su libertad.

¡Desarrollé un plan provisional! Me compraría un carro para minusválidos: uno para gente lisiada que no pudiera usar sus piernas o su pie y que pudiera ser conducido con tan sólo los brazos. Así no tendría que poner tensión sobre el pie con el desgarre de ligamento y podría manejar, ir a donde necesitara ir y relajarme. Así, en paz, podría oír a dónde me estaba guiando el espíritu de Dios...

La misión del carro para minusválidos

Mi amiga Linda se ofreció a recogerme. Salimos en una misión de rentar un carro para minusválidos. Lo que no sabíamos es que Dios ya tenía Su propio plan. ¡Sentimos que estábamos siendo rectas! Después de todo ¡no estábamos perdiendo el tiempo y quejándonos, ni esperando en el consultorio del doctor como víctimas médicas! ¡No estaba yendo a la terapia física!

Estábamos tomando acción. La acción equivocada es la acción correcta en el espíritu. Me es pedido que salga en la fe, que siga avanzando hacia la meta de la vocación celestial de Dios en Cristo, que tome acción mediante la fe. No es necesario estar en lo correcto. No se espera que yo sea perfecta. Sólo se espera que la fe sea perfecta en la curación. Con la simple acción de fe, Dios empezaría a revelar, a cambiar las cosas y a tener la oportunidad de moverse a través de alguien... Si salgo en el terreno equivocado aún soy recta. Estoy en la fe. La fe creará el milagro, no mis "obras". La gracia es mediante la fe. La gracia es el milagroso poder sobrenatural de Dios.

A veces es difícil recibir la gracia cuando estás paralizado por el temor. Sólo sigue adelante...

Linda y yo fuimos en su carro al aeropuerto después de haber encontrado unos vehículos preciosos y adecuados. Hicimos una reservación en un negocio de alquiler de autos y nos quedaba lejos, así que fuimos a recoger el carro. Nos habían dicho que habría un carro para minusválidos esperándonos. Había comenzado a llover mucho en Los Angeles.

Primera parada: ¿Quién?

Llegamos al primer lugar de alquiler de autos y entramos a la oficina para recoger el vehículo que había reservado. Nunca habían oído de mí. No tenían mi reservación y todos los carros para minusválidos habían sido rentados. De hecho, el último lo acababan de rentar hace cinco minutos... "La próxima vez, llame".

Continuando

Continuamos con nuestra misión, hablando a otros lugares, y nos aseguraron de que había varios carros para minusválidos disponibles. Fuimos a la siguiente ciudad. Estábamos manejando por toda el área de Los Angeles. Había comenzado a llover más pesado y las calles se estaban inundando...

Segundo lugar de alquiler de autos: ¡Malas noticias!

Fuimos al siguiente lugar. Nos habían asegurado por teléfono de que tenían una abundancia de vehículos para minusválidos. Estábamos seguras esta vez: nada podía salir mal. Habíamos localizado los carros y de hecho tenían cuarenta. ¡Yo sólo quería uno!

"Sí, tenemos varios, ha venido al lugar correcto. Sí, tenemos su reservación. Necesito su licencia y alguien traerá su carro desde atrás", nos aseguró el dependiente al tomar mi licencia e irse para llenar el papeleo necesario.

Las puertas no se están abriendo

Esperamos por lo que pareció ser demasiado tiempo. Veinte minutos después, el dependiente regresó con malas noticias. "Lo sentimos mucho. Revisamos su licencia y encontramos que ha sido suspendida debido a un accidente en el que el conductor se escapó. No podemos rentarle un carro debido a su historial de conducción".

Qué vergonzoso... no era verdad, pero de todos modos era vergonzoso. Nos empezó a entrar una sospecha. No lo mencionamos ni siquiera entre nosotras... mmmmm. De lo que sí nos dimos cuenta era de que las puertas no se estaban abriendo. Unas acusaciones erróneas relacionadas a un homicidio no eran una buena señal.

Tercer lugar de alquiler de autos

Estaba lloviendo aún más pesado ahora: lluvias torrenciales. Hicimos otra reservación y seguimos adelante. Esta vez nos aseguramos de que no hubiera problemas con mi licencia a través del teléfono. Esta vez estábamos listas. Obtendría mi carro. ¡Mañana sería una conductora de nuevo!

Surgió un nuevo problema. Mi licencia estaba bien, pero los doscientos vehículos para minusválidos que habían tenido el día anterior, su flota entera, habían sido trasladados a Orange County. Acababa de ocurrir y se disculparon por ello. El empleado que había hecho la reservación estaba en la oficina principal y no le habían informado. Debido a la lluvia había habido un retraso en la llegada de la flota a su nuevo destino y los archivos todavía mostraban que los vehículos estaban en Los Angeles. Mis doscientos carros para minusválidos estaban flotando en algún lugar en el espacio: no disponibles, imposibles de encontrar, lo sentimos, etc., etc., etc... sin carro...

¿Estás entendiendo?

Nuestra misión se estaba volviendo una comedia de errores. Salimos pasmadas y regresamos al carro de Linda. Ella me vio con los ojos muy abiertos y dijo: "¿Estás entendiendo?".

Hasta ahora no habíamos compartido nuestros pensamientos, ya que no queríamos estropear la misión. "Claro que lo estoy entendiendo", respondí. Ambas reímos.

Ahora lo sentía, ahora lo entendía: se había intercambiado justo la cantidad necesaria de verdad para estar de acuerdo. Ahí estaba, el plan de Dios, ¡tan claro como que dos y dos son cuatro!

Las Cheech y Chong de la fe

"Ya entendí", le dije a Linda. "Lo entiendo, se acabó. Estoy libre. No estoy lisiada. ¡Soy la hija amada de Dios! Soy la curada, la redimida, la santificada y la santa. ¿Para qué diablos necesito un carro para minusválidos? ¿En qué estaba pensando? ¡Cuanto dista el oriente de occidente disto yo, de entre toda la gente, de estar lisiada!".

> Salmos 103:12: "Cuanto dista oriente de occidente
> aleja él de nosotros nuestras culpas".

Ambas reímos. Lo que había pasado era como para morirse de risa. ¿Cómo se nos podía haber pasado? Las dos estuvimos de acuerdo en lo chistosas que habíamos sido. ¡Habíamos estado tan seguras! Nos imaginamos que habíamos estado en el horario de máxima audiencia en el cielo: los espíritus y ángeles nos tenían en una pantalla grande como entretenimiento. Éramos la comedia en el espíritu: ¡las Cheech y Chong de la fe!

Habíamos sido bastante entretenidas mientras manejábamos por Los Angeles para buscar carros para los minusválidos mientras llovía a cántaros. ¡Para una mujer curada! Estaba libre de nuevo. Tenía la respuesta. Estaba pensando de manera clara otra vez. No tenía carga alguna. Estábamos viajando de buen humor. La atmósfera en el carro había cambiado: estábamos alegres.

"Llévame a casa", dije riendo. "Mañana me compraré un carro, no hay problema. Sólo que no un carro para minusválidos; de ninguna manera. Haré exactamente lo opuesto: ¡alquilaré un carro en el que la posición del acelerador sea peor que en mi Jeep! No voy a tener problema alguno en encontrar una camioneta, una enorme, una en la que apenas pueda llegar al acelerador con mi pie".

¡Efectuaré mi represalia!

"Mañana", le dije a Linda, "alquilaré un camioneta enorme y pesada de diesel que tenga un acelerador diseñado para un gigante. La manejaré hacia la victoria". Estábamos riéndonos de lo lindo. Lo sentíamos, sabíamos que era recto. El sonido de la verdad tiene un cierto timbre, una elevación al ser impartida. Lo entendíamos y sabíamos que lo entendíamos. Las dos teníamos una cierta paz al respecto.

Sin cedérselo a un acelerador

¡No estaba a punto de ceder mi autoridad en Cristo, mi dominio, a un acelerador! ¡No lo haría por un pie! Ni por un millón de dólares... Quien era, y lo que estaba haciendo, se me había ido de la vista temporalmente. Estaba de regreso y se sentía bien. Era la hija de Dios y todo el poder se me había dado. ¡Gracias, Señor! Había experimentado una pérdida pasajera de conciencia. Ése había sido el problema verdadero. ¡Lo del pie se podía resolver fácilmente!

Haría lo que cualquier mujer de espíritu en Cristo haría frente a una circunstancia así: efectuaría mi represalia y adquiriría poder.

2 Corintios 12:9: "Que more en mí el poder de Cristo".

Guiada por el espíritu (el plan de Dios)

Me desperté, entusiasmada con la idea de conquistar este nuevo engaño y recuperar tanto mi carro como mi pie. Tenía un nuevo plan: ahora tenía el plan de Dios. Sabía que estaba jugando con las cartas ganadoras.

Mi seguir adelante en la fe había creado *la revelación de cambio de dirección* del Señor y yo tenía la carta del triunfo: la Gracia. ¡Nunca había sospechado que la gracia sería tan hostil en su distribución!

¡Ya entendí, Señor!

Llamé a un lugar de alquiler de autos local: el más cercano y conveniente para llegar desde mi casa. Pregunté si tenían una camioneta grande de diesel. No había problema. Había muchas furgonetas, camionetas, etc. de las cuales escoger. Me recogieron: nada de sospechas de homicidio, ni nada de carros que misteriosamente habían desaparecido. Ellos tenían lo que necesitaba: un terreno lleno de camionetas de diesel pesadas y feas, de camionetas que tenían aceleradores de plomo. Salí al estacionamiento y probé varios. ¡Nunca había visto tantos vehículos tan enormes y feos en mi vida! ¡La cosecha era buena!

Entonces vi mi camioneta de fe: era perfecta. La vi bien. ¡Apenas si podía llegar al acelerador! Era tan pesado que tomaba toda mi fuerza mantenerlo pisado. Tenía que sentarme en cuclillas para añadir un par de libras de peso y así tener suficiente efecto de palanca sobre el acelerador como para que el carro se pudiera mover. Había encontrado la camioneta correcta...

Tenía lo que necesitaba: una camioneta imposible. ¡Requería que me estirara diez veces más que en el carro original que supuestamente había desgarrado mis ligamentos, y tenía un acelerador que era al menos veinte veces más pesado!

Los violentos lo arrebatan

Ándale, intenta quitarme un pie, ¡ja! Ya veremos. Yo era un vehículo de represalia actuando.

¡Estaba en la voluntad y en el poder de Dios!

Mateo 11:12: "El reino de los cielos sufre violencia y los violentos lo arrebatan".

La energía era fuerte: cuando el plan es de Dios, la energía siempre es fuerte. Había algo inquietante en la atmósfera, una gloria sobrenatural. Ya que se había tomado la decisión de salir, hubo un otorgamiento de poderes previo a la victoria, una alegría. Todo estaba ocurriendo a mi favor.

¡Estaba lista para la batalla! Se trataba simplemente de caminar a través. Tuve la revelación: sabía que estaba determinando una batalla que Jesús ya había ganado. Simplemente se trataba de demostrar mi autoridad sobre este ataque... sería una batalla de momento a momento. Nadie puede saber cómo resistir, es una batalla que simple y sencillamente es guiada y que tiene muchos giros. Es una batalla sensible, fundamental y violenta.

La victoria sería mía. ¡La batalla le pertenecía al Señor! El "cómo" le pertenecía al Señor. La venganza es mía, dice el Señor (Romanos 12:19), ¡y me estaba dando cuenta de que Él era un experto en ella!

La acción de la fe de represalia

Estaba lista para ir adelante. Me veía pequeña en mi camioneta de diesel de alquiler, ridículamente pequeña. Estaba segura de que el representante se estaba preguntando qué estaba haciendo yo con un vehículo tan poco adecuado para mi estatura. Estaba a punto de probar mi punto o de perder un pie.

La batalla del pie

Era un hermoso día brillante y soleado de California del Sur, con el aire limpio debido a la lluvia del día anterior. Me metí en mi camioneta: para mí fue casi como subirse a un caballo. Me subí, salté al asiento y ahí quedé... sentada en medio de un enorme asiento ¡y pareciendo más una muñeca de trapo, un juguete abandonado, que una conductora de tamaño normal! Proseguí a manejar hacia adelante sin ningún destino particular en la mente, de manera similar a Moisés en el desierto: ¡él había sabido que Dios encontraría un camino! Yo sabía que el Mar Rojo se abriría. ¡Cómo y cuándo lo haría era el misterio de Dios! La fe simplemente sigue adelante. Yo estaba manejando un vehículo imposible. "Imposible" es la palabra clave en una Batalla de Represalia.

Imposible

"Imposible" significa que yo sola no puedo lograr esta tarea con mi propio poder. "Imposible" significa que se lo he rendido por completo a Dios. En mi "imposible" estoy poniendo las cosas en claro. Me he rendido. *Estoy en la fe, estoy descubriendo una estafa y exponiendo un engaño. He subido la apuesta ¡y estoy efectuando la represalia!*

Una posición recta

Estaba tomando mi posición recta de mujer curada y poniendo en entredicho al engaño. No importa si te gusta pensar que tal engaño es del ego, del impostor, de la mente mortal, de la mente carnal o de los demonios: ¡todo esto es irrelevante para tu resultado! No permitas que el cómo lo ves o llamas te deje impotente para tomar tu acción correcta.

Tendrás la victoria mientras estés subiendo la apuesta y poniendo en entredicho al engaño que está mostrando evidencia que es contraria a tu salud divina, a tu autoridad y a tu paz sobre esta Tierra. Si deseas adoptar a tu ego, a tu yo interior, a tu niño interior, etc., no serás curado. Serás seducido a estar de acuerdo con tu opresor.

Debes identificar que esto no es de ninguna manera lo que tú eres: esto es una imitación de ti, una falsificación, ¡un impostor! Había una opinión popular de que cuidarse a uno mismo se trataba de ser gentil con uno mismo, de criarse a uno mismo, quizá de tomar un baño caliente. Mi corazón no era mi niño interior: mi corazón quería un carro. ¡Yo quería manejar! Si yo era la vigilante de mi espíritu, mente y cuerpo entonces tendría que defender mi corazón librándolo y eliminando una limitación. ¡Mi corazón y espíritu querían salir de la bañera en la que me estaba criando para entrar a la vida!

La verdad era que...

Hasta donde yo entendí, estaba poniendo en entredicho al engaño de mi mente carnal, de mi antigua naturaleza. Estaba metida en la guerra de la carne y del espíritu y tenía que sujetar a mi carne... ése era mi trabajo. Había heredado mi autoridad como una hija de Dios. Había sido redimida de mi antigua naturaleza, trasladada mediante una sola ofrenda de sangre a ser la rectitud de Dios en Cristo. Era la mujer de espíritu regenerada; la imagen y semejanza de Dios.

¡Ésa era mi resistencia básica! Tenía el derecho divino de tener un pie... tenía que tener una indignación recta al respecto. Tenía que llegar a ella auténticamente. ¡Tenía que sentirlo! Podía sentir la ira de Dios.

Sí, Dios tiene ira respecto a los engaños. La batalla era primitiva y tenía una gran sabiduría al mismo tiempo. Esto no habría sido tan fácil de percibir años atrás, como una psicóloga. Había pasado años siendo la "niña interior": una receptora generacional de abuso y de error, difícilmente lo que se podría esperar de la guerrera de un Dios viviente.

> Gálatas 5:17: "Porque la carne lucha contra el Espíritu y el Espíritu contra la carne; pues estas cosas están una frente a la otra para que no hagáis lo que queréis".

Manejaré a San Francisco

Mi siguiente estrategia de batalla era simple y sencillamente prender el radio de la camioneta. Estaba empezando a disfrutar algo de música y todo iba bien. Mi pie estaba sintiendo el pedal de acelerador definitivamente: era una camioneta tan potente. Mi pie no podía con mi Jeep, que era mucho más pequeño. ¡De hecho ni podía con un Ford Fiesta en ese momento! Estaba empezando a sentir mucho dolor en mi pie. La oposición estaba atacando. Yo estaba escuchando, consciente de la voz de mi oponente.

Escuchar es una parte muy importante de la batalla. Si no oyes, no puedes replicar de manera apropiada. *Si no oyes, entonces no estás separado de tu oponente.*

Una parlanchina tóxica

Mi adversaria comenzó a balbucear rápidamente y a provocar temor. "Nunca caminarás de nuevo ¡y definitivamente nunca manejarás de nuevo! El doctor dijo que necesitabas dejar descansar ese pie. ¿Estás loca? No estás pensando bien, estás completamente loca. Esto es una fantasía: ¡deberías de estar en terapia! Esto no es una enfermedad, es tu pie. Tu único pie derecho en la vida: ¡y lo estás destruyendo!".

¡El continuo ataque hostil de verborrea negativa era acompañado de mucha inflamación y de más dolor aún! Seguí manejando y ahora estaba sobre los montes del cañón. Estaba dejando atrás la ciudad de Los Angeles y manejando a través del Valle de San Fernando. No me paré al lado del camino.

"Estoy curada", repliqué mientras seguía manejando. "Tengo el derecho a no tener dolor. ¡Esto es un engaño y no me lo voy a tragar! Soy una mujer curada. Eres una mentirosa, una farsante, ¡una falsificación!".

La batalla se desarrolla

Estaba aferrándome a mi realidad espiritual. Mi pie estaba empezando a parecer un pie deforme, mi tobillo estaba inflamado, enorme y con un dolor punzante.

La impostora de mi identidad comentó: "¡Mira! ¡Mira tu pie! Estás arruinando tus tendones y tus ligamentos. ¡Todos! ¡Mira la inflamación que manejar te está provocando y para ya! ¿Qué estás tratando de probar? Este dolor no es de Dios: vas a quedar lisiada el resto de tu vida. Vas a quedar en un vehículo para minusválidos permanentemente. Esta vez estás equivocada. Salte, para el carro de una vez y llama a una ambulancia. ¡Consigue ayuda!".

Ídolos mentales (un engaño)

¡Los ídolos mentales de la duda y del miedo estaban balbuceando más rápido de lo que yo estaba manejando! Sabían que ésta era la hora de la verdad. La maldad no tenía más que palabras y síntomas engañosos para justificar sus propias mentiras. ¡Como si mi cuerpo tuviera una mente, una vida propia! ¡Me rehusé a pararme al lado del camino!

Finalmente había quedado casi inconsciente debido al dolor de pie y de tobillo. Tenía un dolor punzante en el pie. Mi oposición estaba gritando: "¡Para esto ahora mismo! ¡Para este carro! Estás haciendo un daño irreversible. Párate al lado del camino ¡y sal de este carro! ¡Mira tu pie! Oh, ¡Dios mío!".

Seguí rehusándome a dejarme ir: ¡esa percepción sin refutar me estaba impartiendo más inflamación y dolor! ¡La impostora quería que pensara que el dolor venía de manejar el carro! ¡Como si fuera un tipo de víctima sin Dios en un mundo material! ¡Sin poder alguno sobre mi propia carne! ¿Qué mi Señor no me había provisto de todo lo que necesitaba ser en la plenitud de Su autoridad en esta Tierra?

El momento de la verdad

Hay un momento de la verdad en una batalla espiritual, y habíamos llegado a él. Al evaluar el resultado en la carne, uno tendría que admitir que las cosas no se veían nada bien para mí. Mi pie estaba hinchado hasta el doble de su tamaño normal y yo estaba por encima de mi límite de tolerancia al dolor. Las pruebas que se habían presentado no estaban a mi favor.

No fui conmovida porque no podía serlo. Ya no era yo: no era Juliana la humana con dolor de pie, no era la yo que se vuelve loca debido al dolor. Me había convertido en la plenitud de mi yo espiritual. Estaba permitiendo que se desarrollaran mis ideas, pensamientos, identidad y acciones espirituales.

La guerra continuó. Dije una verdad conmovedora: "Me separo de ti por completo. Tu dolor no es mi dolor y yo no soy tú. Cuanto dista el oriente del occidente estoy alejada de ti. No soy mi carne. No soy mi pie. No soy mi tobillo. Estoy consciente de tu estafa. ¡Sé lo que quieres! Quieres inmovilizarme a través de mi pie, no permitirme seguir adelante en mi vida y perseguirme durante meses y meses. ¿Con qué? ¿Con una ilusión? ¿Con un engaño? ¿Con qué es con lo que cuentas en verdad?".

Sentí más poder a través de estas declaraciones. No menos dolor, ¡pero más poder! "No me voy a parar al lado", seguí. Entonces recibí más dolor y más poder.

La maldad estaba reaccionando a mis palabras. Proseguí. "Mi vida está muerta, estoy escondida en Cristo. No me voy a parar al lado, no me voy a salir de este carro".

Entonces, de repente estuvo allí mi ayudante: el Espíritu Santo había llegado y estaba sobre mí, tomando las riendas. Ahora estaba sintiendo el Espíritu de Dios y la gloria estaba por todas partes en mi carro. La atmósfera se cargó de una inquietud de batalla final. El diablo tenía un engaño, y el engaño era una amenaza de palabras... nada más que palabras... Tuve la acción de fe (subir la apuesta).

El poder de Dios no se encuentra solamente en las palabras, sino en la fe en la acción. A través de la fe de represalia, yo estaba en una demostración de la obra terminada de la Cruz del Calvario. Ahí me saldría al encuentro Dios.

Si tengo que manejar hasta San Francisco

"Cállate", proseguí. "Yo soy la que va a hablar. Déjame decirte algo... si tengo que manejar hasta San Francisco hoy y en este mismo instante, lo haré. Lo haré; y lo voy a hacer ahora mismo. (Me había mezclado con el Espíritu Santo: ahora estaba en la batalla con un poder inspirado) No me importa qué pienses o qué digas, ya voy para allá. No voy a parar el carro, voy a manejar sin descanso alguno. Voy a seguir manejando... no voy ni a comer ni a dormir... ¡voy a seguir manejando! No me voy a parar al lado. No voy a descansar. ¡Voy a manejar! Se me ha dado todo el poder en el cielo y en la tierra". (Mateo 28:18)

"No me impresionan tus síntomas engañosos. ¡No hay nada que puedas hacer para evitar que siga manejando este carro! Estoy separada de ti, no soy tú. Éste es mi carro y lo voy a manejar. ¡Éste es mi pie y lo voy a usar! Tú no me puedes decir lo que tengo que hacer. Yo soy tu ama. Me separo de ti completamente. Eso mero, estoy completamente separada de ti. Le ordeno a mi pie que se separe de tus engaños. ¡Mi pie no es tuyo como para que lo manipules! Voy a manejar hasta San Francisco ahora mismo".

Lo había dicho en serio, con todo mi corazón y toda mi alma. Manejé mi carro hacia la autopista 101 y me dirigí hacia el norte.

Yo no era la que estaba haciendo engaños. Yo tenía mercancías de verdad. Quizá estaba poniendo un engaño en entredicho, pero mis palabras no eran amenazas frívolas (eran verdaderas amenazas para el ídolo). ¡Respaldaría cada palabra con la acción correspondiente!

Mi autenticidad fue comunicada en la batalla: siempre sabe cada quién exactamente dónde están todos en una batalla espiritual. Ahora tenía el poder. No sería forzada a echarme hacia atrás.

Sentí cómo la maldad comenzó lentamente a dejar ir el control. Fui reconocida como quien soy. De pronto el enemigo de mi alma, de mi salud y de mi bienestar había quedado frustrado y desalentado. La maldad se dio cuenta de que yo estaba hablando en serio. "Lo sabe, sabe quién es, sabe quién es Él. Mejor nos retiramos".

El Espíritu toma las riendas

"Retírate", comencé a decir con una autoridad interior. Mi voz había cambiado: era más fuerte, más profunda. Era la voz del poder eterno. ¡Resonaba en mis entrañas!

"Retírate: ¡estoy harta! Voy a ir a San Francisco y se acabó... retírate. Ahora debes retirarte por completo. No voy a ser detenida. No voy a ser sacudida por ti. No voy a ser conmovida por ti". Este debate era interno. No estaba hablando fuera de mi interior. Di una izquierda rápida hacia la autopista con una determinación, una voluntad, una fuerza. Estaba en camino a San Francisco...

Me sentí tremendamente vigorizada por mi propia decisión y mis propias declaraciones. Mis propias palabras habías aumentado mi fuerza. Seguí en el Espíritu Santo. "Estoy harta. Soy como el monte Sión que por nada vacila y es estable por siempre.[28] Ya estuvo bien... ¡No seré conmovida![29] ¡No seré conmovida![30] Me separo de ti".

---

28 Salmos 125:1
29 Salmos 16:8
30 Salmos 16:8

"He puesto al Señor ante mí, Él está a mi mano derecha. No seré conmovida. ¡Estoy completamente separada de ti! ¡No soy tú! Porque por una oblación única ha hecho perfectos para siempre a aquéllos que santifica.[31] ¡Aleluya! Yo soy la santificada. Sí: santificada. Estoy separada de ti, completamente separada y con control sobre ti. Aquí, en este mismo instante, estoy separada de ti con la plenitud de mi autoridad en Cristo. No me vas a decir qué está pasando con mi cuerpo. Yo le digo a mi cuerpo qué quiero que haga por mí. Mi cuerpo me pertenece a mí y no a ti. Eres mi esclava y me debes obedecer".

"No creo en tus palabras. Eres una engañadora y no me engañas con ellas. Es mi pie, que es curado por la gracia. Salte de mi cuerpo en este mismo instante, junto con tu mentira. ¡Te ordeno que me sueltes ahora mismo! ¡Fuera de aquí, impostor!".

Mi acción y mis palabras se complementaron entre sí. La impostora aún seguía atacando, pero era obvio que yo tenía el poder. Seguí manejando mi camioneta hacia el norte sobre la autopista 101... y busqué mi refutación recta.

Seguí con el impulso y entusiasmo espirituales. "No tienes poder alguno sobre mí. Tu poder no viene de las alturas y no hay poder sino el poder de Dios.[32] Él es mi roca y mi salvación y no seré conmovida".[33]

"Ya sé lo que tramas, ya sé qué es lo que quieres. No voy a renunciar a la autoridad que Dios me dio sobre ti. Esto no se trata acerca de mi pie, salte de mi pie. Esto se trata sobre mi identidad y no la puedes tomar. Estoy arraigada y fundada en Él. He sido injertada en la vid.[34] Mi vida está muerta; estoy escondida en Cristo".[35]

"Voy a ir a San Francisco y no me vas a conmover. No me vas a quitar mi pie con una estafa. Sé esto: el pie de la rectitud no será conmovido".[36]

---

31 Hebreos 10:14
32 Romanos 13:1
33 Salmos 62:2
34 Romanos 11:17
35 Colosenses 3:3
36 Pedro 1:23

"No te confundas conmigo. No soy tú. Yo soy nacida de Dios, de la semilla de Dios; no de semilla corrompible, sino incorruptible por la palabra de Dios, que vive y es eterna".[37]

"¡Y ahora cállate! ¡Eso es todo!". Prendí mi música tan fuerte como fue posible. "Esta conversación se ha acabado". Había manifestado mi verdad y declarado mi identidad. Iba a ir a San Francisco. Tomé mi pie hinchado y presioné el acelerador con él tan fuerte como pude. "Manejaré hasta San Francisco con mi pie empujando hacia abajo de esta manera", advertí. Mi pie estaba extendido y cubriendo por completo el acelerador, sin retraerse en lo más mínimo.

El engaño puesto en entredicho

Eso fue todo... ¡Gloria a Dios en las alturas![38] ¡El engaño puesto en entredicho! Mi pie se curó instantáneamente. ¡Mi posición había sido entendida mediante esa última amenaza de mayores represalias! De repente, la impostora quitó sus manos (ilusiones) de mi pie.

En un solo instante, toda la hinchazón despareció, todo el dolor se disipó y mi pie regresó a la normalidad. Mi oposición se había inclinado. ¡Había echado hacia atrás a la impostora y había quedado libre! Le di la vuelta a mi camioneta, le subí a la música y manejé de regreso hacia Los Angeles. Manejé de regreso al lugar de alquiler de autos en paz y cómoda y regresé la camioneta.

El proceso entero tomó una hora y media y no un año de terapia física. Ninguna línea de oración, sin terapia y sin un colapso nervioso potencial debido al nuevo estrés. Nada de discusiones largas y meses de confusión y de jugar el juego de control mental del la mente carnal de: "Dios, ¿qué debería hacer?".

Fui a casa manejando mi nuevo Jeep verde, maloliente y tóxico sin dolor alguno y con un pie más fuerte de lo que había estado antes del ataque. ¡Mi pie no volvería a sufrir ningún dolor jamás!

---

37 Lucas 2:14
38 Efesios 6:18

Mi pie había sido fortalecido en la verdad. Yo ya no era un vehículo pasivo para el dolor de pie y de tobillo. Nunca más. Había sido conquistado. Esta mentira había visto su último día de estafar a mi mente y de destruir mi pie y mi tobillo mediante la decepción. Otra parte del cuerpo restaurada... ¡Otro ídolo mortificado!

> *Romanos 8:13: "Porque si vivís según la carne, moriréis, pero si a través del Espíritu mortificáis a las obras del cuerpo, viviréis".*

CAPÍTULO 37

Un baile de represalia

En verdad jamás se me pasó el dolor de espalda. ¡Simplemente tenía tantos otros dolores y asuntos con qué lidiar que no le podía dedicar ninguna atención! En efecto, había recibido algo de curación de espalda cuando metí el mercurio supuestamente tóxico de regreso a mi boca. Mi espalda se había sentido mejor, pero todavía la dislocaba de vez en cuando.

La adversaria tenía un cuento que iba de esta manera: "Has sido debilitada años y años por el lupus y por la enfermedad ambiental, lo cual ha dejado sus estragos en tu flexibilidad y en tu estructura".

Con este engaño escondido en mi inconsciente, era blanco fácil para que el error me tentara. Estaría bien por una temporada y después, si me movía demasiado repentinamente o si levantaba algo sin ayuda, mi pelvis y el área de mis caderas se sentirían dislocadas, debilitadas y retorcidas. ¡Entonces sentía un dolor constante! La rutina crónica de "no puedo levantar ni un pañuelo" regresaba del pasado.

Aún no había hecho cumplirse mi gracia en esta área... y acababa de lavar la ropa...

Levantando la ropa

La creencia en este engaño, la estafa con la que había estado de acuerdo hasta entonces, era simple. Estoy segura que muchos de ustedes la han oído en persona. Va algo así: "¡Levantar cosas hace que tu espalda se disloque! ¡Cuidado al levantar cosas! ¡No puedes levantar cosas! ¡Tienes serios problemas de espalda!".

¡Este pensamiento amenazador siempre estaba acompañado de dolor! Cualquier cosa ligera o hasta minúscula que levantara causaría dolor. Siempre había un cuento, ¡siempre se generaría algo para hacer que el engaño entero comenzara de nuevo! Un movimiento simple acompañado de un pensamiento no refutado empeoraría el estado de mi espalda. Y entonces mi vida se vería limitada de nuevo y requeriría descanso, causando preocupación, inmovilización, días perdidos, meses perdidos. "No hagas esto, no puedes hacer esto otro".

Me volvería una esclava de mi espalda, de mi carne, de mi mente carnal y de la ley del pecado y la muerte controlando mi vida de nuevo. La conciencia del pecado me estaba condenando porque podía hacerlo si yo pensaba que ella era yo y si yo estaba de acuerdo con este error de identificación no santificado...

Aquí vamos de nuevo

Apenas acababa de terminar de lavar algo de ropa. Había levantado mis toallas al azar para sacarlas de mi lavadora y meterlas a la secadora. Eso fue todo lo necesario. No supe cómo iba a vaciar la secadora, porque había quedado tirada boca arriba en el suelo de la sala debido al dolor.

Mi mente carnal entró a su plan de miedo inmediatamente. "Oh no, oh no, ¡no de nuevo! No este dolor de espalda. Me va a doler meses".

Ajusté mi faja lumbar inmediatamente, como si eso pudiera sostener mi espalda y pegarme de regreso. ¡Necesitaba ser estabilizada! Sentía como si mi pelvis estuviera desquiciada de mi región lumbar... estaba completamente retorcida. Mi carne se estaba volviendo loca por el dolor.

Sentía una presión tremenda sobre mi región lumbar, ¡como si estuviera siendo dislocada! Sentía un pateo y un fuerte golpeo en la región entera de la pelvis, tanto en el frente como por detrás. Empecé a rezar sin saber qué rezar y sin sentir nada más que dolor y temor ¡debido a los pensamientos que ya había aceptado del ataque violento del engaño de la mente carnal! Intenté tranquilizar a mi mente conquistada orando en el espíritu.

¡La oración me deja peor!

Después de unos cinco minutos de rezar en el espíritu, me di cuenta de que mi espalda estaba empeorando. De hecho, ¡mi espalda estaba reaccionando negativamente a mi oración! ¡Quedé atónita!

Decidí rezar más para poder observar esta conexión más cercanamente. Estaba comenzando a separarme a mí misma y a permitirme a mí misma a ser santificada de este engaño. Seguí rezando en el espíritu con más conciencia. ¡Quería oír la voz de mi oponente! Sabía que si podía oír e identificar estas palabras que estaban generando el dolor en mi espalda, podría dejar de recibirlas.

Recé y escuché al mismo tiempo. Entre más rezaba, ¡peor se hacía mi dolor de espalda! No estaba moviendo mi espalda, sólo estaba rezando. La reacción a mi oración era una dosis más grande de dolor. ¿Quién estaba provocando esto? ¿Qué era lo que estaba dentro de mí que odiaba a la oración? Pensé que eso era una señal muy positiva y perspicaz. Me servía como testigo de la espiritualidad absoluta del problema. ¡Quedé alentada!

Una estafa descubierta

Yo ya no era mi cuerpo en el dolor. Era una mujer de espíritu viendo cómo mi región lumbar y mi pelvis eran atacadas por un espíritu al que no le agradaba la oración. Esto cambiaba todo, aunque de una manera extraña. Me dio fe. Le repliqué directamente a los pensamientos y a los síntomas correspondientes. "Bueno, ¡no te agrada la oración! Estoy usando una faja lumbar. No me estoy moviendo: ni jalando algo, ni caminando, ni levantando algo, ni retorciéndome, ¡y aún así estás generando más dolor! ¡Estás generando dolor para oponerte a la oración!".

¡Comencé a descubrir la estafa, a hacerle saber al diablo que ya me había percatado de sus trucos! ¡Sabía que tenía autoridad sobre estos pensamientos y sus síntomas engañosos correspondientes!

El tiempo designado

Había entrado a un momento de Dios, a un evento fortuito imprevisto, a un tiempo designado. ¡Mi espíritu sabía que era mi momento! Comencé a entrar automáticamente, siguiendo adelante y tomando territorio. Seguí exponiendo la mentira. "¡No te agrada la oración! ¡Ya veo que tienes una reacción negativa a la oración!".

¡Haber hecho esa conexión me entusiasmó sobremanera! Sabía que estaba al tanto de una observación de la gracia. "No te agrada mi oración", continué. Me reí, de hecho. "En tal caso, seguiré rezando un poquito. ¡Rezaré sin mi faja lumbar puesta!".

La buena lucha de la represalia

Ahora estaba efectuando la represalia. ¡Mi juicio innato había tomado las riendas! Yo estaba dentro de la batalla. Todo el poder me sería dado. Estaba confiada. "¿Por qué debería usar una faja lumbar?", dije. "¡Mi espalda no tiene nada! ¡Absolutamente nada! Ya no más faja lumbar, ¡estoy harta! No voy a justificar tu numerito". Me quité la faja lumbar y la lancé a través del piso de la sala.

Seguí rezando. Recibí más síntomas engañosos y más dolor. "Veo que me estás respondiendo, diablo. ¡Los papeles han cambiado! Ya no estoy sentada sin hacer nada, ¡esperando poder lavar un poco de ropa!".

Comencé a rezar más fuerte, ¡sólo para provocar e irritar al enemigo de mi alma! Oración fervorosa en el espíritu.[39] "La oración fervorosa del recto tiene gran poder".[40] Me mofé del diablo, ¡"dejándole saber al enemigo quién era yo" de nuevo!

"No te agrada mi oración de espíritu", me burlé de la maldad. "¡Qué bueno! ¡Te descubriste! ¡Ahora voy a rezar aún más!".

---

39 Santiago 5:16
40 Salmos 23:5

Finalmente me había salido de mi faja lumbar, y me sentía casi desnuda al caminar por mi sala sin estar usándola para mantenerme unida. Estaba en la fe: ¡mi acción de lanzar la faja lumbar me había guiado fuera de mi sitio inmovilizado! ¡Un solo paso de la fe me había llevado directo a mi posición de rectitud! Comencé a expresarme, ¡potente en el espíritu y en la verdad! Seguí adelante, caminando, paseándome sin mi faja: presumiendo enormemente el territorio que había adquirido.

Estaba expandiendo mi nuevo territorio, estableciendo nuevos límites, ¡tomando nuevo terreno! Me volví la oración caminante y mi espalda no estaba ni mejor ni peor. ¡Tenía que añadir algo de poder del Espíritu Santo!

Añadiendo poder

¡Era hora de subir la apuesta! Caminé sin la faja a mi clóset y saqué un par de zapatos. No había podido usar tacones durante ocho años, y lo asombroso era que ¡aún los tenía conmigo! Me los puse. Le dejé saber a la impostora qué era lo que estaba tomando.

¡Era mi turno de intimidar! "No te agrada la oración", comenté. "¿Y qué tal los tacones? ¿Qué tal los tacones de cinco pulgadas? ¿Qué te parecen los tacones, diablo? ¿Qué te parece bailar? ¿Qué te parecería bailar con tacones de cinco pulgadas puestos? ¿Qué te parecería ser un baile de oración, una alabanza viviente?".

Antes de esta batalla, usar tacones hubiera generado un dolor que hubiera comenzado en mi región lumbar y habría llegado hasta el fondo de mis piernas e inflamado mis tendones, y que me hubiera dejado lisiada e inválida durante meses. ¡Era imposible intentar usarlos sin serias repercusiones!

Descubriendo la estafa

¡Estaba descubriendo la estafa en el momento de Dios! Le añadiría más fe a mi arsenal de guerra al recuperar más de lo que el diablo me estaba intentando quitar. Recuperaría aquello de lo que el error me había privado por años y años. ¡Borrón y cuenta nueva! Fui hacia el estéreo y escogí un gran CD para bailar. Escogí uno con la música para bailar fuerte y alocada de la película "Desperado".

Proseguí a la alabanza del baile de oración. Quería darle algo de represalia a mi oposición. Pondría a prueba al diablo. Tomaría un poco más.

Efectúo la represalia

Comencé a bailar con mis tacones de cinco pulgadas sin faja lumbar, sin protección. La maldad estaba furiosa, saliéndose de sus casillas, lanzando dolores al azar acá y acullá, no teniendo sentido alguno, ¡solamente atacando y defendiendo su mentira!

De una manera extraña, ¡estaba descubriéndose una y otra vez! ¡Yo la había provocado! ¡Yo había disparado su reacción! Era obvio que había sido descubierta: ¡yo la había descubierto!

El Señor me ha preparado un banquete ante mis enemigos.[41] Ahora era mi campo de batalla. Ya no era la confiada víctima generacional del engaño que la maldad había planeado aniquilar durante algunos meses. Yo había crecido en la fe.

En el espíritu del baile

Comencé a bailar locamente a través del dolor, bailando más exageradamente, más fuertemente, más rápidamente, más libremente: ¡bailando en el espíritu! No había planeado esta guerra: era una batalla inesperada. Dios había abierto una puerta de par en par ¡y yo iba a caminar (bailar) a través de ella!

Estaba bailando en la oportunidad, saltando como loca, demostrando mi autoridad sobre mi cuerpo. Estaba haciendo cosas que no había podido hacer durante años... bailé y bailé. Me di vueltas, me doblé por todas partes, sudé. Estaba libre en mis movimientos, sin contenerle nada a mi Señor.

Es increíble cómo a la oposición le encanta quitarte lo que amas, es decir, lo que alegra tu corazón. Yo lo estaba recuperando. Seguí baile y baile. Sentía

---

41 Romanos 5:1

como si el tiempo se hubiera detenido. Estaba ocurriendo un momento santo, era el ritmo de Dios. ¡La dispensa de la gracia! (Efesios 3:2)

En ese espacio sagrado me acordé de mi pasión por el baile. Bailé con Jesús a través de dolores raros mientras estaba sentada en lugares celestiales. Me había vuelto la observadora privilegiada de cómo la maldad lanzaba engaños a través de mi mente, ¡de cómo intentaba hacerme sujetarme a pensamientos que no eran ciertos! Si me ponía de acuerdo con el pensamiento, ¡recibiría el dolor!

En mi nueva posición respaldada ¡pude ver claramente cómo estos pensamientos estaban entrando! ¡Quedé atónita, asombrada y humillada al ver que había permitido esta opresión todos estos años! Simplemente estaba siendo fortificada al salir de mi identidad carnal y al decidir efectuar la represalia.

Estaba sobrenaturalmente colocada sobre los pensamientos de la carne ¡y me convertí en una supervisora separada de estos engaños! Acababa de ser trasladada de ser la receptora de una estafa de la maldad a ser la agresora en la batalla. ¡Y era algo que me agradaba!

Seguí bailando hasta mover todas las partes inmovibles de mi cuerpo; hasta torcer mi pelvis como si fuera una bailarina de danza de vientre, como si mi pelvis fuera un pretzel. Porque podía hacerlo. Porque todo era una mentira.

¡Había sufrido en vano todos estos años! Ahora lo podía ver. ¡Un engaño absoluto! Torcería mi pelvis si la quería torcer. Levantaría cosas cuando quisiera levantar cosas. ¿Quién era este diablo para decirme qué hacer, para imponerme lo que tenía que hacer? Me estaba indignando rápidamente al ver lo que este ataque era en verdad, lo que había sido en verdad: años de sufrimiento para nada, para un cuento carnal. Había quedado lisiada por un cuento falso.

Estaba enojada con un enojo Santo. Estaba poniendo en entredicho a este engaño con un nuevo vigor. Me había tragado esta estafa: le había entregado mi espalda, mi pelvis y mi baile a una simple estafa de control mental carnal.

Mi oponente no estaba callada. Mi oponente estaba levantando falsos: después de todo, lo único que tenía era el habla; las palabras constituían su truco. ¿De quién serían las palabras que tomarían la última decisión? ¿Cuáles serían las palabras que resistirían? ¿Cuáles serían las palabras que se inclinarían? ¿Las mías o las de la conciencia del pecado?

La maldad estaba guerreando conmigo por la posición, para robarme mi curación y mi gracia. ¿Quién permanecería hablando, reinando? "Estás destrozando tu espalda", decía enfurecida mientras lanzaba su amenaza favorita, ¡el dolor por toda la pierna! Luego una diatriba de dolor fresca siguió a esta acusación hostil y agresiva: ¡dolor a través de mis nalgas, siguiendo detrás de mis caderas hasta llegar a las corvas!

Estaba bien familiarizada con la amenaza sacroilíaca, "la que se tarda meses para que te recuperes", me recordó la maldad: "meses de convalecencia. ¡Nunca volverás a bailar o a caminar!", estaba gritando para defender su posición.

"Tendrás que acostarte completamente en tracción al menos seis meses para poder recuperarte del daño que te estás haciendo". Mientras decía este comentario malicioso, el espíritu de la justificación propia lanzó otro dolor dirigido justo hacia mi región lumbar.

Mi región lumbar entera se sentía estrechada. Sentí como si me estuvieran cortando en dos. Sentí un jaloneo demoníaco, como si hubiera una banda muy estirada que estuviera jalando mi región lumbar. Los pensamientos de la mente carnal me seguían diciendo, una y otra vez, que estaba destrozando mi espalda, y entonces lanzaban el dolor correspondiente para validar tales comentarios.

Justificada por la fe

"Estoy justificada por la fe",[42] declaré. "¡Cállate! Ya sé lo que estás tramando y se acabó de una vez por todas. No eres nada más que una estafa, ¡nada más que una ilusión del infierno!". Habiendo dicho esto, bailé más rápidamente, más exageradamente, más fuertemente, más y más. Sudé, temblé, brinqué y me mecí mientras el Espíritu Santo me daba instrucciones: "Sigue moviéndote, sólo sigue bailando. ¡El engaño se está intentando agarrar de cualquier parte!".

---

42 Salmos 82:6

"¿Cómo sobrevivirás sin una espalda?", declaró el opresor. "¿Quién te cuidará? ¿Quién crees que eres?".

"Pregunta equivocada, diablo". Estaba furiosa; la ira de un Dios viviente me alentaba. "¿Quién crees que soy, diablo?", respondí. "Sabes quién soy, ¿no? Soy un vehículo del Altísimo.[43] Soy la nueva criatura en Cristo,[44] llamada mediante una vocación santa,[45] sin tomar nada para mí misma y sin tomar nada de ti.[46] Apártate de mí, Satanás.[47] ¡Apártate!".

Ahora estaba pateando: estaba en una pelea espiritual de kickboxing, ¡haciendo trizas al diablo! Yo, que ni podía levantar una pierna más arriba que mi propia rodilla hacía tan sólo quince minutos, estaba peleando violentamente usando kickboxing. Mi oponente había menospreciado mi rectitud.

"¿Que quién soy, diablo?", continuó mi ira Divina. "¿Quién soy? Todo el poder me ha sido dado en el cielo y en la tierra.[48] He heredado la plenitud del poder de Dios,[49] el don libre de la gracia.[50] ¡Me ha sido dado el dominio sobre esta Tierra![51] ¡El dominio sobre ti y sobre todos tus numeritos de maldad![52] ¡Sé qué es lo que estás tramando! Mediante una sola ofrenda de sangre,[53] estoy sobre todo principado y potestad, potencia y dominación.[54] Soy un espíritu vivificado.[55] Soy la semilla de Jehová,[56] El-Saddai. El gran Yo Soy[57], ¡el único Dios viviente![58] He sido redimida de tu autoridad y de tu ley.[59] Estoy en la Ley Perfecta de la Libertad,[60] escondida en Cristo.[61] ¡Aleluya! Estoy aquí para acabar contigo. ¿Cómo te atreves a atacar mi espalda? ¡Vas a pagar por este ataque! Si yo fuera tú, me retiraría ahora mismo. Retírate, Satán. Sé sujeto al yugo de la voluntad del Único Dios Viviente.[62] El único Dios Eterno e Inmortal[63], el gran Yo Soy, la rosa de Sharon, el Alfa y la Omega, el principio y el fin.[64] Inclínate, diablo;

---

43 2 Corintios 5:17
44 2 Timoteo 1:9
45 Mateo 6:25
46 Mateo 4:10
47 Mateo 28:18
48 Juan 1:12
49 Romanos 5:15
50 Génesis 1:26
51 Romanos 6:14
52 Hebreos 10:14
53 Efesios 1:21
54 1 Pedro 3:18
55 Gálatas 3:29
56 Éxodo 3:14
57 Jeremías 10:10
58 Romanos 9:26
59 Gálatas 3:13
60 Santiago 1:25
61 Colosenses 3:3
62 Romanos 13:1
63 Deuteronomio 33:27
64 Apocalipsis 1:8

perdiste esta batalla hace dos mil años en la Cruz del Calvario[65]. ¡Inclínate ante el Señorío de Jesucristo![66] No tienes ninguna opción: ¡inclínate!".

La victoria era mía, la batalla... del Señor (1 Samuel 17:47)

Lo tenía. Lo sabía. Lo sentía. Estaba apoderándome del terreno y mi esencia sabía qué hacer, guiada por el espíritu de Dios. Estaba encendida de pies a cabeza. El espíritu de Dios me había rodeado.

Me encantó el hecho de que estaba bailando con música de la película "Desperado" y no con música de alabanza. Dios me había guiado hacia "Desperado", una canción alocada y libre, para no permitirle a mi enemiga, la conciencia del pecado, intentar ningún truco, ni convertir esto en una experiencia religiosa única para socavar mi autoridad. Yo no le iba a permitir a la "ley" menospreciar lo que Dios me estaba enseñando en la escuela del espíritu. Ese tipo de montaje se hubiera podido usar más tarde para quitarme mi curación, ¡para que la impostora me intentara convencer de que se había debido a la música de alabanza!

"No, ¡sé lo que estás tramando! Te diré qué es, diablo. Es que yo esté bailando mediante la fe con música de "Desperado" y usando tacones de cinco pulgadas, meneando mi pelvis, mi región lumbar y mis caderas, estirando mis tendones: bailando y haciendo cabriolas como una mujer alocada durante la noche. Quiero recordarte quién soy, diablo", continué con mi asalto verbal. "Mi vida está muerta y yo soy mi autoridad en Cristo, diablo,[67] yo soy Su rectitud:[68] ésa es mi identidad. ¡Soy un vehículo radicalmente vivo del Altísimo! ¡Soy la semilla divina en acción![69] ¿Quién eres tú? La ley del pecado y de la muerte,[70] el padre de todas las mentiras,[71] un error generacional desde el principio de todos los tiempos. No eres nada: una falsificación de mi identidad. ¡Estás pretendiendo

---

65 Juan 19:17
66 Filipenses 2:10
67 Colosenses 3:3
68 Hebreos 11:7
69 Gálatas 3:29
70 Romanos 8:2
71 Juan 8:44

ser yo! ¡Eres un fraude, un aprovechado, un estafador, un impostor! De hecho estás bajo mis pies ¡y con ellos seguiré bailando!".

"Has cometido un error, diablo. Si yo fuera tú, dejaría de llevar a cabo estos avances hostiles sobre mi espíritu. Nunca cederé mi bailar de nuevo. Nunca te lo cederé a ti por nada del mundo. ¡Nunca! Bailaré cuando quiera bailar. Bailaré toda la noche. Tomaré más territorio".

Seguí bailando: había dicho mi última réplica. Estaba ocupada disfrutando mi baile. Había puesto las cosas en claro. La música se estaba uniendo a mí en un crescendo. Antonio Banderas estaba teniendo su victoria en la película al mismo tiempo. Yo estaba bailando, bailando con tacones de cinco pulgadas. Había sujetado a la carne al yugo. Había mortificado a las obras de la carne.

> Romanos 8:13: "Porque si vivís según la carne, moriréis, pero si a través del Espíritu mortificáis a las obras del cuerpo, viviréis".

Tocando a mi puerta

De repente, la batalla se había terminado. No había planeado esta guerra: me había sorprendido. La guerra había tenido tanto valor de impacto que se me había olvidado que mi amiga Linda iba a venir a limpiar ropa para ayudarme a mover la ropa de la lavadora a la secadora. De pronto, me di cuenta de que alguien estaba tocando a la puerta. Había bailado más de cuarenta y cinco minutos.

"¿Cuánto tiempo has estado tocando, Linda?".

"Como diez minutos", dijo Linda. "¿Qué está pasando ahí dentro? Sentí el espíritu de Dios: el fuego de Dios está en tu casa por todas partes. Lo sentí desde afuera. La unción de Dios está por todas partes sobre ti", exclamó. "¿Qué está pasando? ¿Qué ha pasado? ¿Quién fue curado? ¿Quién está en tu casa?".

"Efectué mi represalia por el ataque sobre mi espalda", dije. "Dios curó mi espalda. ¡Ahora mismo sólo puedo sentir el fuego de Dios! Dios curó mi espalda. Hubo tanto miedo, guerra y nerviosismo que no puedo sentir nada. No puedo ni sentir la alegría en este mismo instante. Sólo sé una cosa: ¡mi espalda está curada! Hasta puedo usar tacones. ¡Mira!", levanté la pierna muy alto y mostré libremente mi tacón de cinco pulgadas.

"Vamos a lavar la ropa con tacones", añadí. "¡Puedo levantar mis propias toallas mojadas y cualquier otra cosa! No tengo dolor de espalda".

Segundo asalto

Esa noche me fui a dormir con una enorme confianza y alegría. Me levanté con un dolor de espalda, un dolor no tan fuerte como cuando acababa de levantar la ropa, pero sin desaparecer aún. Mi mente carnal aprovechó la oportunidad para intentar aniquilarme. Estaba suponiendo que mi resistencia era poco firme, a sabiendas de que nosotros los mortales estamos débiles por la mañana y con la inconsciencia de la antigua criatura aún cerca de la superficie.

¡La maldad estaba tratando de regresar! La antigua naturaleza, manipulada por la conciencia del pecado, comenzó a extenuarme desde temprano con sus conceptos y con sus palabras mentirosas prestas a socavarme. "No lograste nada", declaró. "No te has levantado de la cama aún ¡y todavía sientes dolor!".

Mi espalda entera se tensó con ese comentario cuando fue aceptado y no refutado ni reprochado. Definitivamente sentía dolor: la presión sobre mi región lumbar había regresado. No tenía réplica alguna.

Tomó esa oportunidad, ese estancamiento de mi rectitud, para replicar rápidamente. La justificación propia siguió balbuceando: "No te puedes mover. Aún te duele y probablemente se va a poner peor cuando te empieces a mover y conforme el día avance. Por no hablar del daño que sin duda ocurrió debido a tu baile de "Desperado". Eso fue una curación temporal, sólo por ese instante. Sentiste alivio debido a tu histeria. Tu problema de espalda no tiene nada de nuevo, lo has tenido por quince años ¡y no se cura así de repente!".

"Si en verdad estuviera curado, ¡no sentirías dolor hoy de nuevo! Es mejor que te levantes si puedes y que examines qué es lo que queda de tu espalda".

Al entregarse tal comentario, recibí una tensión correspondiente, junto con un sentimiento de opresión y de mayor dolor que habían sido delegados al área de las caderas, es decir, del giro pélvico. Permanecí allí, aturdida y juntando mis pensamientos y mi realidad.

Los comentarios hostiles y agresivos me habían extenuado. Las palabras de mi enemigo habían creado un vacío energético. Me sentí debilitada de pies a cabeza.

La tentación prosiguió. "Ayer en la noche, al bailar, estuviste en algún tipo de estado de hipertrance. Ahora es de día".

Esta vez sentí un dolor justo en el coxis: se dio una inflamación inmediata en la punta de mi pelvis.

"Tienes fibromialgia y artritis", me recordó la justificación propia al lanzarme un golpe médico. "Los rayos X lo habían puesto en claro. ¿Crees que puedes hacer que la fibromialgia desaparezca bailando? Entonces, ¿por qué no está bailando toda la gente con fibromialgia?".

Más inflamación, más temor y de pronto mi cabeza sintió un dolor punzante: un bono extra de miedo.

"Ponte la faja lumbar otra vez y te sentirás mejor. Probablemente estás mejor que ayer: ayer andabas muy pero muy mal. Al menos hoy puedes caminar. Está agradecida por lo que tienes hoy. Relájate y no hagas ninguna actividad física. Tómate una aspirina para tu dolor de cabeza y regresa a dormir. Si esfuerzas demasiado a tu cuerpo hoy le vas a causar un daño irreversible".

Un Alzheimer's espiritual

Tenía que tomar una decisión. Podía ser intimidada a renunciar a mi poder. Sabía que lo que mi oposición quería era mi identidad. Si me olvidaba de quién era, creería que esta voz era mi voz. Sería inclinarse inconscientemente, hacerlo sin batalla: una privación completa de mi poder. Un Alzheimer's espiritual. Sería olvidar por completo mi vida, mi propósito y mi destino: una indiferencia total a todo lo que soy.

A la enemistad de Dios le agradaría que yo me volviera una receptora en blanco de mentiras, engaños y estafas predeterminados desde el principio de todos los tiempos. Para ser bastante honesta, estaba un poco ida. Me habían dado en la batalla. Había perdido mi expresión.

Sabía una cosa. Quedarme ahí y escuchar tal retórica era lo peor que podía hacer. Tenía que encontrar las fuerzas necesarias para moverme, para levantarme. Tenía que encontrar mi voluntad. Saber lo que tenía que hacer e identificarlo fue de ayuda. Era una conversación de mi lado, un reconocimiento que provenía de mi espíritu.

Más acción, más poder

Me salí de la cama: estaba tomando acción. Caminé con un dolor terrible, pero caminé. "No me voy a poner mi faja lumbar de regreso", dije. "De ninguna manera; no lo voy a hacer, vamos a poner eso bien en claro. No me voy a poner mi faja lumbar de nuevo. No importa lo que pase, ¡no me vuelvo a poner la faja!". Había saboreado la libertad de espalda ¡y no la iba a ceder!

En ese instante supe que había oído demasiado. No tenía el poder de refutación necesario como para empujarlo de regreso con palabras. Tendría que poner algo de fe en esta batalla y adquirir algo del poder de Dios. El poder de Dios vendría por la fe: la acción de fe.

"Después de todo, esto es una guerra de gracia, diablo", declaré. "¡No un debate! Demostraré quién soy". En vez de volverme a poner la faja lumbar, me volví a poner los tacones. Haría otra ronda de "Desperado".

Más bailar

Bailé por otros cuarenta y cinco minutos de batalla: bailé a través de las mentiras, del dolor y de las amenazas, y de nuevo tuve la victoria. Todo el poder me había sido dado... (Mateo 28:18) Seguí haciendo esto cada día por cuatro días consecutivos. Cada mañana me levantaba sintiendo dolor, aunque menos que el día anterior, y cada día me enfrentaba a mi opresor mediante la fe. Para el quinto día, todo se había terminado. Me había levantado en libertad total. Había rechazado el ataque de espalda... por siempre.

El impostor te quiere abatido

Bien amado, la naturaleza antigua siempre intentará quitarte tu curación. La mente carnal utilizará cualquier línea de pensamiento a la que puedas ser susceptible, sacándola directamente del banco de tu principado generacional de semilla, es decir, las condiciones heredadas de tus padres, sus padres, etc. a través de toda tu familia, hasta el principio de todos los tiempos. Puede sonar de esta manera: "No puedes bailar. Tu mamá nunca bailó por el dolor que tenía en la espalda y que la dejaba inválida. Tu familia siempre ha tenido malas espaldas. Tu papá tenía una disfunción sacroílica. Tu abuelita tuvo un problema con su pelvis durante toda su vida y si te acuerdas bien, tomaba medicinas para el dolor".

Estafas a reconocer

Otro engaño común es el siguiente: "has tenido dolor de espalda toda tu vida debido a tu situación. Después de todo, ¡has sido herido! Tuviste un accidente. ¡Eso pasó de verdad!".

Tal comentario sería obviamente seguido por validación adicional de justificación propia. "El doctor tal y tal lo diagnosticó como tal y tal." Y así sigue y sigue. A la enemistad de tu bienestar le agrada usar los diagnósticos médicos o psicológicos para validarse y justificarse a sí misma.

El Libro Profano de la ley

Estas malas interpretaciones de tu identidad y de tu estado espiritual son las Escrituras del error, el Libro Profano de la duda y condenación de la ley. No importa cómo se haya dado tu situación, no te controla tu cuerpo. Tú tienes autoridad y dominio sobre él, eres el amo de tu carne. Tu cuerpo está representando los pensamientos de tu oposición, de la mente carnal. Te aseguro que la falta de armonía y el dolor no son más que engaños tratando de ponerte en entredicho. ¡Cambia los papeles! ¡No dejes que te estafen! Identifica al engaño, ponlo en entredicho, descubre la estafa, sube la apuesta ¡y alaba al Señor! ¡Aleluya!

CAPÍTULO 38

Represalias adicionales

Creo que hay suficiente fe en estos testimonios en sí como para preparar a uno para recibir la revelación para las represalias personales de uno mismo, así como para recibir la adquisición de confianza, autoridad y poder que se encuentran ahí dentro. Naturalmente, el espíritu regenerado responde a la verdad y es inspirado por ella. Somos curados mediante la sangre del Cordero y la palabra de nuestro testimonio (Apocalipsis 12:11). A continuación se encuentran más testimonios de la vida real sobre cómo sujetar a la carne bajo el yugo con la identificación espiritual adecuada y con la autoridad de Jesucristo.

Aquí hay otra historia simple sobre la demostración de la batalla entre la carne y el espíritu y la aplicación de los principios de fe de la Represalia Divina.

No te contentes con menos

Estuve involucrada en un choque de automóviles menor. No quedé muy lastimada. Sin embargo, mi rodilla sí golpeó el tablero y quedó azul e hinchada. Después de toda la curación y victoria que había experimentado con mi cuerpo, no me importó mucho: una sencilla inflamación de rodilla no iba a generar demasiada ansiedad. Caminé todos los días ¡y no tenía la más mínima intención de renunciar a caminar o a cualquier otra cosa!

Camino mediante la fe

Me desperté a la mañana siguiente sin pensar dos veces sobre la situación entera. Había tomado una decisión de fe. "No voy a ceder mi paseo". Establecí mi posición interiormente para darle una advertencia a la antigua naturaleza.

"Tu rodilla se puso azul durante la noche y está muy hinchada", fue la réplica de mi adversario.

Comencé mi paseo. Estaba caminando, o más bien intentando caminar, pero mi rodilla se estaba colapsando debido al dolor. Mi rodilla no estaba siguiendo mi plan. Claro que mi rodilla no es un individuo, sino sólo carne. ¡No tiene conciencia personal!

Todo lo que mi rodilla siente es una orden proveniente de un pensamiento, ya sea un pensamiento inconsciente, un pensamiento carnal de sabotaje o un pensamiento ilustrado del espíritu. El cuerpo no tiene su propia mente. No es un amo, es un esclavo. Creo que Bob Dylan lo expresó bastante bien: "Todos tienen que servir a alguien alguna vez, ya sea a los diablos o al Señor".

No le permití a este engaño carnal que impidiera mi caminar. Se lo dejé saber otra vez a mi rodilla y a mi mente carnal: "No voy a ceder mi paseo". Repetí mi intención: "!No voy a ceder mi paseo!".

¡Lo que había creído que sería una resistencia simple se había convertido en un reto mayor! Estaba declarando que iba a caminar, pero la rodilla me seguía fallando. Quizá el lector ya sospecha lo que aún no había visto yo. Si estás entendiendo lo que no estaba viendo yo, ya estás listo para efectuar represalias pero en serio. Seguí caminando. Sabía que no podía ceder mi paseo. ¡Todos sabemos ya que no iba a renunciar a mi paseo!

Se desarrolló una batalla verbal. Dije: "Voy a caminar".

La oposición se rió. "No estás caminando, te estás cayendo".

Eso era un hecho: yo estaba diciendo que estaba caminando, pero con cada paso que intentaba tomar, mi rodilla me fallaba y no me podía tener en alto. Caería. Y cada vez que pasaba, me volvería a parar y volveríamos a comenzar de nuevo.

"No voy a renunciar a mi paseo", declaré con gran fe.

"¡Ja, ja, ja!", gruñó la maldad. "No estás caminando".

¡Paf! Me volví a caer cuando la rodilla me volvió a fallar.

Comencé a escuchar con más atención a la voz interna de mi oposición para entender la línea de pensamiento de la impostora y así poder dar una refutación adecuada. "Yo tengo toda la autoridad sobre ti", proseguí. "Harás lo que yo diga. Si digo que voy a caminar, entonces camino". Comencé a caminar y fui lanzada de nuevo al suelo, a la tierra ¡con mi rodilla golpeada, herida, raspada, sangrando y sucia como todo el resto de mí!

Era un día caluroso de verano. Estaba usando shorts ¡y mis rodillas, piernas y manos habían quedado cubiertas de lodo! No era una apariencia victoriosa. Me levanté, me quité el lodo y comencé a caminar de nuevo. Estaba completamente enfocada en esta batalla y estaba tratando de mantener mi rodilla en alto con todas mis fuerzas y de mantener mis piernas en una posición de caminar, pero me seguía cayendo.

¡La impostora de mi identidad estaba extática! La maldad estaba triunfando y comenzando un cántico demoníaco. "No puedes caminar, no puedes caminar. Dices que estás caminando, pero no estás caminando. No puedes caminar. Has quedado gravemente herida debido al accidente. No estás curada: no puedes caminar. Te estás cayendo".

"Puedo caminar. No voy a renunciar a mi paseo. Soy una mujer curada por mi posición de rectitud, por la sangre de Jesús, por Su gracia, por Su palabra. Puedo caminar", respondí, y entonces mi rodilla me falló y de nuevo caí al suelo y quedé sucia, adolorida y sin caminar. Obviamente no estaba caminando. Hablando sí, ¡pero no caminando!

Tienes razón, no puedo caminar

Cierto, quizá no estaba caminando, pero estaba en el terreno. Estaba en la fe y en el Plan de Dios. No estaba en mi cabeza deliberando. Estaba en acción. Estaba en la voluntad de Dios. Esto me daría el favor y lo sabía. Sin embargo, aún no podía caminar.

Sin caminar

Intenté levantarme de nuevo para caminar y fui derribada. "Eso no es caminar", dijo la maldad. "Eso es que te estás cayendo. Eres una idiota", me acusó. "No hay nada de caminar involucrado en tu paseo de hoy. Vete a casa. Estás perdiendo tu tiempo. Vete a casa, acuéstate y deja que se cure esa rodilla. Ponle algo de hielo. Probablemente la estás infectando en este mismo momento. No puede ser buena toda esta mugre sobre una herida abierta. Vete a casa. No es de Dios que tu rodilla quede infectada. Puedes volver a intentar mañana".

La voz de la maldad estaba intentando que yo dejara mi posición de resistencia y perdiera algo de poder de manera que pudiera reemplazar mi fe con miedo y luego hacerme inclinarme ante ella... y añadir un ídolo. Me encontré pensando en la verdad...

> *Romanos 8:15: "Porque no recibisteis el espíritu de esclavitud para recaer de nuevo en el temor, sino que recibisteis el Espíritu de hijos adoptivos que nos hace exclamar: "¡Abba! ¡Padre!"".*

Después de tal idea espiritual, comprendí algo. Le fascinaría a esta manifestación profana de rebelión tener la oportunidad de hacer que mi rodilla se hinchara durante la noche y así ponerle la emoción inflamatoria del miedo mientras yo dormía. La maldad quería seducirme hacia la pasividad ¡y después convencerme de que aceptara más síntomas engañosos!

No des lugar alguno al engaño

No es bueno cederle un día, una hora o siquiera un instante al engaño. Ceder un día se podría volver en ceder una semana y ceder una semana se podría volver en ceder una pierna. ¿Por qué andar en la maldición? Me estaba aferrando a la libertad en la cual Cristo me había puesto. No sujetada de nuevo con el yugo de la esclavitud. (Gálatas 5:1)

No caminaré (otro asalto)

"Caminaré", declaré. "Caminaré". Entonces, mientras me estaba recuperando de haber sido sacudida de nuevo hacia la tierra, lo "entendí". Tuve la revelación. Me volví a levantar, pero esta vez estaba riéndome. Después de todo, estaba en el terreno, ¡y mediante tal paso de fe me había colocado a mí misma para la *revelación de cambio de dirección!*

"Tienes razón", dije. "Tienes toda la razón. No puedo caminar. ¡Ja, ja! No voy a intentar caminar de nuevo, al menos no hoy. Hoy ya no va a haber nada de caminar. ¡No más caminar hoy!".

El Señor había hecho que la comprensión pasara a través de mi corazón en un instante, que entendiera lo simple de la batalla fundamental en la que me encontraba... entonces supe qué hacer. Había estado intentando luchar con la impostora en el terreno que ella había escogido: "el paseo".

¡Tenía que subir las apuestas! Poner a prueba al diablo. ¡Tomar un poco más! Crecer más que el ataque. ¡Demostrar mi dominio!

"¡Hoy corro!". Volé como un atleta, como un águila en el Señor. Sin problema alguno. Arranqué y acabé mi paseo corriendo y trotando. Por supuesto, ¡mi rodilla había quedado completamente curada!

Isaías 40:31: "Pero los que esperan al Señor renuevan sus fuerza, remontan el vuelo como águilas, corren sin fatigarse y caminan sin cansarse".

CAPÍTULO 39

Astucia espiritual

Tenía que subir las apuestas un poco: le subí la apuesta al engaño y descubrí su estafa. Descubre la estafa, sube la apuesta ¡y alaba al Señor! La Represalia Divina siempre se monta sobre el caballo más grande y demuestra su poder. El espíritu regenerado, que todo lo sabe, ¡¡jamás intenta luchar con el diablo en el territorio que el adversario ha escogido! El espíritu es demasiado astuto como para hacer eso.

La mente de Cristo es una mente eterna e inmortal. ¿Por qué debería luchar solamente por lo que me están quitando? ¿Para qué pasar la vida sólo aferrándome a lo que ya tengo? Eso es una batalla perdida, una batalla en retirada. ¡Sería engañada a mirar hacia atrás! ¿Por qué debería pasar todo mi tiempo en aferrarme a mis miembros? Yo soy Su rectitud, todo Su poder es mío y todo el poder me ha sido dado... soy la Hija amada de Dios.

Grito: "¡Abba, Padre (Romanos 8:15) y Señor de los Cielos y la Tierra es mi respaldo!".

¡La fe no se trata de intentar salvar mi propio pellejo o mi rodilla y de sentirme bien al respecto como si hubiera sido curada o algo así de magnífico! No. Ya tenía una rodilla: la rodilla y mi paseo diario en paz ya me pertenecían. Estaba intentando ganar la batalla sin aceptar mi dominio en su totalidad.

Estaba contaminando mi fe al retener mis instintos verdaderamente fundamentales y la plenitud de quién soy. ¡Mi posición en Cristo siempre es la misma! Sin importar cómo me siento, cómo me veo o cómo está la situación, mi autoridad en esta Tierra está asegurada por la sangre de Jesús. *Si estoy dispuesta* a negociar con este hecho, estoy permitiendo que mi identidad sea socavada, y el impostor no cederá. La maldad me pondrá en entredicho.

Cuando subo la apuesta y le demuestro al impostor que estoy completamente consciente de la sangre de Jesús y de los derechos que tengo por ella, el impostor se tiene que inclinar ante mí. El engaño se debe inclinar ante la fe y la verdad. No es un concurso. No es un juego de adivinanzas. Es un hecho absoluto. El Señor Jesucristo ha ganado esta batalla.

> Hebreos 9:14: "¿Cuánto más la sangre de Cristo, que por virtud del Espíritu eterno se ofreció a sí mismo a Dios como víctima inmaculada, purificará vuestra conciencia de sus obras muertas para servir al Dios viviente?".

Había sido rota la maldición de la ley: ¡el control de ella ya había sido pagado! ¡La ley no tiene ningún poder sobre ti! La Cruz de Cristo no fue sufrida en vano. Podrías preguntarte: si la Cruz de Cristo se logró en verdad, ¿entonces por qué todavía hay sufrimiento y persecución entre los creyentes?

Hay una respuesta, bien amado...

¡La ley lo está fingiendo!

¡La ley lo está fingiendo! No tiene mayor chiste. ¡La ley está fingiendo su autoridad sobre ti! ¡Es una estafa! No te contentes con menos, ¡te puede costar una batalla! ¡Podrías ser guiado por el error a creer que Dios no te está saliendo al encuentro!

Podrías estar pidiendo demasiado poco.

¡Pedir menos es el engaño de la falsificación para mantenerte alejado de la victoria! ¡Persigue lo que quieres en verdad! Recupera la plenitud de lo que te ha sido quitado y añádele lo imposible. Añade tu sueño. ¡Pon a prueba al demonio mil veces!

No seas modesto al recuperar tu dominio. ¡Queda rectamente indignado! Estás rectamente indignado, sólo que ¡quizá aún no lo estás sintiendo! La ley intentará entumecer a tu corazón en opresión con palabras no identificadas de impotencia y condenación sutiles. Si aceptas estos pensamientos, ellos reprimirán tu sentimiento verdadero de enojo santo contra esta estafa de la conciencia del pecado. Te sentirás deprimido al ser conquistado.

La pena es la cortina de humo emocional que usa la mente carnal. Estás siendo guiado por el engaño, ni más ni menos.

Esta pena carnal, proveniente directamente de la ley, no es más que una distracción, una estratagema diseñada para desviar tu enfoque de lo que tienes que hacer. La gente deprimida no efectúa represalias. Está atorada en la condenación, inutilizada en la batalla, mantenida en la línea lateral, sin batear, sin cuadrangulares, sin oportunidades, pasando la vida sentada en la banca.

La ley quiere que pienses en la mente de lo carnal, que estés de acuerdo con ella y te sujetes a ella. Ya que lo hayas hecho serás más receptivo a la siguiente secuencia de sabotajes, la cual será la "inquisición del impostor" sin duda alguna. Atasca tu mente de preguntas inútiles mientras intentas darte cuenta de lo que te ha pasado. Preguntándose y planeando... la maldad sabe que no hay ninguna fe en tus deliberaciones. Nada de fe y nada de gracia. La gracia es por la fe. (Efesios 2:8)

El ataque de identidad

Cuando eres atacado, la oposición quiere que rindas tu identidad en Cristo. ¡El ladrón de identidad (el impostor) intentará mantenerte alejado de la única batalla verdadera! Tal batalla es por tu identificación, la cual ha sido asegurada por la sangre de Jesús.

> Santiago 1:17 "*Todo don excelente y perfecto viene de lo alto, del Padre de las luces, en el que no hay cambio ni sombra de variación*".

Tu posición de rectitud en Cristo está estable y no cometiste error alguno en ella. ¡De ninguna manera creaste el error en el que estás! No estoy hablando sobre no ser responsable de tus actos. Estoy hablando sobre un engaño que te mantendrá en las obras tu vida entera: un engaño que quiere justificar su comportamiento al condenarte.

¡Estoy hablando sobre un engaño que lucha contigo por tu gracia! Un enemigo constante y perpetuo que te tiene, a ti, a su "amo", buscando que lo curen de "él". Tu "terrorista interno" (la prole de la ley) sabe que tienes el poder de Dios sobre él. ¡Esta enemistad quiere convencerte de que tienes algo mal! ¡De que necesitas que te arreglen! Quiere curarte, cambiarte, ¡astutamente intentando crear un obstáculo para tu gracia!

Trato hecho

Te aseguro, bien amado, que tu traslado ha sido completado, ¡completamente acabado! Estás curado, transformado, liberado, escondido en Cristo. Estás yendo a caballito en una victoria que ya ha sido obtenida sobre la ley. La ley es tu última resistencia. Ya no necesitamos luchar por lo que es nuestro, no necesitamos buscar asistencia externa médica o psicológica para los dones y la gracia de Dios.

Toda esa búsqueda de autoayuda es la santurronería propia de la ley intentando seducirte hacia los sistemas del mundo. Esta estratagema, en su totalidad, es una treta para robarte tu posición de rectitud y atraparte en el obstáculo de las obras. Si eres seducido a la "autoayuda", puedes caer de tu gracia y acabar convirtiéndote en una víctima.

> Romanos 8:2 "Porque la ley del espíritu de la vida en Cristo Jesús me libró de la ley del pecado y de la muerte".

Una regla

Al mantener la simplicidad que está dentro del Cristo vibrante entendemos cuál es el único problema. Sólo una cosa puede ocurrir mal: fuiste mal guiado. Si tienes una mala situación, un problema, un accidente, etc... ¡Entonces no fuiste guiado por Dios! La maldad te engañó y te guió mal con la esperanza agresiva de culparte y atraparte, ¡de condenarte! Eso es lo que pasó... ¡Un problema, una solución!

El Señor te ha provisto de entrenamiento y de perfección en ser guiado. ¡Has sido perdonado! Cuando eres guiado mal, eres perdonado e inmediatamente recibes la gracia para levantarte, limpiarte y ser *dirigido de nuevo* en el espíritu. Esta nueva guía arreglará el antiguo problema.

Es una ley natural de la gracia. Puedes entrar libremente al "siguiente" momento nuevo de Dios. Ésa es tu mejor defensa. *Esta acción de fe en el nuevo momento activará tu gracia.* Y entonces déjalo ir, no veas hacia atrás, ni pienses hacia atrás. Sigue adelante y sé bendecido sobrenaturalmente.

La inquisición del impostor usa la duda

Lo único que puede interponerse entre la dirección nueva inmediata y tu bendición inmediata es quedarse atorado en tu propia cabeza, lo cual es hecho mediante la tentación del cuestionamiento. Puede sonar algo así:

"¿Qué fue lo que pasó mal? ¿Qué debería hacer? Debería haber hecho esto. Debería haber hecho esto otro. Ahora, ¿qué puedo hacer? ¿Cuál es la voluntad de Dios en esta situación?".

Este tipo de pensamientos constituye a los aliados del engañador. Identifícalos y sigue adelante. Simplemente te están golpeando mientras estás caído. Es pelear sucio: dile que se calle. Simple y sencillamente está tratando de meterte en la duda y en la condenación. Dile clara y fuertemente que ésta es tu única conclusión: "Nada hay, pues, ahora de condenación para aquéllos que están en Cristo", (Romanos 8:1) y sigue adelante.

Escoge una Escritura en contra de la condenación para que se vuelva tu resistencia que abarca todo: una última palabra que tendrá poder sobre todas las cosas. "Por lo tanto, diablo, en este mismo lugar y en este mismo instante, en mi vida, en mi cuerpo, en mi corazón, en mi mente, en mis huesos, en mis pensamientos y en mis palabras no hay condenación alguna en Cristo. Su gracia es suficiente, mis pecados han sido perdonados. Así que cállate".

Pon a prueba y entrena

Después pon un poco a prueba al diablo. Efectuando represalias, entrena a la maldad a que te obedezca.

Cuando seas atacado con el "impostor intelectual", deja ir todas las cosas y disfruta de tu día. Date un descanso de todas tus responsabilidades por un par de horas. Simple y sencillamente deja ir todas tus preocupaciones y concéntrate en lo que la maldad odia sobre todas las cosas: un buen rato. *En un día o en unas cuantas horas, recordarás quién eres y sabrás lo que tendrás que hacer gracias a tu acción de fe. Deja ir. Descarga todas tus preocupaciones sobre Él y él averiguará cómo arreglarlo. (1 Pedro 5:7)*

Simplemente cambia de bando

Todo lo que necesitas te ha sido provisto en la Cruz del Calvario. ¡Cambia de bando! Vuélvete en contra de estas mentiras con la ira de Dios (Romanos 1:18). Dios no te está enseñando a través de la condenación.

¡El Señor te ha librado de toda culpabilidad y condenación! ¡De esto se trató la Cruz del Calvario!

El Señor tomó la ley del pecado y de la muerte, así como toda maldición que podía crear tal ley, y la aniquiló. Te ha separado de la persecución generacional de tus ancestros.

Comienza la batalla

Si hay un lugar en tu vida en el que constantemente estás siendo atacado, te sientes mal, te sientes sin alegría o estás sufriendo, *¡comienza una batalla en vez de intentar eliminarlo o mejorar para la próxima!* Deja de arreglarlo en el reino natural.

¡Efectúa la represalia y Dios te alzará! Te estoy diciendo que no puedes hacerlo mejor, más rápido o de una manera más ilustrada que simplemente luchando una batalla fundamental solo: "la Guerra de la Gracia". La guerra de la represalia. ¡Simplemente no se puede!

El malvado creará continuos campos de batalla para ti si te decides a volverte un cristiano ambicioso en la ley... un cristiano religioso. Un creyente que es engañado a ser carnal y no espiritual es un creyente que está sufriendo en vano con enfermedades y confusión. Es un creyente que tiene todo el poder sobre su situación pero que simplemente no está consciente de Su gracia que abarca todas las cosas... la espiritualidad es donde está tu poder.

Una batalla, una mente, un Señor. (1 Corintios 8:6 o Efesios 4:5)... en Cristo...

Descripción del trabajo del vehículo

Mi trabajo es reconocer mi herencia en toda circunstancia, entenderla, estar de acuerdo con ella, alabar a Dios por ella ¡y hacer que se cumpla! Hago cumplirse mi gracia mediante la acción de mi fe. ¡Demuestro mi dominio al sujetar a mi carne al yugo, así como al principado generacional tras de ella y a su ama!

Después de todo, yo soy su rectitud. ¿Qué más podría hacer? ¡Ya no es necesario que aprenda y crezca mediante el castigo de la condenación y de la culpabilidad! No puedo pecar, ¡pues soy espíritu! Si se me acusa de transigir, debo hacerse cumplir mi identidad y efectuar la represalia. Esto genera mayor santificación, mayor separación de los pensamientos y tentaciones de la falsificación y una mejor habilidad para percibir la estafa. Si soy engañada (mal guiada) por el error, ¡soy promovida! Voy a las lecciones de la vida en la alegría del Señor.

Hebreos 9:12: "Entró de una vez para siempre en el santuario con Su propia sangre, obteniendo la redención eterna para nosotros".

La voz de la fe

La fe dice: "Quítame algo y lo pagarás muy caro. Te costará. Quítame algo y perderás. Soy tu ama. Te enseñaré y entrenaré a obedecerme y a ser sujetado al yugo de la voluntad de Dios".

1 Corintios 9:27: "Disciplino mi cuerpo y lo sujeto bajo el yugo".

La fe ve la verdad

"Yo doy órdenes y tú te inclinas", así es como lo ve la fe. "Soy la cabeza y no la cola", así es como lo ve la fe. La fe percibe su autoridad absoluta sobre la maldad, su separación completa, su santificación, una mente, ¡una vida en

Cristo! La fe demuestra su verdad espiritual. La persona de espíritu disfruta tomar el lugar que le corresponde. Sólo estarás satisfecho y contento cuando estés en la voluntad y el propósito de Dios. Nadie va a estar en desacuerdo conmigo al respecto. Cuando un espíritu es atacado, hará lo que le es natural y fundamental. ¡Efectuará la represalia mediante la fe!

> Romanos 8:10: "... el Espíritu es vida debido a la rectitud".

¡Tu espíritu quiere hacer que se cumpla la Gracia de Dios! ¡El Espíritu sabe todas las cosas y sobre todo sabe que tiene Su Gracia! ¡La nueva criatura regenerada en Cristo preferiría morir que inclinarse ante la maldad! Para la persona de espíritu es peor inclinarse ante la maldad que morir. Se estaría inclinando ante el espíritu de la muerte, ante la ley misma del pecado y de la muerte: ¡la conciencia del pecado!

En el mundo espiritual, en el cual se conciben todas las cosas, estaría cediéndole su redención a la ley: ¡deshaciendo su propia rectitud! El espíritu es vida debido a la rectitud ¡y no se rendirá sin la buena lucha de la fe! La persona de espíritu sabe que su victoria es la buena pelea de la fe. ¡Consentir sin rectitud es rendirse ante la maldad! Eso es opresión absoluta para el espíritu. Es rendirse ante las tinieblas.

¡Tu espíritu resucitado de Dios está aquí para pelear la buena lucha! Tu persona de espíritu (quien eres en Cristo) tiene batallas especiales predeterminadas que está lista para luchar: misiones diferentes en las cuales estas batallas estarán disponibles. Tales batallas son oportunidades para avanzar.

La persona de espíritu no quiere perder el tiempo y "ser amable". Quiere conectarse profundamente tanto con Dios como con gente de mentalidad similar y tener la victoria absoluta sobre los engaños que están bloqueando su camino. Tenerla de una manera alegre y en una posición digna de un guerrero, cargando la cruz y siguiendo los pasos de su amo y señor, siendo como Jesús: la imagen y semejanza de Dios, reprochando y refutando a la maldad.

Perece mi pueblo por falta de conocimiento

La verdadera definición de la depresión es estar fuera del propósito espiritual y tomando tan sólo un pequeño pedazo del pastel. Mantenerse vivo no es suficiente, ¡toma lo que Dios te ha dado! No te contentes con menos. Contentarse con menos es transigir y tu espíritu jamás sufriría tal persecución.

Tú estás aquí por un propósito divino y expansivo, y parte de él es vivir la vida en grande. Entre más grande puedas vivir tu vida, menos oportunidad tendrá la antigua naturaleza de atraparte y engañarte. Vivir en grande es un arma en el espíritu. Es una demostración de tu confianza en el amor y gracia de Dios. Cuando te sientes insignificante en la visión más amplia del mundo, menor a ser divinamente competente, ¡tienes la opción de efectuar tu represalia! Sal, levanta tu espada, bien amado, golpea y así estarás alegre más allá de lo que te puedas imaginar. Serás respaldado sobrenaturalmente.

> *Efesios 3:11: "Según el propósito eterno que realizó en Cristo Jesús, nuestro Señor".*

Cómo lo ve la ley (conciencia del pecado)

El Espíritu de la Condenación quiere que identifiques al problema como tu propio error, como si fueras un pecador culpable y condenado. Te está culpando, ¡hablándote como si fueras la antigua criatura carnal! ¡No eres esta semilla generacional! Cuanto dista oriente de occidente está alejada de ti esta semilla.

> *Salmos 103:12: "Cuanto dista oriente de occidente aleja él de nosotros nuestras culpas".*

Recibiendo la gracia

Recibes tu gracia mediante la fe, y tal fe es tu entrada al Reino de Dios. Por medio de esta gracia te vuelves en la rectitud de Dios en Cristo, la nueva criatura en Cristo, ¡redimida de las tretas de la ley!

Quieres mantenerte en tu posición de poder, demostrando tu gracia a través de la fe; de la fe de represalia, de la fe que sabe quién eres, qué hizo Él por ti y que conoce tu autoridad en esta Tierra en el nombre de Jesús. Piensa con absoluta alegría cuando eres atacado, porque estás apunto de adquirir. No a través del sufrimiento, ni a través de perder el tiempo mientras rezas por un milagro, sino siendo tú mismo. Ya sabes qué hacer. Eres la persona de espíritu de un Dios viviente. Cuando seas atacado, simplemente hazlos trizas. *No te quedes ahí parado, intentando recuperar lo que te han quitado: ¡estás siendo engañado para perder tu tiempo! Sigue adelante y toma más. ¡Pon a prueba al diablo cada vez que puedas!*

Pon a prueba... Pon a prueba ... Pon a prueba ...

El premio de la vocación celeste de Dios (Filipenses 3:13-14)

Dios dice que sigas adelante, que tomes lo que te había sido quitado y que luego añadas algo de intereses. Toma más. *Haz que la oposición sufra por haberte atacado ¡y por estos ataques injustificados!*

Dios no te está enseñando a través de ataques, ¡Dios te ha dado Su gracia y Su espada para que hagas que se cumplan tu autoridad y tu dominio! Crecerás con Dios en el campo de batalla. Tu espíritu y tu corazón se harán más grandes y tu carne se verá disminuida conforme mortificas a estas obras erróneas del impostor. *Entrenarás a la antigua criatura a pensarlo dos veces antes de descargar una enfermedad o de guiarte mal hacia un plan equivocado, hacia una desgracia engañosa.* Mantente despierto en el juego de la vida y ¡no permitas que la antigua naturaleza y sus engaños generacionales te eliminen!

Toma lo que es tuyo

Ya ha sido pagado el precio por tu gracia y tu dominio. No tienes que hacer nada para obtenerlos. Sólo sabe que los tienes y haz que se cumpla Su gracia. Comienza un grupo de "hacer que se cumpla Su Gracia" en tu casa. ¡Quedarás asombrado por los milagros que ocurren cuando unos cuantos "Vehículos de Represalia" con la misma mentalidad se juntan!

¡No tienes absolutamente nada mal! ¡Eres el tú nuevo y mejorado! Dios te ha arreglado completamente de pies a cabeza. Has sido reconfigurado, cambiado, renovado, mejorado, ¡completado! No le estés moviendo. Aprende a reconocer al "autoarreglo" como una pista, un augurio para tomar autoridad.

Afinación de la gracia

Cuando el enemigo de tu identidad verdadera te quiera arreglar, pasa por una afinación de la gracia y sigue adelante... Entre más tiempo pases en la dispensa de la gracia, todas las cualidades que querías expandir se mostrarán a sí mismas a través de ti en tu vida.

Ya lo tienes. Ya estás ahí. No te contentes con frutos pequeños.

Mateo 13:12: "Pues al que tiene se le dará y estará en abundancia, pero al que no tiene, aun lo que tiene se le quitará".

CAPÍTULO 40

Mi último ídolo revelado:
Ídolos de la impostora (obras)

El impostor hará lo que sea para distraerte de la fe y del propósito, de seguir adelante. Entre más avances, más truculenta será la falsificación. Tu oponente conoce la importancia del "tiempo designado" y observará y esperará para engañarte. El impostor sabe que estás aprendiendo cómo tomar la autoridad sobre él y que tienes poder para hacerlo y que te fue otorgado por Dios. Tiene su propia posición, ¡conoce los detalles de su trabajo muy bien! ¡Te debe mantener en la ignorancia respecto a tu dominio! ¡El impostor tiene que mantenerte atorado y sin idea de sus designios en todo momento! Sabe que si no estás siguiendo adelante te puede perder o sacudir hacia un camino antiguo. Tiene la esperanza de poder engañarte para que te regreses y para poder oprimir tu fe. Prospera en tu aferrarse al pasado.

Al impostor le fascina mantenerte en un propósito espiritual antiguo, en el maná de ayer. ¡Sabe que sólo estás libre de su sabotaje y de sus tretas cuando eres guiado por Dios hacia tu nuevo día, tu nuevo maná, tu nuevo momento sagrado!

El impostor te quiere fuera de la gracia
(El poder de Dios)

Una de las trampas engañosas que el impostor ha usado durante siglos con éxito ha sido mantener a los humanos inmovilizados, mantenerte en una posición repetitiva. Tú, la rectitud de Dios, puedes ser reducido a un mero perico a través del engaño si no te mantienes alerta.

Al impostor le gustaría mantenerte viendo hacia atrás o quedándote atorado. ¡Mirar hacia atrás es perseguir a la duda y estar de acuerdo con la condenación! Mantenerse atorado no es dejar ir, y tampoco lo es el obsesionarse con un problema e intentar seguir adelante tramando y planeando: ¡en realidad eso es no moverse para nada!

El impostor sabe que no puedes seguir adelante en tu mente: no puedes averiguarlo ni arreglarlo. ¡No hay fe ahí! Sin fe no hay gracia. Se debe tomar un paso, ¡la solución es un paso de fe! El espíritu regenerado que ha despierto es un guerrero entrenado por Dios mismo a estar alerta a las tretas de la maldad. El espíritu regenerado es un asesino sereno contra la muerte. No es un lector intelectual de las mil maneras de llegar a Dios ¡y se burla de tales intentos por socavar su autoridad!

El espíritu regenerado es pleno en Dios y tiene la plenitud del Reino de Dios. No tiene que llegar a ninguna parte ni hacer nada para obtener lo que Dios ya le ha otorgado plenamente. ¡Eso es solamente un engaño más! Tu espíritu no se conectará a través de la identificación errónea. ¡El espíritu regenerador es un Cazafantasmas en su mejor hora!

Guerra de la impostora

Compartiré mi historia de cómo mi propia impostora me engañó a ser desobediente a Dios por seis meses; seis meses de ser sacudida y confundida. Seis meses de inconsciencia, de ser engañada por lo truculento de la falsificación hasta llegar a la alabanza de ídolos.

Desarrollo del Espíritu Santo

*Tito 3:5: "... mediante el lavatorio de regeneración
y renovación del Espíritu Santo".*

Hubo un momento en mi vida en el que Dios me estaba enseñando mi ministerio: era una época de alegría. Estaba muy entusiasmada de estar llena del Espíritu Santo, de poder orarme a mí misma hacia arriba hasta el espíritu y entrar al Reino de Dios.

Estaba aprendiendo cómo rezar, cómo expulsar a la maldad, cómo tener siempre el poder de espíritu y cómo mantenerme por encima de la carne. Estaba adquiriendo autoridad sobre la antigua criatura.

Quería más y más de Dios: Su intimidad, Su poder. Al igual que la mayoría de creyentes sinceros, yo quería agradarle a Él. Cada día pasaba horas enteras rezando, leyendo la palabra, confesando las Escrituras y expulsando a los principados (engaños) de mí misma. Me estaba arraigando en Dios y desarrollando mi ministerio.

¡Era una época extática de separación y santificación! La mayoría del tiempo lo pasaba en disfrutar gloriosamente al Señor y en aprender sobre Sus caminos. Estaba de maravilla en el Señor y aprendiendo cómo caminar en el espíritu. Durante las noches estaba sosteniendo juntas de liberación en mi casa ¡y mucha gente estaba siendo curada y librada! ¡Todos estábamos experimentando milagros y pasándonosla de lo lindo creciendo en el Señor! El Señor nos estaba saliendo al encuentro a cada paso... Estábamos exactamente donde se suponía que debíamos estar, ¡guiados por Dios y disfrutando de nuestros frutos espirituales!

Una temporada de seguro espiritual

Esto continuó durante una temporada de como dos años. Me fascinó esta época: me prepararía para una junta al expulsar engaños generacionales que estaban dentro de mí. Continuaría expulsándolos hasta sentarme en lugares Celestiales en Cristo Jesús. No pasaba por días malos. ¡Estaba siendo santificada a través de la liberación!

Tenía confianza de que nunca sería oprimida de nuevo. Tenía seguro "desde lo alto", Blue Cross de la Resurrección, seguro de la Cruz del Calvario. Si cualquier cosa se interponía, ¡la expulsaba! No importaba qué ocurriera, qué tan mal iba yendo mi día o si cualquier supuesto espíritu de traslación permanecía desde la noche anterior: ¡los expulsaba! Pasaba mis días identificando a la maldad, rezando, alabando al Señor y estando en Su Palabra.

Estaba viviendo muy por encima de mi condición natural y sin experimentar ninguna depresión, ningún dolor, ningún pensamiento negativo, ningún enojo y ningún temor. Cualquier cosa que se atrevía a aferrarse a mi espíritu libre era simple y sencillamente expulsada. Estaba teniendo mucha práctica de liberación: ¡yo era mi mejor cliente! Tan pronto como identificaba y expulsaba un engaño, me separaba de él: podía ver lo que era realmente y después reírme y regresar a mi alegría en el Señor.

Efesios 1:3: "Bendito sea Dios, el padre de nuestro Señor Jesucristo, que en los cielos nos bendijo en Cristo con toda suerte de bendiciones espirituales".

Una máquina de expulsión

Me volví una máquina energética de expulsión. Tenía una manía de liberación. Me volví buena en hacerlo. ¡Podía identificar un espíritu y separarlo por sus meros pensamientos! Podía expulsar un espíritu, un príncipe reinante, y con él a cientos de engaños. ¡Podía expulsar la esquizofrenia (mentalidad doble) con la Palabra de Dios! ¡La gente estaba siendo curada de desórdenes mentales graves a través de la Palabra de Dios!

¡Yo tenía el poder del Espíritu Santo de expulsar enfermedades! Tenía el conocimiento de Su sangre, de Su nombre, y había obtenido Su unción en mi consagración. Había visto tantos principados en la autoexpulsión que había hecho, ¡que estos engaños se inclinaban ante mí prontamente! Había aprendido tanto de Dios mismo. El Señor me había enseñado la liberación en un nivel diferente de comprensión. Podía identificar y expulsar pensamientos y comportamientos indeseados: sacarlos directamente de la mente.

El poder de Dios ha sido subestimado en el ministerio de la liberación. Jesús es un psiquiatra increíble. Todo lo que tenía que hacer era saber que todo era una mentira... pronto pude expulsar percepciones indeseadas en grupo y liberar a la iglesia entera con una simple expulsión. *¡El Señor Jesucristo nos ha dado el poder de expulsar hasta los errores y engaños de nuestras mentes carnales!* ¡Esto definitivamente era mil veces mejor que ser una terapeuta! Y pensar que antes me quedaba sentada todo el día mientras escuchaba al impostor revelar todos sus problemas.

¿Por qué terminar con esto?

Ésta era una época especial y no quería que se acabara. ¿Por qué tendría que acabar? ¡Mejor imposible! Esto era tan alto como cualquier ser humano podía desear estar. Si lo pudiera meter en una botella, podría curar al mundo de la adicción a la cocaína y de toda otra opresión. Tenía tanta alegría. Había llegado. Estaba viviendo como la mujer de espíritu y siéndola: estaba separada de mi pasado. Mediante un par de buenas expulsiones al día podía mantener a la maldad alejada...

> Efesios 3:10: "para que sea dado a conocer ahora por medio de la iglesia a los principados y a las potestades en lo alto de los cielos la sabiduría incalculable de Dios".

No te vuelvas bueno en hacerlo

He notado algo muy consistente en Dios: todo cambia, todo se acaba, todo se transmuta... se transforma. Ya que hayas dominado "tu camino" ¡es hora de seguir adelante! Habrá una nueva cosa que dominar, que aprender y a la cual hacer crecer en la gracia.

> Eclesiastés 3:11: "Él ha hecho que todo sea bello en su tiempo y ha puesto el mundo en su corazón, de manera que ningún hombre puede llegar a descubrir las obras que Dios hace desde el principio hasta el fin".

Lo que Dios quiere

Una cosa que Dios quiere sobre todas las cosas es que crezcamos en la gracia. Finalmente estamos en un viaje de la gracia. Se nos pedirá que dejemos ir todo hasta que caminemos solamente mediante la fe. ¡La gracia es por la fe! ¿Fe en qué? Fe en dejar ir todo y ser capaz de entrar al nuevo momento de Dios, sabiendo que Él te dará todo lo que necesites. Ser guiado por el espíritu y el nuevo momento de Dios es exactamente la misma cosa. El truco es que el nuevo momento sólo puede ser obtenido a través de la fe. Hay zanahorias en el camino, pero al final, el nuevo momento es mediante la fe. Nada de planes, nada de cien mil cosas que hacer: ni una manera correcta, ni una manera equivocada.

La manera de Dios es simplemente el nuevo momento por la fe. Ahí es donde están los verdaderos milagros. Para caminar mediante la fe uno debe tomar autoridad sobre la antigua naturaleza. Caminar mediante la fe y elegir efectuar represalias es entrar al fuego de la santificación con Jesús. Es una manera de adquirir autoridad sobre la antigua naturaleza. Quizá es la única manera.

Fe en el momento nuevo

La fe en el momento nuevo es una fe muy refinada, es una fe que cree que Dios te proveerá de lo que necesites exactamente sin importar dónde estés. Es el poner tu propio entendimiento sobre la mesa. Todo lo que tienes que hacer es ponerlo sobre la mesa. ¡No pienses al respecto y luego no lo recojas de nuevo! Es la rendición de tu mente al Señor. Rendirse al Señor es rendir tu mente: llevar todo pensamiento a la cautividad de la obediencia a Cristo (2 Corintios 10:5). No puedes rendir "tu vida" sin haber rendido tu mente y tus pensamientos primero, es decir, tu vida de pensamientos, pensamiento por pensamiento...

> *1 Corintios 1:19: "Pues está escrito: "Destruiré la sabiduría de los sabios y anularé el entendimiento de los prudentes"".*

¡La fe en el nuevo momento es tu habilidad de entrar a cualquier situación y saber que Dios está en ella! ¡Es el confiar en Dios en todas las cosas! Tu antigua naturaleza es exactamente lo opuesto a ti. El intelecto carnal quiere averiguar y arreglar todo, llevar todo a las obras y producir un ídolo intelectual. Todo es una treta.

La maldad tiene un engaño ingenioso no identificado para retenerte: los ídolos de la mente (pensamientos) tramando cómo hacer "algo" para llegar, cuestionándose y preocupándose sin tomar el paso hacia la nueva dirección. Es un atolladero de control mental premeditado que frecuentemente es diagnosticado como ansias. No te la vayas a creer. ¡Tienes poder sobre él! Cuando estás en un atolladero de control mental, un conflicto mental o hasta indecisión (un "debería o no"), toma una acción de fe. ¡Dios te guiará! La fe le agrada a Dios. ¡La fe evoca a Dios!

> Hebreos 11:6: "Sin la fe es imposible agradarle".

> Gálatas 5:4: "Quedáis desligados de Cristo los que queréis ser justificados por la ley; caísteis separados de la gracia".

Mi escenario de gloria

Lo que Dios quería lograr en esta época era eliminar todas mis obras. Sacarme de mi casa, de mi cabeza, de mis estudios y llevarme hacia la acción de la vida. No serían las obras de santificación, ¡sino las pruebas y tribulaciones de la vida las que me santificarían a través de la fe! Esta sería el estadio en el que crecería. ¡La vida en sí sería mi escenario de gloria!

> Santiago 1:12: "Bienaventurado el hombre que soporta la tentación; porque si la ha superado, recibirá la corona de la vida que Dios ha prometido a los que le aman".

Un paso hacia el propósito

Caminar mediante la fe es simple y sencillamente seguir adelante sin que la mente del impostor te dirija, un caminar hacia el propósito, un posicionarte a ti mismo para tomar cualquier paso hacia el propósito. "Aquél que ha prometido hará que tu propósito ocurra". Esto, hermanos y hermanas, es el atajo.

> Gálatas 2:21: "No rechazo la gracia de Dios, pues si la rectitud se obtiene por la ley, entonces Cristo murió en vano".

La piedra del tropiezo

Estaba tan obsesionada, tan entusiasmada, y mi deseo de trabajar por mi camino hacia el cielo y obtener más de Dios era tan sincero ¡que no podía darme cuenta de que la temporada había cambiado! Sin embargo, estaba recibiendo señales fuertes de que me estaba moviendo en la dirección equivocada.

> Romanos 9:32: "¿Por qué? Porque no fue por el camino de la fe, sino por las obras de la ley. De este modo tropezaron en la piedra de tropiezo".

Perdiendo mi seguro

Existen dos razones básicas para un ataque, una opresión continua: o estás en la voluntad perfecta de Dios y se te están oponiendo y tratando de mantenerte lejos de un gran propósito, o estás completamente fuera del propósito. Estaba perdiendo mi impulso. Seguía haciendo mis expulsiones, oraciones y alabanzas, pero sin los mismos resultados.

A veces me alzaría en el espíritu y me sentiría elevada, pero mi seguro ya no era consistente. Tenía malos días, días en los que expulsaba y expulsaba ¡y aún así terminaba con náuseas u oprimida! Consideré el hecho de que quizá estaba en las obras, pero la impostora ofreció un argumento muy fuerte. Quizá lo has oído anteriormente.

El debate (Palabras de tentación)

"¿Cómo puedes estar en las obras? Estás en el Espíritu Santo. Dios no lo ungiría si éste no fuera Su propósito. ¡No podrías recibir una unción fuera de la voluntad de Dios!".

Eso tenía todo el sentido del mundo para mí. Claro que no se podía. Dios solamente unge Su propósito. ¿Qué tiene esta imagen de malo? Hace poco estaba de maravilla al expulsar a mis propios pensamientos negativos y generacionalmente indeseados y reemplazarlos con la Palabra de Dios... ahora parecía como si cada vez que hacía algo relacionado a Dios, exceptuando el hacer mi ministerio con los demás, tenía menos de Dios.

Un nuevo camino

¿Podía estar Dios pidiéndome que hiciera otra cosa para mantenerme separada de la carne? ¿Qué podía estar más alto que esto? Había pasado mucho tiempo aprendiendo los caminos del espíritu. Era mi ministerio. Yo era una ministra de liberación. Una ministra de liberación que no podía expulsar algo de ella misma... qué raro.

Todo esto estaba más allá de mi comprensión. No había ninguna otra manera de separarme si fuera atacada, oprimida o engañada, así que seguí haciendo lo mismo. Las cosas siguieron empeorándose. Algo no estaba bien. Lo estaba sintiendo fuertemente. Estaba fuera del flujo.

Nada hay, pues, ahora

Lo interesante de estar fuera del propósito es que el ataque que estaba recibiendo por estar fuera de él estaba más fuera de propósito que cualquier propósito del cuál yo estuviera fuera. Si se me pasa una meta, Dios no me castiga. Dios me instruiría y me corregiría gentilmente, mientras que el ataque fuera de propósito es el espíritu de la condenación, otro engaño del impostor. La impostora me estaba engañando simultáneamente a seguir haciendo algo que ya se había terminado y a atacarme con el espíritu de condenación por hacerlo.

Romanos 7:24: "¡Desdichado de mí! ¿Quién me librará de este cuerpo de muerte!".

Romanos 8:1: "Nada hay, pues, ahora de condenación para aquéllos que están en Cristo Jesús, quienes no siguen a la carne, sino al Espíritu".

Si no estás seguro, éntrale

Santiago 1:8: "Un hombre indeciso es inconstante en todos sus caminos".

El ataque comenzó a crear un conflicto en mi mente. ¿Era condenación? ¿Era Dios? ¿Debería seguir? ¿Debería dejarlo?

Ya te sabes la rutina. Tenía que saberlo de una manera u otra. Tenía que estar segura, tenía que darme cuenta de dónde estaba Dios realmente en toda esta situación y tenía que parar el ataque. Tomé una decisión... tomaría acción. ¡Subiría la apuesta! Tenemos un dicho en mi ministerio: "Si no estás seguro, éntrale". ¡Decidí entrarle!

Maratón del Espíritu Santo

Diseñé un plan. Me tomaría un fin de semana largo y haría todas mis obras, todo mi arsenal de obras. Ayunaría durante cuatro días, oraría, adoraría, confesaría las Escrituras y expulsaría al error. Haría un maratón de obras de cuatro días. ¡Por fin lo sabría después de cuatro días! O me habría abierto el paso a través del ataque y me sentiría de maravilla y con mi alegría restaurada (si era un ataque) o no me abriría el paso y estaría segura de que esta temporada de mi vida había llegado a su fin...

Mi plan puesto en acción

Comencé como siempre a la mitad de mi sala, la cual era el cuarto en donde tenía las juntas de liberación.

Primero caminaría a través del enorme espacio (el cual sólo tenía unos cuantos muebles para lo necesario en el ministerio) y rezaría en el espíritu. Entonces prendería mi música de alabanza, como lo hice ese día. Recé y recé en el espíritu hasta sentir la unción del Espíritu Santo. Entonces comencé, igual que siempre, a llamar a los espíritus indeseados y a expulsarlos. Una vez que estuviera separada a través de la alabanza y de la oración ¡podría percibir fácilmente el lugar hacia el que el error me estaba distrayendo y el lugar hacia el que el espíritu estaba guiando!

¿Obras espirituales???

Eso es lo que hacía que fuera sumamente difícil distinguir en esta situación. Parecía que aún si estaba fuera de la guía de Dios y de mi propósito personal, ¡el espíritu aún tenía autoridad sobre la carne y la batalla todavía tenía el poder de Dios!

> Marcos 1:27: *"Con tanta autoridad que manda a los espíritus inmundos, y le obedecen".*

Para el segundo día empecé a recibir algunas pistas de hacia dónde estaba conduciendo esto, pero tenía que llegar hasta el fin. Tenía que estar segura. Me estaba preocupando.

¿Cómo me podía mantener sobre mi carne sin mi proceso? ¿Cómo me mantendría en el espíritu? La impostora estaba utilizando una interrogación de "cuestionamiento" como su postura defensiva. La carne indagadora quería saberlo. La maldad quería atorar mi mente.

Pasaron tres días y tres noches y aún no me había abierto el paso, aunque uno nunca sabe en una batalla espiritual. Justo cuando piensas que todo ha terminado, las cosas pueden cambiar. Tenía que llegar hasta el fin, hasta que estuviera segura, hasta que no quedara ni una pregunta sin respuesta, hasta que supiera de un camino o de otro... hasta que tuviera un solo propósito en la mente.

Mateo 6:22: "Por tanto, si tu ojo estuviere sano, todo tu cuerpo estará en la luz".

El cuarto día

Ya no estaba en el espíritu. Entre más obras hacía, más bajo caía. Para el cuarto día estaba enferma, enferma y temblando, literalmente hablando. Era obvio que me estaba moviendo en la dirección equivocada. Había obtenido mi respuesta.

Romanos 4:4: "Ahora bien, al que trabaja no se le abona el jornal como gracia, sino como deuda".

¿Cuánto más, Señor?

La pregunta cambió. Ya no estaba preguntando si me estaba moviendo en la dirección equivocada, eso se había vuelto claro. La pregunta era *cuánto tiempo*. ¿Cuánto tiempo llevaba fuera de mi camino? ¿Cuánto tiempo había sido engañada? ¿Cuánto tiempo llevaba fuera de la voluntad y del propósito de Dios?

Estaba abatida, asqueada. ¿Cómo podía haber pasado esto? La impostora intervino para golpearme mientras estaba caída, y yo estaba caída, literalmente hablando. Estaba acostada boca abajo sobre el piso de mi sala sin poder levantarme; debilitada, oprimida y muy agitada.

¿Qué tenía que podía decir que me perteneciera? Todo en lo que creía acababa de derrumbarse: toda mi religión y mis buenas obras se habían ido al drenaje. Era una persona fuera de la voluntad de Dios y con mi propio plan. No tenía verdad alguna. La impostora aprovechó ese momento oportuno para aniquilarme por completo: "No tienes verdad alguna", declaró la impostora. "¡No te queda nada en qué creer!".

Mi corazón llamó a Dios: "Señor, esto se trataba sobre ti. ¡En verdad esto se trataba de ti!".

Había perdido mi preocupación por cómo sería mantenida en alto en el espíritu sin obras. ¡Tuve un cambio de opinión! Tenía el corazón roto, había traicionado a mi Amor. Ahora lo único que tenía importancia para mí era aclararle mi intención al amante de mi alma.

"Señor", lloré, "quería acercarme a ti. Me he alejado más. Lo que quería era más de ti. Todo se trataba sobre ti, Señor".

La impostora tiró otro golpe: "Estás tan deprimida", comentó. "¡No tienes verdad alguna!".

"¡Cállate!", dije. Ya no servía de nada ir allí. "¡Eso es un camino de bajada y no voy a ir allí! No, ahora no. No estoy tan engañada." Rápidamente identifiqué esa línea de pensamiento y supe que no era la hora de estar asociada con más maldad... no tenía caso aceptar más persecución en este instante... yo necesitaba a Dios. Ya no podía darme el lujo de escuchar a la impostora. Había escuchado lo suficiente. "Sólo cállate", dije de nuevo. "¡Ya no más!".

Mi corazón estaba más preocupado por la pérdida de mi conexión a su amor. Las amenazas de la carne, la confusión; nada importaba ya sino Jesús... mi Jesús.

"Yo" empecé a pensar

Comencé a pensar en mi mente espiritual. "¿Qué verdad tengo? ¿Qué permanece todavía en pie? ¿Qué sé? ¿Qué es cierto para mí aún en este punto tan bajo? ¿Tengo algo en mi corazón de corazones? ¿Una realidad completamente auténtica? ¿O todo es en verdad una farsa, un engaño absoluto?".

"Una verdad. Necesito una verdad. ¿Qué es lo que sé realmente? ¿Qué es lo que no me puede ser quitado? Una palabra. ¿En qué tengo fe absoluta?".

"¿Tengo una verdad con la que mi corazón está de acuerdo? ¿Ni ascenso mental ni obras? ¿Qué sé yo que sé que es un hecho?".

Sé una cosa...

Mientras buscaba esta seguridad dentro de mi corazón, sentí cómo me comencé a elevar. Me estaba levantando del suelo. Mi espíritu estaba siendo estimulado. Sentí una oleada de poder. Ahora estaba parada y oyendo cómo mis propias palabras salían de mi boca. Tales palabras no estaban oprimidas: estaban llenas de fe. Provenían de un lugar muy profundo de mi espíritu.

Contestaron a mi pregunta: "Sé una cosa", declaró mi espíritu. "Sea lo que sea lo que haya pasado aquí hoy o lo que ha estado pasando, cuanto he estado alejada o cuánto tiempo...", comencé a levantarme un poco más, con mis ojos sobre Jesús, y mi espíritu prosiguió. "Sé una cosa...".

Sí, tenía una verdad. "Mis pecados han sido perdonados y tu gracia es suficiente".

En un instante fui librada por completo hacia una gran alegría sin enfermedad u opresión. Mi verdad me había permitido abrirme el paso.

Lo dije de nuevo agradecida y con gran alegría, llorando en su gloria. Sí, era un hecho. "¡Mis pecados han sido perdonados y tu gracia es suficiente!".

Hasta ese entonces, lo único en mi cuerpo que no había sido curado era una inflamación del cuello, una condición crónica. Había sido diagnosticada como un cuello artrítico en los rayos X. Había sufrido este dolor por más de veinte años. Aún siendo niña había tenido una almohada especial, y todavía usaba una almohadita pequeñita de espuma para dormir. Tenía que tener mucho cuidado con cómo colocaba mi cuello, asegurándome de no voltearlo hacia la izquierda y cosas así. Para ser sincera, casi siempre había tenido dolor de cuello. Había rezado, expulsado, recibido oraciones, etc... y aún sentía dolor de cuello.

Esta vez, conforme dije mi única verdad solitaria, repitiendo alegremente, "¡Tu gracia es suficiente, mis pecados han sido perdonados!", sentí que algo salió volando de mi cuello. Sí, ¡"algo" salió volando! Mi cuello estaba curado. Mi cuello estaba libre... Lo único que tenía el poder para liberar a mi cuello era Su gracia absoluta y mi aceptación completa de ella.

2 Corintios 12:9: "Y me dijo: "Te basta mi gracia, pues mi poder triunfa en la debilidad"".

Dije que su gracia era suficiente

Durante los siguiente días, cada vez que este dolor de cuello intentaba volver, me paraba frente a un espejo grande, miraba mi cuello y repetía como un hecho, de manera sencilla y calmada, sin gritar, sin rezar, sin expulsar...sólo diciendo la verdad otra vez: "Su gracia es suficiente", y el dolor desaparecería de nuevo... Jamás ha retornado.

He encontrado que la gracia es la lección más difícil y la cosa más difícil de recibir: el don gratis de la gracia que dentro tiene la plenitud del poder de Dios.

Para hacer cumplirse esta gracia increíble, todo lo que tenemos que saber es que nuestros pecados han sido perdonados y que Su gracia es suficiente. (2 Corintios 12:9)

Un Vehículo de Represalia es un Agente de la Gracia armado y peligroso.

Juan 1:16-17: "De su plenitud todos hemos recibido gracia sobre gracia. Porque la ley fue dada por Moisés, pero la gracia y la verdad vinieron por Jesucristo".

¡Por esto le doy alabanza!

Fin

www.ingramcontent.com/pod-product-compliance
Lightning Source LLC
Chambersburg PA
CBHW071656160426
43195CB00012B/1490